Der Autor:

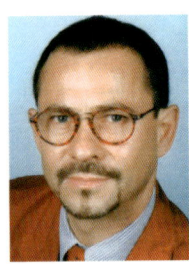

Fritz Bittig

begann seine medizinische Laufbahn als Krankenpfleger mit dem Spezialgebiet Intensivmedizin und OP-Fachpflege. Nach einigen Jahren im Pflegedienst absolvierte Fritz Bittig eine Ausbildung zum Physiotherapeuten und medizinischen Fußpfleger; später ließ er sich zusätzlich zum Lymph- und Ödemtherapeuten ausbilden. Heute gilt er als international anerkannter podologischer Fußspezialist.

Mehrere Jahre leitete er eine eigene Praxis und unterrichtete als Lehrkraft für Elektrotherapie und Diagnostik an verschiedenen Kliniken. Unter seiner Leitung stand auch der Praxisunterricht für Ärzte mit der Zusatzbezeichnung „Physikalische Therapie".

Fritz Bittig praktizierte bei führenden Fußpflegekapazitäten im In- und Ausland und erlangte dadurch Kenntnisse der verschiedensten Arbeitstechniken und Lehrmethoden, die sich hervorragend mit seinem vielseitigen Fachwissen kombinieren ließen.

Er erlangte die Befähigung zum Fachlehrer und leitet in Berchtesgaden ein medizinisches Lehrinstitut, in dem sich Kolleginnen und Kollegen aus ganz Deutschland und aus dem angrenzenden Ausland gerne seiner professionellen Fort- und Weiterbildung unterziehen. Fritz Bittig unterrichtet zudem in Österreich und publiziert in diversen einschlägigen Fachzeitschriften.

Fritz Bittig

Bildatlas der Medizinischen Fußpflege

2., erweiterte Auflage

Hippokrates Verlag · Stuttgart

Die Deutsche Bibliothek –
CIP-Einheitsaufnahme

Ein Titeldatensatz für diese Publikation ist bei
Der Deutschen Bibliothek erhältlich

Anschrift des Verfassers:

Fritz Bittig
Lehrinstitut für Orthonyxie
Bergwerkstraße 22
83471 Berchtesgaden
Tel.: 08652/61359
Fax: 08652/66584
E-mail: info@fritz-bittig.de
Homepage: www.fritz-bittig.de

Redaktion:
Dr. med. Andrea Wülker

Wichtiger Hinweis: Wie jede Wissenschaft ist die Medizin ständigen Entwicklungen unterworfen. Forschung und klinische Erfahrung erweitern unsere Erkenntnisse, insbesondere was Behandlung und medikamentöse Therapie anbelangt. Soweit in diesem Werk eine Dosierung oder Applikation erwähnt wird, darf der Leser zwar darauf vertrauen, dass Autoren, Herausgeber und Verlag große Sorgfalt darauf verwandt haben, dass diese Angabe dem Wissensstand bei Fertigstellung des Werkes entspricht.

Für Angaben über Dosierungsanweisungen und Applikationsformen kann vom Verlag jedoch keine Gewähr übernommen werden. **Jede Dosierung oder Applikation erfolgt auf eigene Gefahr des Benutzers.** Autoren und Verlag appellieren an jeden Benutzer, ihm etwa auffallende Ungenauigkeiten dem Verlag mitzuteilen.

1. Auflage 2001
2. Auflage 2002

© 2001, 2002 Hippokrates Verlag in
MVS Medizinverlage Stuttgart GmbH & Co. KG

Unsere Homepage: http://www.hippokrates.de

Printed in Germany 2002
Satz und Reproduktion: Fotosatz Sauter GmbH, Donzdorf
Druck: Rondo Druck, Ebersbach

ISBN 3-8304-5204-7

Inhaltsverzeichnis

Geleitwort

Die Füße des Menschen ermöglichen aufgrund ihrer speziellen mechanischen Konstruktion seinen einzigartigen aufrechten Gang. Als Preis dafür sind die Füße allerdings besonderen Belastungen ausgesetzt, die zu Deformitäten und Erkrankungen prädisponieren. So verteilt sich das Körpergewicht des Menschen auf die kleinen Flächen der Fußsohlen, was eine hohe Druckbelastung bedingt. Durch den aufrechten Stand und Gang ist der hydrostatische Druck im Gefäßsystem des Fußes erhöht, was zu einer schlechteren Ernährung führt. Die lange Strecke, die arterielle Gefäße und Nervenbahnen zum Fuß zurücklegen müssen, begünstigt arterielle Durchblutungsstörungen und neuropathische Probleme (Schmerzen und Gefühlsstörungen am Fuß und ungünstige Konsequenzen auch für die Wundheilung).

Macht man sich die große Bedeutung der Füße für den Menschen klar, erstaunt umso mehr die Tatsache, dass viele Menschen ihre Füße ignorieren, nicht pflegen und sogar Schädigungen in Kauf nehmen, um die jeweilige Schuhmode mitmachen zu können. Teilweise entsteht der Eindruck, dass Füße gar nicht als zum Körper zugehörig betrachtet werden. In unserer modernen westlichen Zivilisation werden die Füße oft in Schuhe gezwängt, die häufig gar nicht richtig passen. Während in anderen Kulturen Schuhe am Eingang der Wohnung ausgezogen werden, gilt bei uns das Herzeigen der Füße und das Barfußlaufen als unhöflich. Nur Frauen dürfen ihre Füße in Sandalen zeigen, die aber aufgrund ihrer Form und Machart die Füße oft fehlbelasten. Bei Männern galt das Tragen von Sandalen lange Zeit als Zeichen alternativer Gesinnung.

Mit dem Verstecken der Füße in Schuhwerk geht die Vernachlässigung der Pflege einher. In biblischen Geschichten wird das Waschen der Füße als etwas Selbstverständliches dargestellt und hat sogar Symbolwert. Bei uns heute gibt es die sprichwörtlichen »Stinkstiefel«.

Während unsere moderne Lebensweise insbesondere kosmetische Probleme der Füße begünstigt, deren Behebung wir gerne Fußpflegern anvertrauen, kommt es beim Vorliegen von Gefäß- und Stoffwechselerkrankungen leicht zu ernsten Komplikationen, die die Gesundheit erheblich bedrohen. Als Beispiel ist hier der Diabetes mellitus zu nennen, zu dessen wichtigen Spätfolgen der »diabetische Fuß« gehört. Ein erheblicher Anteil der Amputationen im Bereich der unteren Extremitäten geht auf das Konto des diabetischen Fußes. Eine gute Fußpflege muss deshalb Pflicht für jeden Diabetiker sein. Während in anderen Ländern wie z.B. Schweden durch die Einrichtung von Fußzentren mit entsprechend qualifizierten Behandlern die Rate an Amputationen gesenkt werden konnte, ist in Deutschland eher eine steigende Tendenz festzustellen.

Aus diesem Grund ist es bedauerlich, dass die Kostenübernahme für medizinische Fußpflege durch die Krankenkassen eingeschränkt wurde. Dennoch ist es als Zeichen für die Erkennung des Problems zu werten, dass in Deutschland jetzt das Berufsbild des medizinischen Fußpflegers mit entsprechender Ausbildung geschaffen wurde.

Als erfreulich ist deshalb auch anzusehen, dass mit dem vorliegenden Bildatlas von Fritz Bittig die Fortbildung im Bereich der Fußpflege erheblich bereichert wird. Fritz Bittig ist durch seine große Erfahrung in der Praxis der Fußpflege, durch seine Lehrtätigkeit und seine Mitarbeit in Fachjournalen besonders geeignet, Wissen gerade auch an den Nachwuchs weiterzugeben. Es ist zu wünschen, dass sein anschaulicher, mit reichlichem Bildmaterial ausgestatteter Atlas weite Verbreitung findet.

Privatdozent Dr. med. habil. Stephan Scharla
Internist und Endokrinologe
Chefarzt am Klinikum Berchtesgadener Land,
Schönau am Königssee

Vorwort

Mit Freude und auch ein wenig Stolz stelle ich Ihnen meinen »Bildatlas der Medizinischen Fußpflege« vor, der die vorhandene Fachliteratur für medizinische Fußpfleger und Podologen aus dem In- und Ausland ergänzen und erweitern soll. Mein Anliegen ist es, dem Fußpflegeschüler und Berufsanfänger, aber auch dem Fußspezialisten und dem interessierten Arzt pathologische Veränderungen an Fuß, Zehen, Haut und Nägeln zu zeigen und zu demonstrieren, wie eine qualifizierte podologische Behandlung abläuft und welche Ergebnisse mit ihr zu erreichen sind.

Im Laufe der letzten 15 Jahre habe ich entsprechendes Fotomaterial mit viel Geduld und etwas fotografischem Talent gesammelt. Alle Aufnahmen zeigen Krankheitsfälle aus der Praxis eines Fußspezialisten, der mit aktuellsten Arbeitstechniken und Materialien und nach den neuesten hygienischen Bestimmungen eine optimale Behandlung durchführt. Fotos und Texte sollen es dem engagierten Fußpfleger ermöglichen, sein eigenes Behandlungsspektrum zu erweitern. Fachlehrer-Kollegen an den Berufsfachschulen für medizinische Fußpflege möge das Buch als Anregung für den Praxisunterricht dienen. Wenn es mir darüber hinaus gelingt, Mediziner für die hervorragend wirksame Spangentechnik zur Nagelkorrektur (Orthonyxie) und für die Orthetik zu interessieren, erfüllt sich mir ein weiteres Anliegen. Dieses Fachbuch soll dazu beitragen, das Wissen über die uns zur Verfügung stehenden effektiven Behandlungstechniken zu verbreiten, damit in Zukunft weniger Nagelextraktionen, Nagelkeilresektionen und Amputationen durchgeführt werden.-

Viele haben dazu beigetragen, dass das vorliegende Buch entstehen konnte. Mein besonderer Dank gilt:

♦ meiner Frau Brigitte und meiner Tochter Eva, die während der Entstehungsphase des Buches viel Geduld mit mir hatten,

♦ meinen Kolleginnen und Kollegen, die mich dazu anspornten, meine Erfahrungen niederzuschreiben,

♦ meinen Patienten, die mir durch sachliche Kritik halfen, meine Arbeitsweise ständig zu überdenken und zu perfektionieren,

♦ Frau Dr. med. Birgit Kunze, Dermatologin aus Hamburg, mit der ich schon seit vielen Jahren Fachvorträge auf Kongressen und Workshops halte,

♦ den Fußpflege-Firmen, die mich unterstützt haben,

♦ dem Hippokrates Verlag (MVS Medizinverlage Stuttgart) und seiner Cheflektorin, Frau Dorothee Seiz, die das Vertrauen in mich setzten, dieses Werk zu schreiben und zu vollenden,

♦ meiner Lektorin, Frau Dr. med. Andrea Wülker, die es hervorragend verstand, die Vielfalt der Themen und die Menge der Bilder in Form zu bringen und mich stets zu motivieren durch ihre lockere, kompetente Art.

Liebe Leser, lassen Sie sich von mir durch die schmerzhafte Welt der Fußleiden begleiten, Ihnen mit Rat und Tat zur Seite stehen und erleben Sie mit mir die Euphorie des Behandlungserfolges. Tragen Sie durch ständige Fort- und Weiterbildung dazu bei, dass Sie Ihren Patienten eine optimale Behandlung bieten können und helfen Sie mit, dem Berufsstand des medizinischen Fußpflegers und Podologen seinen verdienten Stellenwert in der Medizin zukommen zu lassen.

Ihr

Fritz Bittig   Berchtesgaden, im November 2000

Vorwort zur 2. Auflage

An dieser Stelle möchte mich bei allen bedanken, die der ersten Auflage meines Buches zu so großem Erfolg verholfen haben. Inzwischen wird es in der medizinischen Fußpflegeausbildung an vielen Schulen in Deutschland und auch in der Schweiz und in Österreich eingesetzt. Besonders freue ich mich über den lebhaften Dialog mit meinen zahlreichen Lesern, über die Anregungen und die positive Kritik.

Motiviert durch die große Resonanz meiner Leser habe ich meinen Bildatlas für die zweite Auflage aktualisiert und bin dem Wunsch nach noch mehr praktischen Arbeitsanleitungen gerne nachgekommen. Die zweite Auflage wurde ergänzt durch neue Fotos und Behandlungsserien sowie durch viele konkrete Behandlungstipps.

Durch das Anfang 2002 in Kraft getretene Podologengesetz gewinnt unser Berufsstand an Ansehen und Akzeptanz. Staatlich anerkannte Schulen bieten eine qualifizierte Ausbildung und ich freue mich, wenn mein Bildatlas dem engagierten Schüler zeigen kann, was in der täglichen Praxis an Herausforderungen auf ihn zukommt und wenn es Fachlehrerkollegen beim Unterricht unterstützt. Gleichzeitig soll mein Buch den erfahrenen Profi dazu ermuntern, sich neue Arbeitstechniken anzueignen und fachlich immer auf dem neuesten Stand zu bleiben.

Liebe Leser, studieren Sie mein Werk, benutzen Sie es als praktische Arbeitsanleitung und haben Sie viel Freude daran!

Ihr
Fritz Bittig   Berchtesgaden, im April 2002

Schwielen, Hyperkeratosen und Rhagaden

Unsere Haut hat eine unterschiedlich dicke Hornschicht: an den Augenlidern ist sie sehr dünn, an Handflächen und Fußsohlen dagegen sehr dick. Wird die Haut mechanisch oder durch Sonneneinstrahlung stark belastet, reagiert sie mit einer Verdickung der Hornschicht, um sich zu schützen. So entsteht eine **Schwiele** (Callositas), also eine flächenhafte Verhornung mit glatter Oberfläche, die im Gegensatz zum kegelförmigen, lokalisierten Hühnerauge (s. S. 13 ff.) nicht so stark schmerzt. Schwielen stellen mechanisch bedingte, oberflächliche Hyperkeratosen dar, die im Gegensatz zu Hühneraugen keine tiefen Hautschichten befallen. Behandelt man Schwielen nicht konsequent, können sich aber zusätzlich Hühneraugen bilden.

Sehr häufig entstehen Schwielen, wenn die Füße beim Sport oder durch enge Schuhe mechanisch stark belastet werden. Auch wer im Sommer gerne ohne Strümpfe in die Schuhe schlüpft, riskiert Schwielen. Der Fuß schwitzt, »klebt« am Leder fest (von der Unhygiene ganz zu schweigen!) und die Haut wird beim Abrollmechanismus jedesmal gerieben. Dieses ständige Scheuern erzeugt mehr Hornhaut und auch Hühneraugen (s. S. 13 ff.).

> **Tipp**
> Puder oder Pudersprays können, wenn sie auf die Haut, in die Schuhe oder – falls vorhanden – in die Strümpfe gesprüht werden, eine gewisse Zeit das Schwitzen und »Ankleben« im Schuh verhindern.

Unter **Hyperkeratose** versteht man eine übermäßige Stärke der Hornschicht, die entweder glattflächig wie eine Schwiele sein kann oder aber abschuppen und einreißen kann. Hyperkeratosen kommen durch mechanische Belastung zustande, aber auch durch bestimmte erbliche Faktoren. Manche Menschen neigen zu Hyperkeratosen und bei bestimmten Hauterkrankungen können ebenfalls Hyperkeratosen entstehen. Beispiele sind die Fischschuppenkrankheit (Ichthyosis) und die Schuppenflechte (Psoriasis).

Wenn übermäßige Verhornungen an den Füßen auch meist durch eine chronische mechanische Druckbelastung entstehen – durch zu enge Schuhe, zu hohe Absätze oder belastende Sportarten –, so spielen doch noch weitere Faktoren eine Rolle. Bei Fußdeformierungen wie Senkfuß, Spreizfuß, Hallux valgus kommt es zu einer Fehlbelastung der Füße, die dann mit Schwielen und Hyperkeratosen reagieren. Auch Lähmungen, die zu einseitigem Hinken und zu einseitiger Belastung führen, oder Frakturen, die ungünstig zusammengewachsen sind, können eine Hornhautbildung unterstützen.

Schwielen und Hyperkeratosen findet man sehr häufig an der **Ferse**, am **Großzehenballen** und an den **Zehengelenken**. Die Haut spannt, weil ihre Elastizität vermindert ist, und bei Belastung können Druckschmerzen auftreten. Besonders an der Ferse neigt die übermäßig verhornte Haut zu **Rhagaden** (Schrunden), sehr schmerzhaften Hautrissen, die bluten können und unbehandelt schlecht heilen. Unter Schwielen kann sich das Gewebe leicht entzünden, so dass z. B. Schleimbeutelentzündungen (Bursitiden) keine Seltenheit sind. Schließlich ist die hyperkeratotische Haut in ihrer Abwehrfunktion eingeschränkt, so dass es leicht zu Infektionen wie Fußpilz oder Warzenbefall kommt.

Aus all diesen Gründen müssen Schwielen und Hyperkeratosen **kompetent behandelt** werden. Über die beste Behandlung sind sich die Experten allerdings uneins: Die einen schwören auf die Trockenentfernung der Hornhaut, die anderen ziehen die Behandlung nach einem Fußbad vor, weil die Haut dann richtig schön erweicht ist und sich mit dem Hobel oder mit dem Skalpell leicht abtragen lässt. Gegen ein Fußbad »generell« als Vorbehandlung sprechen allerdings mehrere wichtige Argumente:

♦ Viele Fußpfleger neigen dazu, die aufgeweichte Hornhaut zu intensiv abzutragen. Bestimmte Hobel können besonders gefährlich werden, wenn sie sich erst einmal in die Haut gezogen haben. Auch mit dem Skalpell kann man zu tief geraten. Trotzdem ist das Skalpell in der Hand des Erfahrenen das Mittel der Wahl – immer vorausgesetzt, man hört mit dem Abtragen der Hornhaut auf, bevor die Haut »rosa« aussieht.

♦ Feuchtigkeitsgesättigte Haut erschwert den Sichtbefund eindeutig! Man kann hier den Übergang von »junger« zu »alter« Hornhaut nicht mehr exakt definieren. Die Folge: Aus Angst, eine Verletzung zu setzen, lässt man zu viel Hornhaut stehen, die dann nach der Behandlung schnell wieder drückt oder es wird zu viel Hornhaut entfernt.

♦ Liegen Hautrisse oder entzündete Clavi vor, müssen sie mit einem Pflaster versorgt werden. Diese haften auf feuchtigkeitsgesättigter Haut aber nicht dauerhaft.

♦ Nach einem Fußbad erkennt man nicht mehr, ob die Füße eine Temperaturdifferenz aufweisen. Eine solche Differenz kann aber Hinweis auf eine Durchblutungsstörung oder eine Thrombose sein.

Aus den genannten Gründen ziehen wir die **Trockenentfernung** von Schwielen und Hyperkeratosen vor. Das Abtragen der übermäßigen Verhornung ist gerade auch dann wichtig, wenn Rhagaden (Schrunden) vorliegen.

> *Bei Rhagaden niemals*
> *quer zur Schrunde arbeiten,*
> *da die Haut einreißen könnte!*

Nach Abschleifen mit grobgekörnten Schleifkörpern bis zu einer einigermaßen elastischen Schicht kann mit dem Skalpell fein abgetragen werden. Danach sollte man die Risse längs des Hautdefekts mit pappelförmigen Diamantschleifern sorgfältig ausschleifen. Wundränder an Hautrissen können mit einem Wund-Clip gecuttet werden. Ein steriles wundheilungsförderndes Pflaster wird nun zum Abschluss für etwa 2 bis 3 Tage aufgeklebt und der Patient zur Kontrolle noch einmal in die Praxis bestellt.

Tipp

Schrundencremes wirken besser, wenn vorher die verdickte Hornhaut entfernt und die Rhagaden mechanisch vorbehandelt wurden. Zu viel Fett behindert die Wärmeregulation der Haut. Besser eignet sich ein feuchtigkeitsspendender Schaum, den der Patient täglich auf die Haut der Füße und Zehen aufträgt.

Zur Vermeidung erneuter Hyperkeratosen müssen prophylaktische Druckschutzmaßnahmen eingeleitet werden. Sind übermäßige Hyperkeratosen durch eine Fehlstatik des Fußes bedingt, können Einlagen helfen.

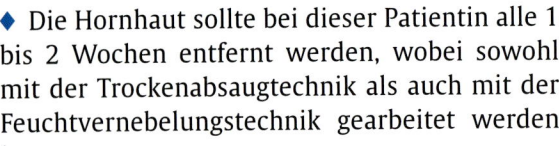 **Behandlung zu 🎞 1 a und 1 b** ▷

♦ Die Hornhaut sollte bei dieser Patientin alle 1 bis 2 Wochen entfernt werden, wobei sowohl mit der Trockenabsaugtechnik als auch mit der Feuchtvernebelungstechnik gearbeitet werden kann.
♦ Hornhautabtragung mit dem Skalpell oder mit dem Credo-Hobel.
♦ Eine Iontophorese-Behandlung wirkt der Schweißbildung entgegen.
♦ Hautpflegemittel empfehlen.
♦ Holzschuhe sind in diesem Fall ungeeignet, da sie die Neigung zur Hornhautbildung verstärken!

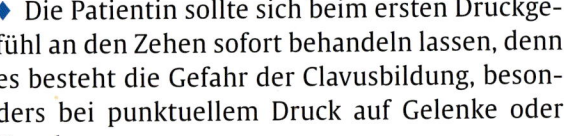 **Behandlung zu 🎞 2** ▷

♦ Die Patientin sollte sich beim ersten Druckgefühl an den Zehen sofort behandeln lassen, denn es besteht die Gefahr der Clavusbildung, besonders bei punktuellem Druck auf Gelenke oder Knochen.
♦ Hornhauterweichende Präparate in die Verdickungen massieren.
♦ Harte Hornhaut abschleifen, dann mit Skalpell oder Medihalter weiterarbeiten. Vorsicht bei Diabetikern oder Blutern!
♦ Hier eignet sich die MFF-Kompressionstechnik oder das Entfernen mit abrasiven, pappelförmigen Diamantschleifern. Trocken- sowie Nassschleifverfahren sind erlaubt.

38-jährige Kellnerin mit Schwielen an den Fersen, im Bereich des Metatarsus und der Zehen. Die junge Frau ist sehr nervös, trinkt viel Kaffee und raucht 45 Zigaretten täglich, was die Hautdurchblutung deutlich einschränken dürfte. Sie leidet unter leichtem Fußschweiß und kalten Füßen.

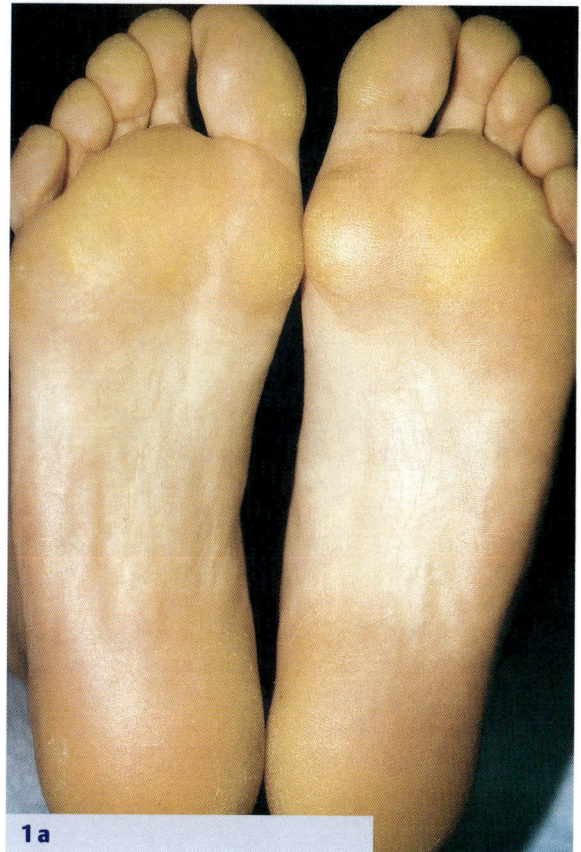

1a

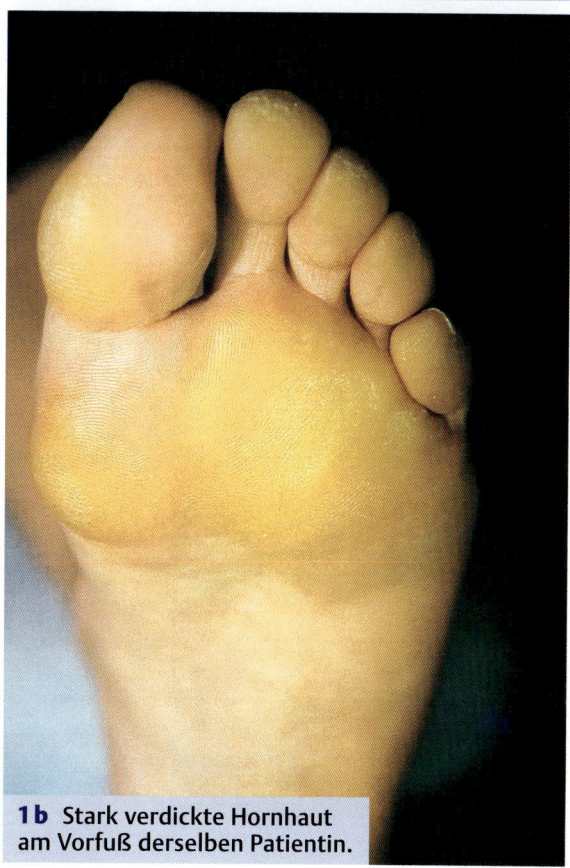

1b Stark verdickte Hornhaut am Vorfuß derselben Patientin.

2 Multiple Druckschwielen an den Zehen einer 48-jährigen Frau. Diese Schwielen dürfen nicht mit Hühneraugen verwechselt werden!

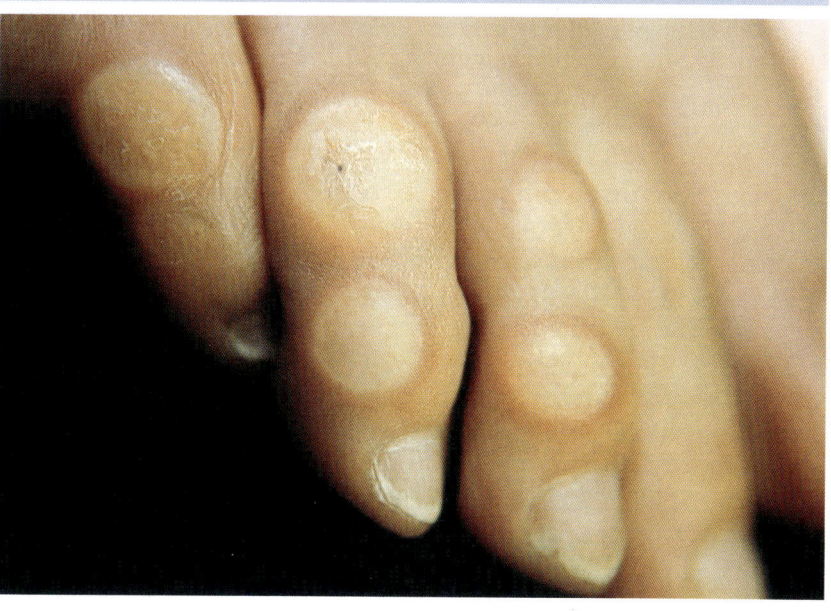

Massive Hyperkeratosen mit Hauteinrissen bei einem 42-jährigen Mann. Der Patient gibt an, mit seinen rauen Füßen ständig in den Strümpfen hängen zu bleiben.

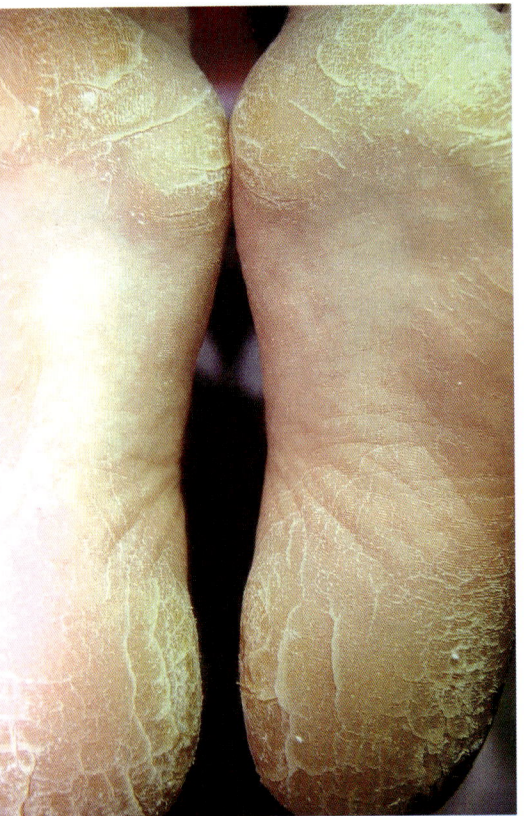

3a

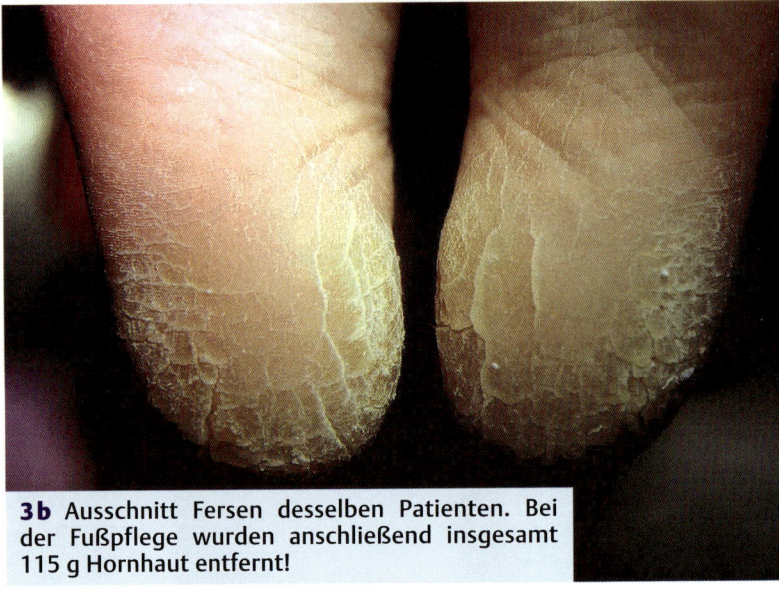

3b Ausschnitt Fersen desselben Patienten. Bei der Fußpflege wurden anschließend insgesamt 115 g Hornhaut entfernt!

4 Bei einer Fußfehlstatik treten häufig übermäßige Verhornungen auf: Hier im Bereich des Grundgelenks der 5. Zehe bei durchgetretenem Quergewölbe.

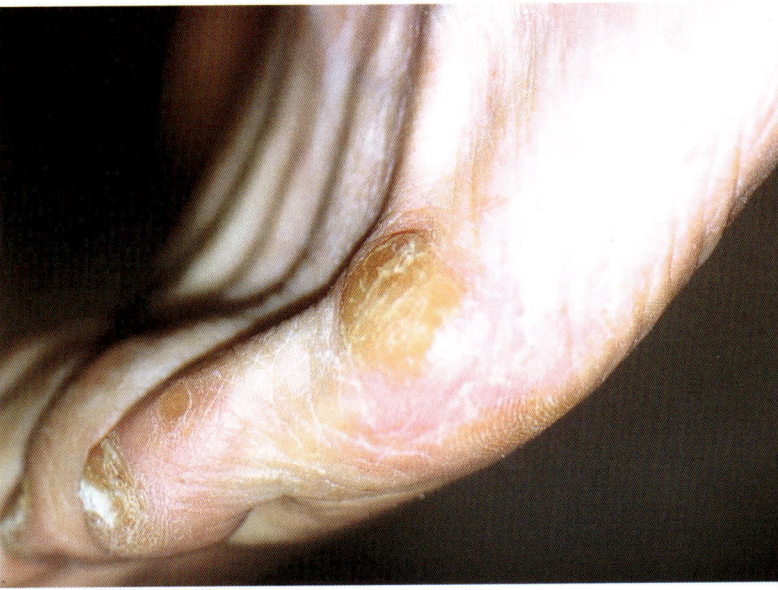

Behandlung zu ☯ 3a und 3b

◆ Hornhautentfernung mit Trocken- oder Feuchttechnik und dem Dia-Twister, ebenso mit Skalpell, Medihalter und Hornhauthobel.

◆ Im 1. Monat sollte sich der Patient wöchentlich behandeln lassen, im 2. Monat alle 2 Wochen und anschließend etwa alle 3 bis 4 Wochen.

◆ Der Patient wird angewiesen, täglich die Füße einzureiben.

◆ Zunächst Cremeschaum mit 10 % Harnstoff verwenden, dann auf Schaum mit einem Harnstoffanteil von 5 % wechseln.

◆ Selbstbehandlungen mit Hornhautraspel oder Bimsstein sind verboten, ebenso das Barfußlaufen in Gesundheitsschuhen!

Behandlung zu ☯ 4

◆ Verhornung mit abrasiven, pappelförmigen Diamantschleifern abtragen.

◆ Propolis-Lösung auftragen.

◆ 2nd Skin mit Fleecy web extra über 3 bis 5 Tage fixieren.

◆ Kontrolltermin vereinbaren.

◆ Evtl. neuen Druckschutzverband anlegen.

Behandlung zu © 5

♦ Keratolytische Salbe einmassieren, luft- und wasserdicht fixieren für ca. 5 bis 10 Tage. (Bei Diabetikern ist eine solche Behandlung allerdings nicht erlaubt!)

♦ Der Patient kann zu Hause die aufgelöste Hornhaut mit der Pinzette selbst entfernen.

♦ Hat sich die harte Hornschicht abgelöst, keine weitere keratolytische Salbe mehr auftragen, da sie die gesunde Haut (rosa Farbe) angreifen würde.

♦ Druckschutz/Reibungsschutz anbringen.

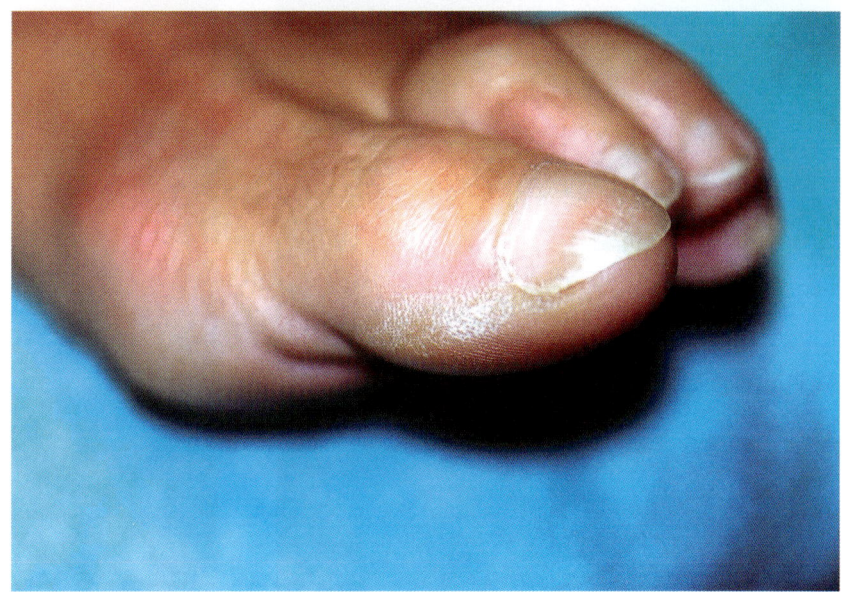

5 Mechanische Belastung führt zu Hyperkeratosen. Bei diesem Mann, der Eishockey spielt und häufig Bergtouren unternimmt, kam es zu einer Verhornung seitlich an der Großzehe und zu einer Schädigung des Nagels.

Behandlung zu © 6

♦ Hornhaut vorsichtig entfernen.

♦ Nicht zu viel schleifen, Gefahr der Hautverletzung und -reizung! Die Nasstechnik eignet sich hier besser als die Trockenabsaugung.

♦ Täglich Yavatop-Desinfektionscreme (Sabona) einmassieren.

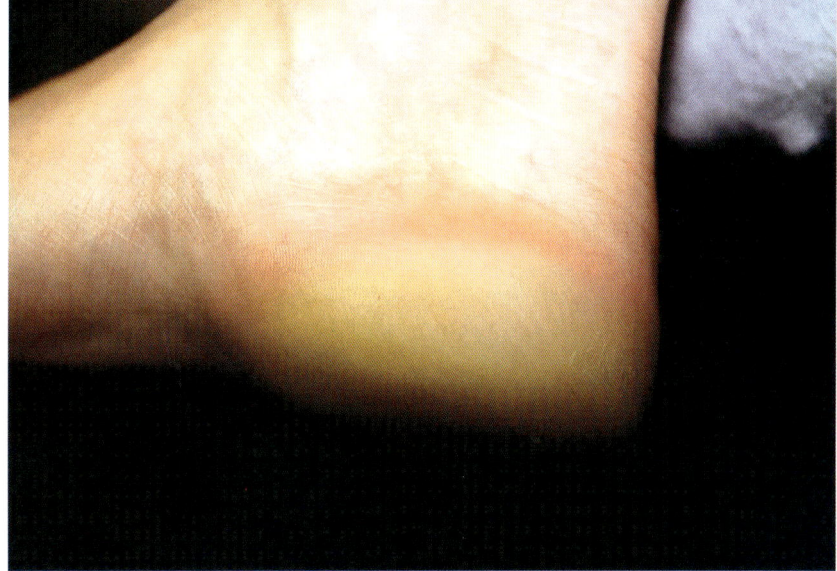

6 Stark verhornte Haut neigt zu Infektionen. Bei dieser 35-jährigen Frau hat sich zu der Hornhautschwiele an der Ferse eine Rötung hinzugesellt. Der Hautarzt diagnostizierte einen Hautpilz.

Bestimmte Hauterkrankungen führen zu Hyperkeratosen. Dieser 40-jährige Mann leidet an einem atopischen Ekzem (Neurodermitis) und weist starke Verhornungen an der gesamten Fußsohle auf.

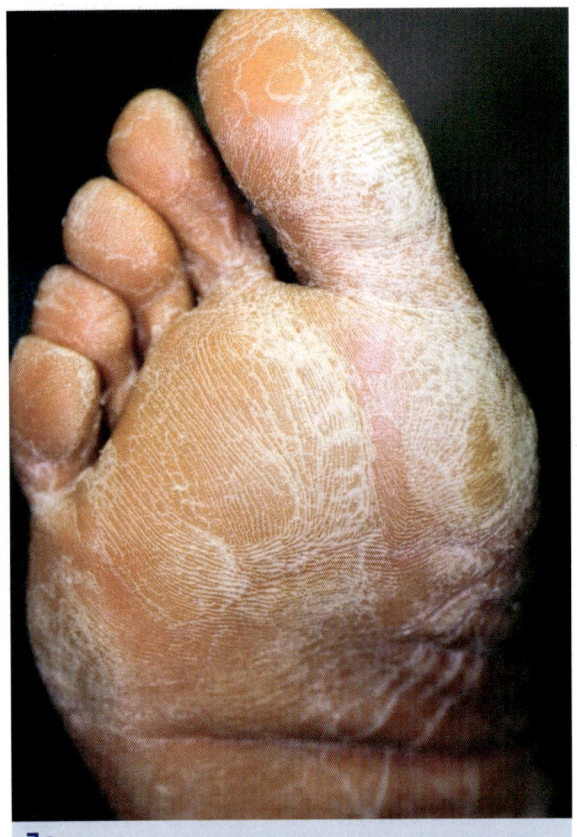

7a

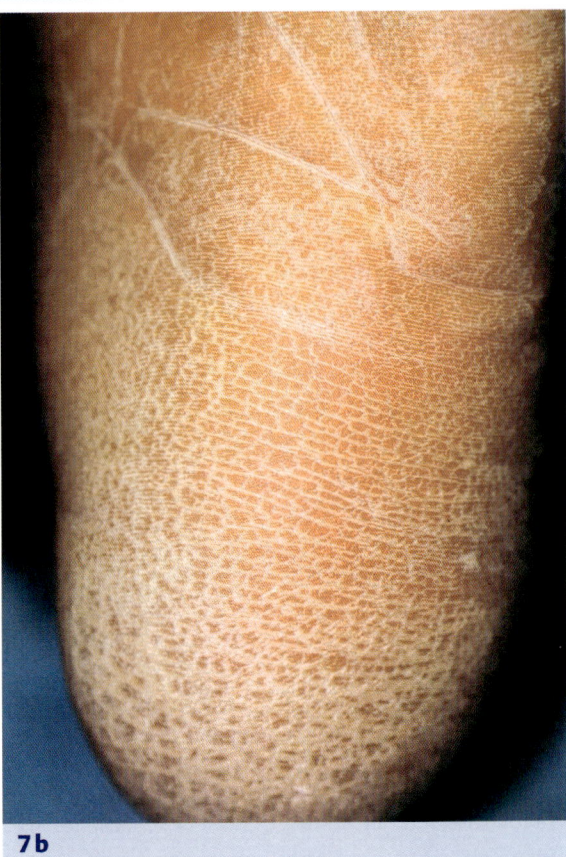

7b

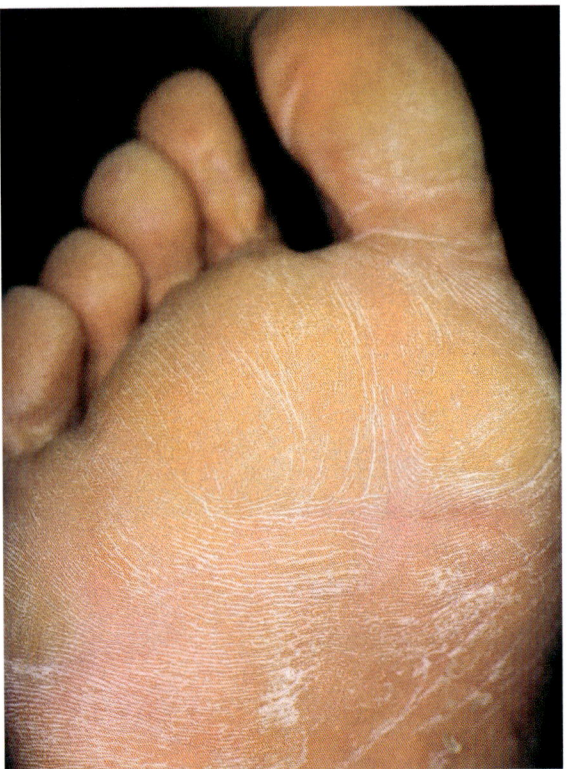

7c Nach dem ersten Abschleifvorgang sieht die Haut schon wesentlich besser aus.

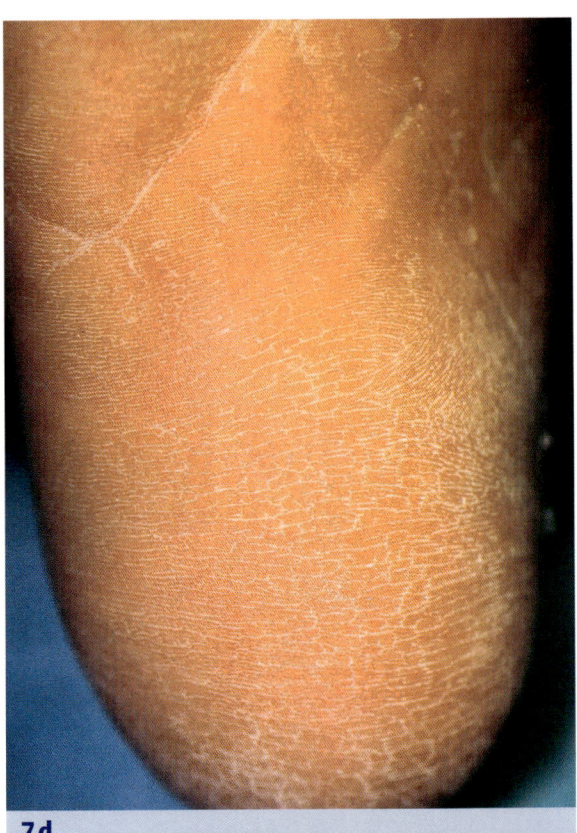

7d

35-jähriger Klinikarzt mit starker Hyperkeratose und rhagadenartigen Einrissen an den Großzehen und an den Fersen, der an heftigen Beschwerden beim Gehen litt.
Bei der Behandlung, die etwa eine Stunde beanspruchte, wurde jeder Riss mit einem groben pappelförmigen Diamantschleifer bearbeitet. Auch die Einnahme von Zinkorotat führte zusätzlich zur konsequenten Fußpflege zu einer deutlichen Besserung der Hautprobleme.

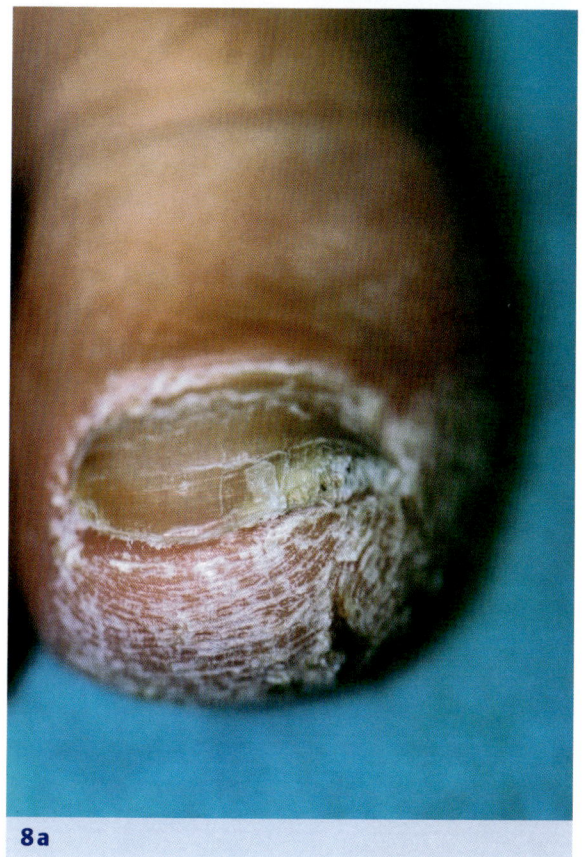

8a

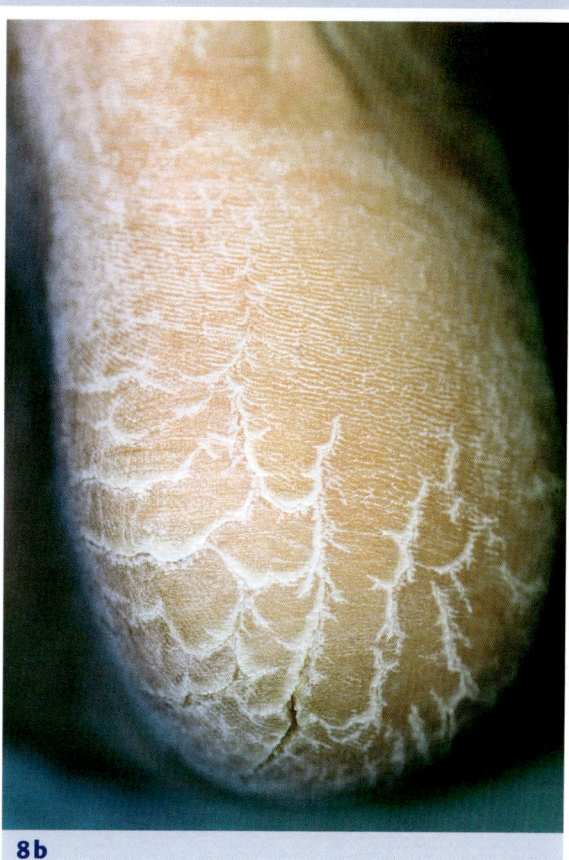

8b

◁ **Behandlung zu ◙ 7a bis 7d**

♦ Hier eignet sich besonders der Dia-Twister mit megagrober oder supergrober Körnung in kleiner oder mittlerer Größe (Busch).

♦ Nach der Hornhautentfernung wird der Fuß mit Propolis-Balsamspray eingesprüht.

♦ Hornhauterweichende Pflegelösung bzw. -schaum einmassieren.

♦ Der Patient sollte keinen Bimsstein verwenden, da dieser zu große und scharfkantige Öffnungen aufweist, die sich mit Hornhaut zusetzen.

♦ Feine Fußfeile oder ein »Neuenbürger Mäuschen« (Ruck) benutzen. Ohne Kraft und ohne Druck arbeiten!

9a Bei diesem 42-jährigen Mann liegt zwar keine allzu ausgeprägte Hyper-keratose vor, aber eine stark ausgetrocknete Epidermis mit blutenden intrakutanen Hauteinrissen an den Fersen.
Hier sind ein behutsames Entfernen der Hornhaut unter desinfizierenden Maßnahmen und ein abschließender Wundheilsalben-Verband angezeigt.

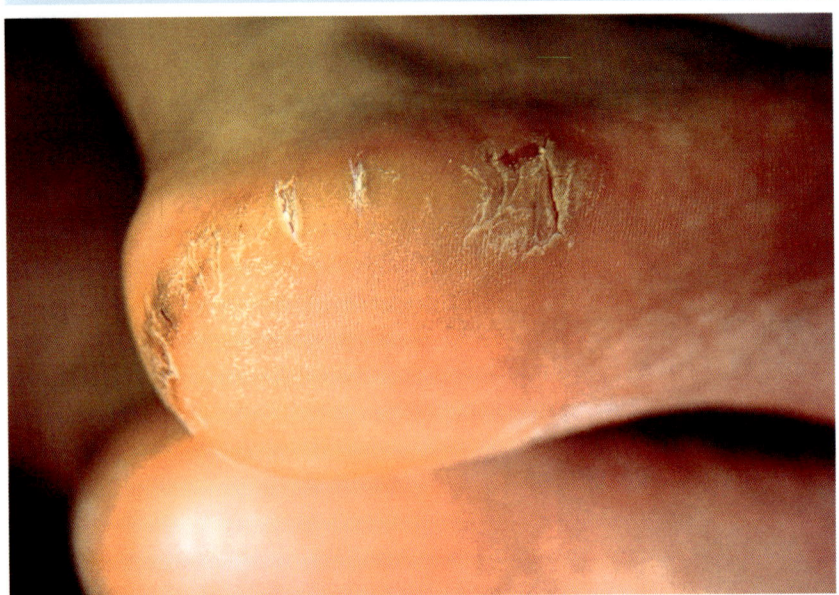

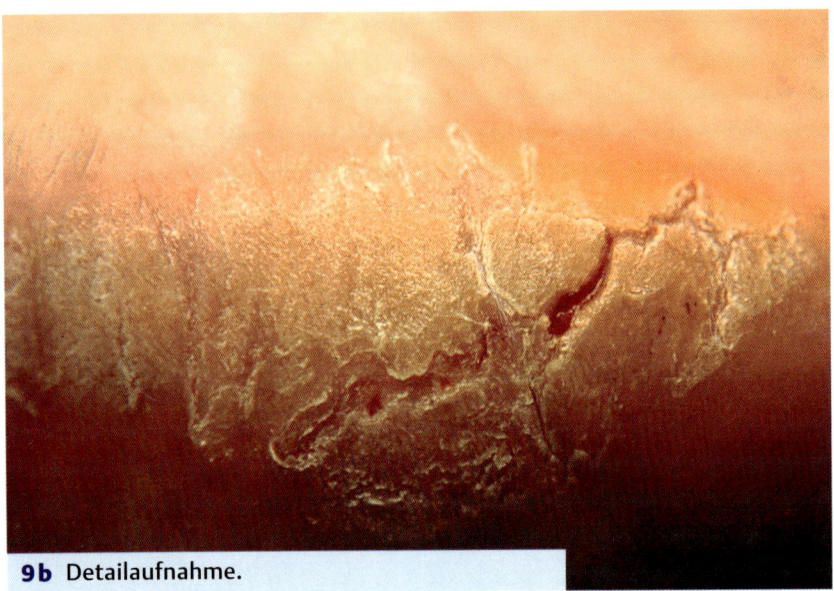

9b Detailaufnahme.

Behandlung zu ☎ 9a und 9b

◆ Wundheilungsförderndes Desinfektionsmittel wie z.B. Octenisept®
für die Hautrisse verwenden. Octenisept® brennt und färbt nicht!

Behandlung zu ⬛ 10a und 10b

♦ Hier kann der Dia-Twister (Busch) sowohl in der Nasstechnik als auch in der Trockenschleifmethode grob zur Initialschleifung oder feiner in der Nacharbeit benutzt werden.

♦ Mit einem pappelförmigen Diamantschleifer werden in Feinarbeit die Rhagaden von beiden Seiten beschliffen.

♦ Anschließend die Ferse mit Propolis-Spray (Remmele) einsprühen und mit einem Skalpell die überschüssige Hornhaut vorsichtig abschaben.

♦ Propolis-Lösung mit der Pipettenflasche in die Risse träufeln und leicht in die Haut einmassieren. Ein leicht brennendes Gefühl im Hautriss ist möglich. Dann kann der blutende Riss auch mit Octenisept® desinfiziert werden. Die Verträglichkeit mit der Wundsalbe muss gewährleistet sein.

♦ Die Risse mit Propolis-Balsam (Remmele) ausfüllen und mit einem Fersenpflaster abdecken.

♦ Wiedervorstellung nach 1 bis 3 Tagen.

♦ Allpresan®-Pflegeschaum zur dreimal täglichen Anwendung empfehlen.

♦ Die Haut mit einem feinen »Neuenbürger Mäuschen« nach Bedarf glätten. Auf keinen Fall scharfe Hornhautraspel verwenden - Verletzungsgefahr!

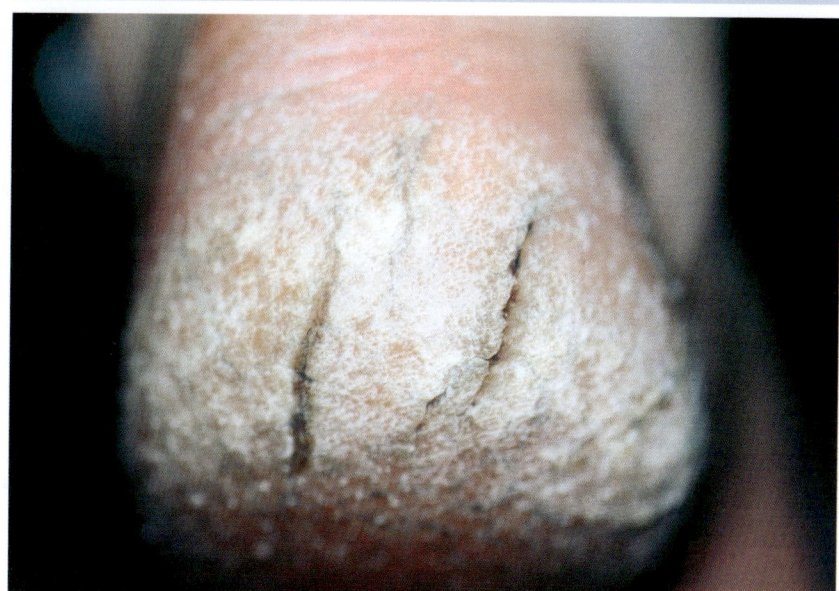

10a Hyperkeratose an der Ferse einer 56-jährigen Bäuerin, die noch nie in ihrem Leben eine Salbe zur Hautpflege benutzt hat.

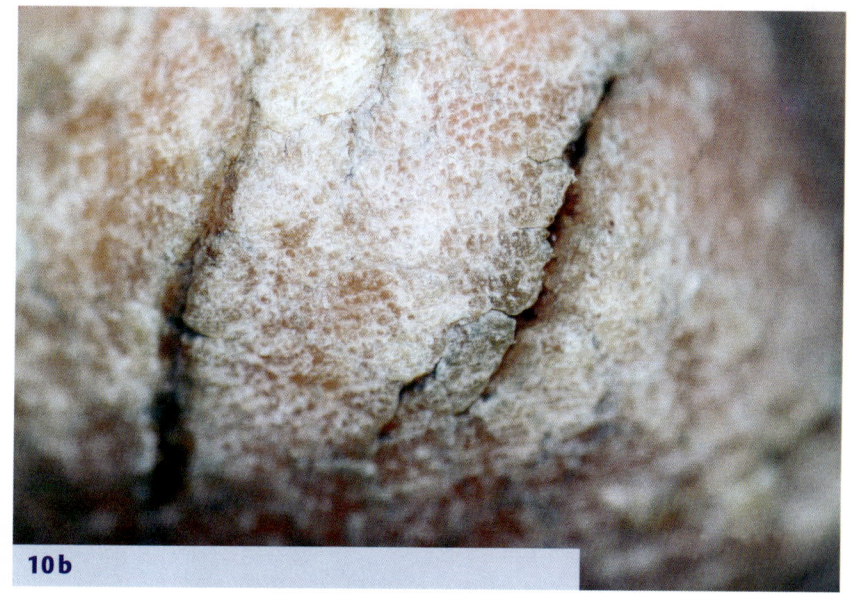

10b

Schritt für Schritt: Behandlung einer Rhagade

58-jähriger Hobby-Fußballer mit Rhagade an der Ferse, die ständige Beschwerden verursacht. Der Patient cremt seine Füße leider nie ein.

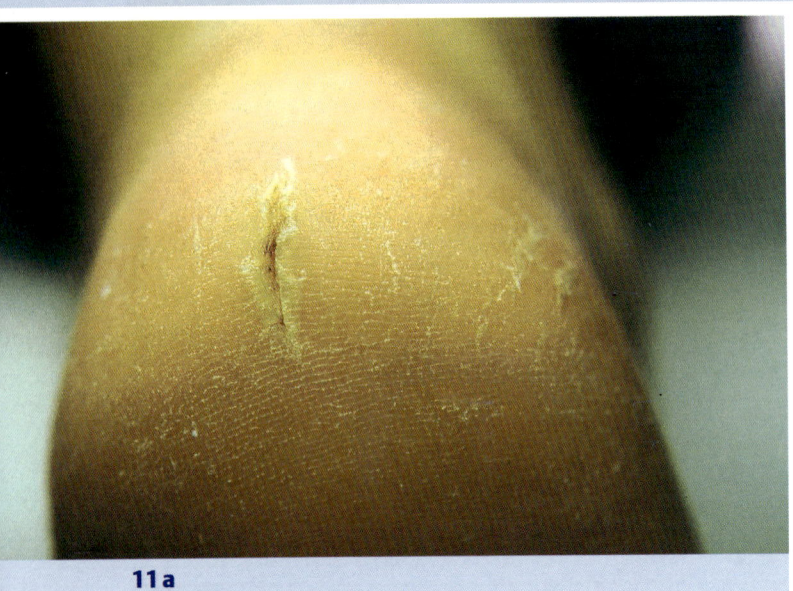

11a

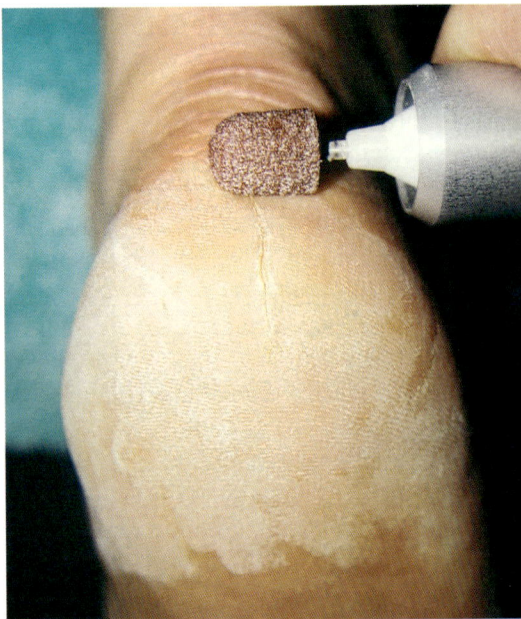

11b Für die Behandlung liegt der Patient auf dem Bauch, damit die Ferse für den Behandler gut zugänglich ist.
Statt des im Bild gezeigten Kappenschleifers kann auch der Dia-Twister (s. S. 210) verwendet werden, der noch rationeller und hygienischer ist.

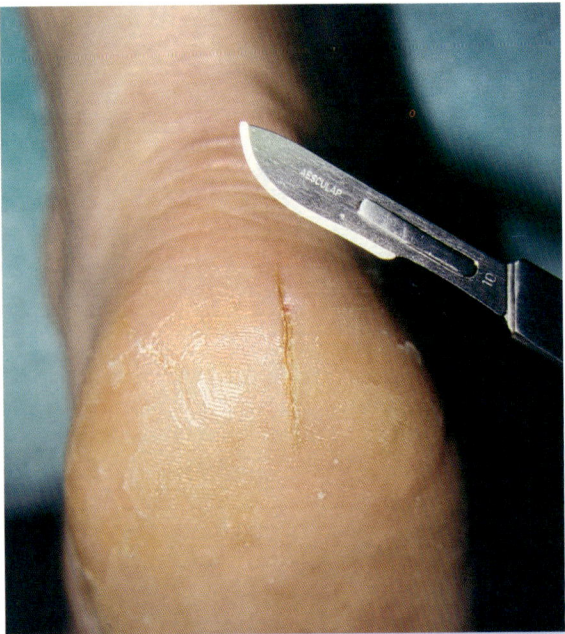

11c Dann wird die Ferse mit Propolis-Balsamspray eingesprüht, um die Hornhaut zu erweichen und sie für die Entfernung mit der Skalpelltechnik vorzubereiten. Nun wird die weichere Hornschicht mit dem Skalpell abgetragen. Bei einem 3-er Skalpellgriff ist die Klingengröße 10 günstig.

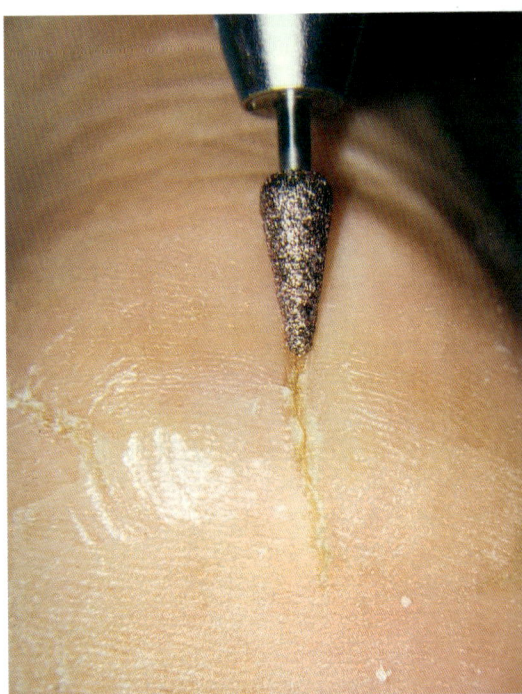

11d Bearbeiten der Rhagade in Längsrichtung mit einem pappelförmigen Diamantschleifer, der von oben und unten in den Riss geführt wird.

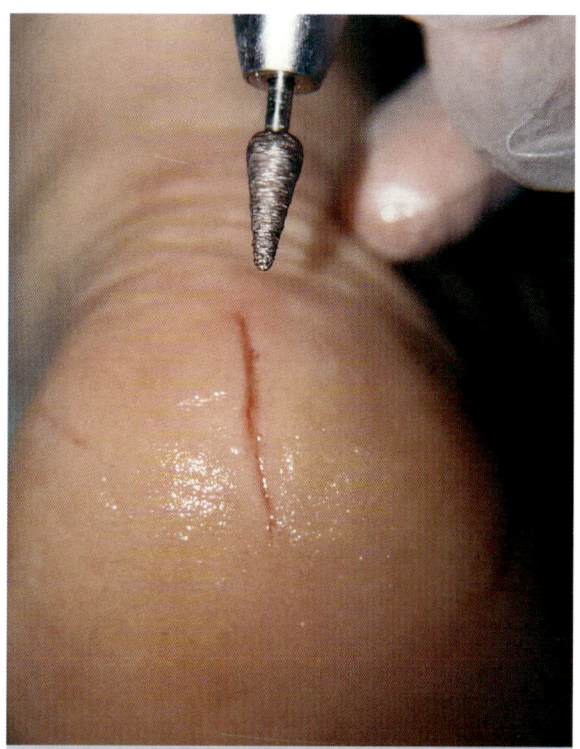

11e Nun wird Luft-Wasser-Spray dazugeschaltet, um eine zu starke, schmerzhafte Reizung der Haut zu verhindern. Keine Hitzeentwicklung, sehr angenehm für den Patienten!

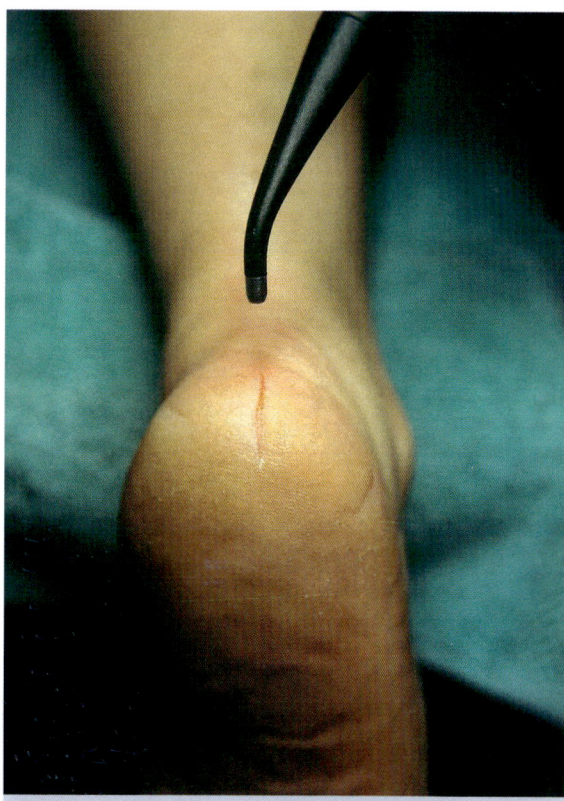

11f Hygienisches Trocknen der Rhagade durch Luft, bevor eine Wundheilsalbe aufgetragen wird.

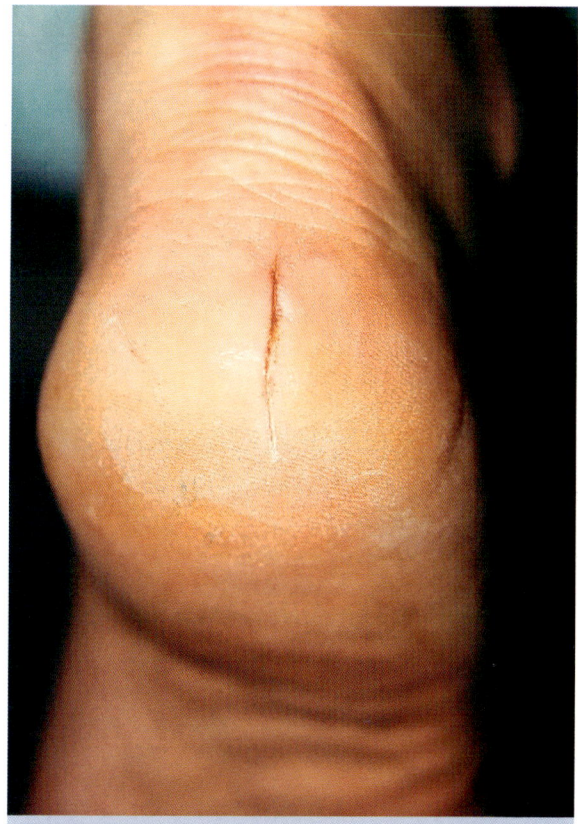

11g Zustand nach Ausfräsen des Hautrisses.

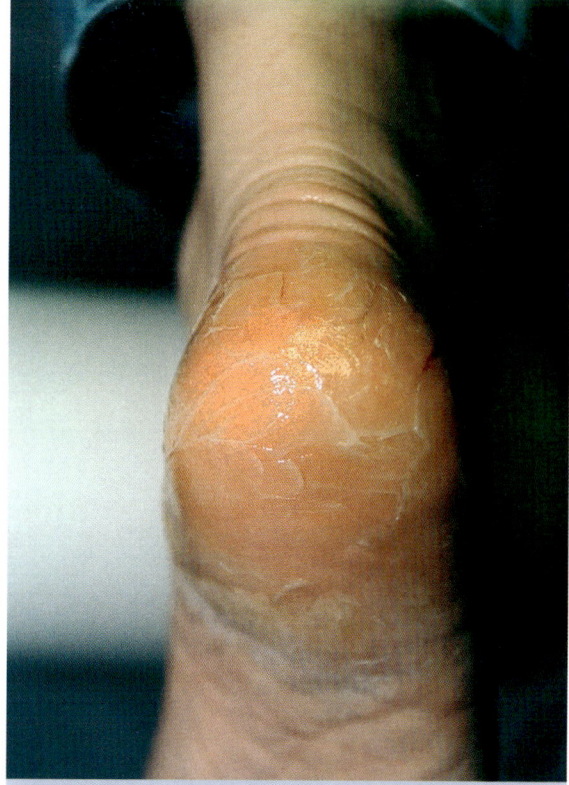

11h Eine Wundsalbe (in diesem Fall Propolis-Balsam) wird auf der Ferse verteilt und einmassiert.

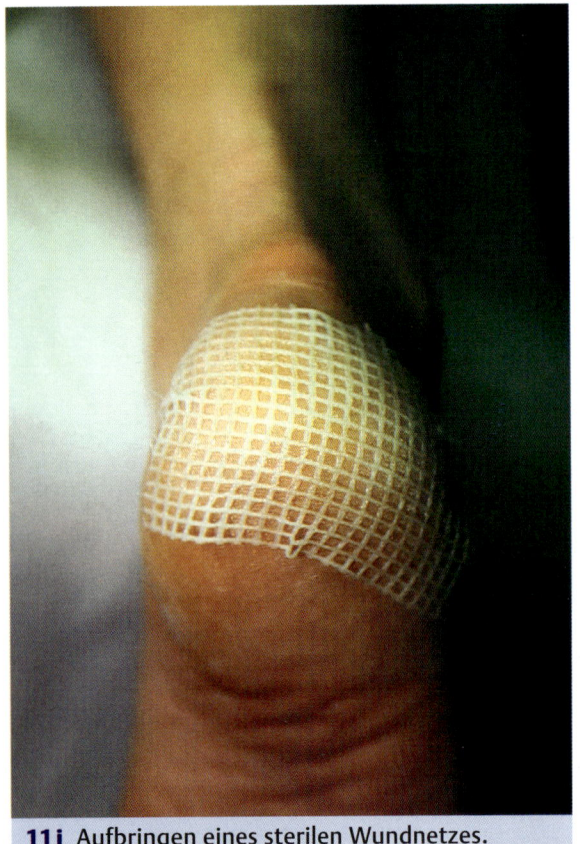

11i Aufbringen eines sterilen Wundnetzes.

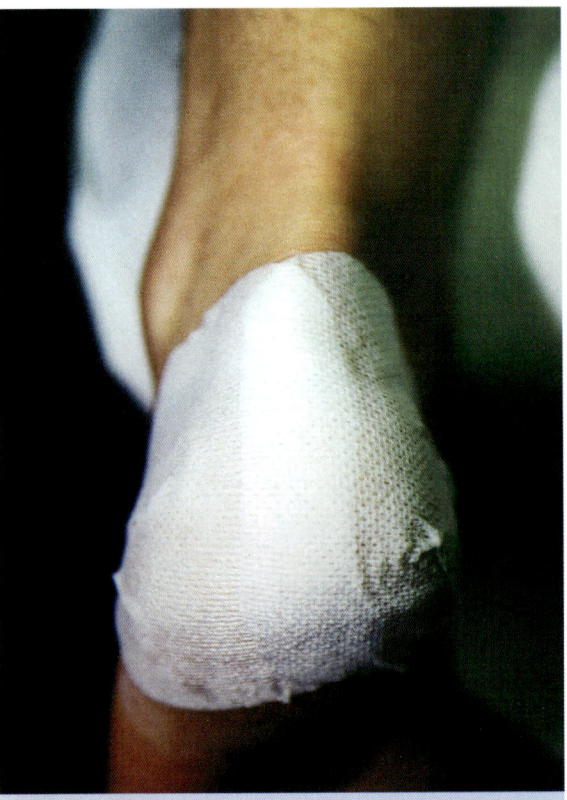

11j Ein längs- und querelastischer Fixationsverband wird angelegt (z. B. Fixomull stretch).

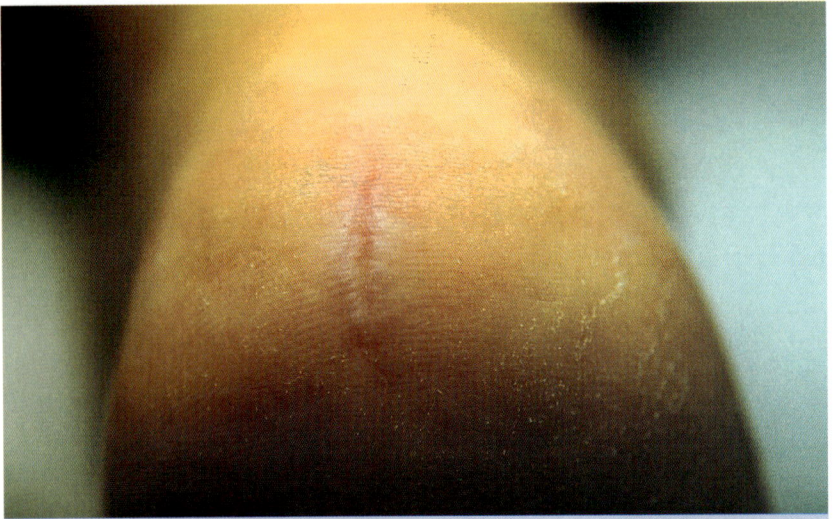

11k Zustand nach Abnahme des Verbands 3 Tage später: Die Rhagade zeigt eine gute Abheilungstendenz.

Fazit: Es ist unbedingt erforderlich, dass der Fußpfleger mehrere Arbeitstechniken erlernt, um sie in der Praxis bei der Behandlung zu kombinieren, z. B. Fräser- bzw. Schleiftechnik, Trocken-/Nassverfahren, Skalpelltechnik etc.

Hühnerauge (Clavus, Heloma)

Lokal begrenzte Verdickungen der Hornschicht mit zentralem, in die Tiefe gerichtetem Sporn bezeichnet man im Volksmund als Hühnerauge oder **Leichdorn**. Hühneraugen entstehen durch chronischen Druck, oft auf knochennaher Haut und sind sehr schmerzhaft – besonders, wenn sie auf Gelenken oder auf der Fußsohle liegen. Ein Hühnerauge, das sich in der Hornschicht einer Schwiele entwickelt und schmerzt, nennt man **Dornschwiele** (nicht mit der Dornwarze zu verwechseln!).

Enges Schuhwerk und Deformationen der Füße bzw. Zehen fördern ebenso die Entstehung von Clavi wie lang andauernder Druck auf erhabene Körperstellen (Gelenke, Knochenvorsprünge). Hühneraugen können sich auf der gesamten Fußsohle, auf, unter und zwischen den Zehen und an den Gelenken und Zehenspitzen bilden. Man findet sie auch im Nagelfalz und sogar unter der Nagelplatte, an der Ferse sowie am inneren und äußeren Fußrand. Bei Hühneraugen zwischen den Zehen (Clavus interdigitalis) kommt es leicht zu einer Mazeration der Haut. Man spricht dann von einem weichen Hühnerauge, Clavus mollis.

Merkmale des Hühnerauges

♦ Meist runde, in der Form einer Linse abgegrenzte, erhabene, gelbliche Verhornung. Die Gelbfärbung kommt durch die dicke Hornschicht zustande.
♦ Das zentrale »Auge« ist bei der »Bittig-Schältechnik« mit dem Medihalter als Hornhautkegel gut sichtbar.
♦ Oft Schmerzen im Ruhezustand oder beim Gehen.
♦ Im zentralen Kern sind keine Blutgefäße oder Nerven enthalten (außer beim Clavus neurovascularis). Die Schmerzen werden durch den Druck des Hornkegels hervorgerufen.
♦ Eine Wetterfühligkeit ist nicht selten zu beobachten.

Eine unangenehme Begleiterscheinung sind Deformierungen in der Papillarschicht und entzündliche Veränderungen in der Umgebung des in die Tiefe der Lederhaut eingedrungenen Dornes. Auch Veränderungen beim Auftreten und Gehen sind zu beobachten. Drückt der Hornkegel entsprechend seiner Lokalisation auf ein Gelenk, kann es zur **Knochenhautreizung** (Periostitis) kommen und zu entzündlicher Verschmelzung mit der Umgebung der Gelenkkapsel. Zum Teil entstehen sogar **Abszesse** (Eiterungsprozesse in geschlossenen Kavernen), wenn Keime durch Hornhautrisse einen Weg ins Innere des Hühnerauges finden. Flächig ausgebreitete Entzündungen (**Phlegmonen**) und **Erysipele** (Keimausbreitung in der Haut) können ebenso wie die **Blutvergiftung** (Sepsis) schlimme Komplikationen darstellen.

In der dermatologischen Literatur sind verschiedene Formen des Hühnerauges beschrieben, die sich in der Praxis allerdings nicht immer leicht voneinander abgrenzen lassen:

♦ Clavus durus,
♦ Clavus mollis,
♦ Clavus miliaris,
♦ Clavus papillaris,
♦ Clavus neurofibrosus,
♦ Clavus neurovascularis,
♦ Clavus subungualis,
♦ etc.

Die Darstellung der verschiedenen Formen ist hier nicht ausführlich möglich, weshalb auf das gängige Lehrmaterial verwiesen sei.

Hühneraugen entfernen

An dieser Stelle sei ausdrücklich vor dem Umgang mit Ätzmitteln und Keratolytika wie Salizylsäure u. a. gewarnt! Grundsätzlich sollte kein Patient mit so genannten Hühneraugenpflastern aus der Apotheke oder Drogerie zu Hause allein hantieren. Die Gefahr, dass diese Pflaster verrutschen, ist zu groß. Die Folge ist dann eine entzündlich veränderte Hühneraugenumgebung und das eigentliche Hühnerauge ist durch die Säure kaum noch zu erkennen, geschweige denn schmerzlos zu entfernen. Nur der Podologe sollte im entsprechenden Fall einen ordnungsgemäßen **Okklusivverband** anlegen, ihn kontrollieren und ihn auch abnehmen.

Was das Abtragen des Hühnerauges mit dem **Skalpell**, der **Hornhautzange** oder dem **Hohlmeisel** anbelangt, so sei darauf hingewiesen, dass jede Schule anders lehrt, also auf eine ganz bestimmte Methode »schwört«. Wir meinen, dass ein Spezialist mit **jedem Instrument** sicher umgehen muss! Denn was macht man, wenn das »gewohnte« Instrument einmal nicht zur Verfügung steht oder stumpf ist?

> *Virtuoses Arbeiten beschert Erfolg,*
> *Freude und Patientenbindung*
> *und zeigt fachliche Kompetenz.*

Ungünstig ist es, mit dem Skalpell in Bleistifthaltung in der Tiefe den Kern zirkulär entfernen zu wollen. Das Skalpell ist für die Arbeit des Chirurgen gedacht, und der flache Griff erschwert die leichte Drehung und die Entfernung des Hühneraugenkerns. Deshalb empfehlen wir nach dem neuesten Stand der Fußpflege die Arbeit mit dem **Medihalter**. Hier hat man einen »Bleistift« mit scharfer Hohlklinge und kann den Kern leicht zirkulär entfernen. Für Hühneraugen mit kleinem, hartem Kern empfiehlt sich die Klingengröße 1 bis 3. Größere Hornhautkegel entfernt man mit den Klingengrößen 4 bis 8. Beide

Methoden können allerdings bei **schmerzhaften Hühneraugen** unangenehm sein, weil sich ein Druck auf das Gewebe nicht ganz vermeiden lässt. Die Hornhautzange schneidet aber noch wesentlich schlechter ab, weil sie den größten Druck auf das Gewebe und somit auch auf den Hornhautkern ausübt. Es besteht Verletzungsgefahr durch den schrägen Schliff des Zangenkopfes!

Gewarnt sei vor dem **Hohlfräser** mit Zacken, dessen Gebrauch heute nicht mehr zeitgemäß ist. Einerseits ist der Hohlraum des Fräsers hygienisch höchst bedenklich, weil sich Hornhautreste darin festsetzen können, andererseits kann sich der Hohlfräser rasch unter die dicke Hornschicht ziehen und Blutungen hervorrufen. Vom erhöhten Zeitfaktor beim vorsichtigen Entfernen ganz zu schweigen! Mit einem abrasiven Diamantschleifer kann man die Hornhautreste am Hautkrater dagegen sehr leicht und ohne Verletzungsgefahr glätten.

Nach dem Entfernen eines Hühnerauges ist unbedingt ein **Druckschutz** (mit 2nd Skin oder Salbe) anzubringen. Wer dies versäumt, erledigt nur die halbe Arbeit. Das bearbeitete Gebiet muss sich anschließend erholen können und durch den Druckschutzverband verzögert sich die Hornhautneubildung.

> *Hühneraugenpflaster sind gefährlich*
> *und unprofessionell!*

Die Herstellung von Orthosen wird auf S. 175 ff. besprochen.

Schritt für Schritt: Behandlung eines entzündeten Hühnerauges

Bei dieser 40-jährigen Patientin, die für einen Einkaufsbummel barfuß in ihre Schuhe (Pumps) geschlüpft war, bildete sich am Kleinzehenrand ein akut entzündeter Clavus. Die Patientin kam humpelnd in die Praxis und hatte sehr starke Schmerzen. Eine Freundin hatte ihr von einem klassischen Hühneraugenpflaster mit Salizylsäure abgeraten.

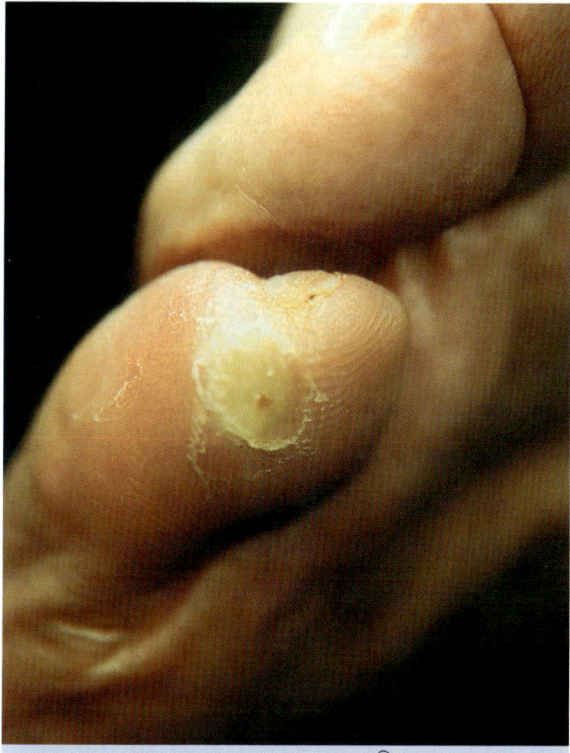

12a Desinfektion mit Octenisept®.

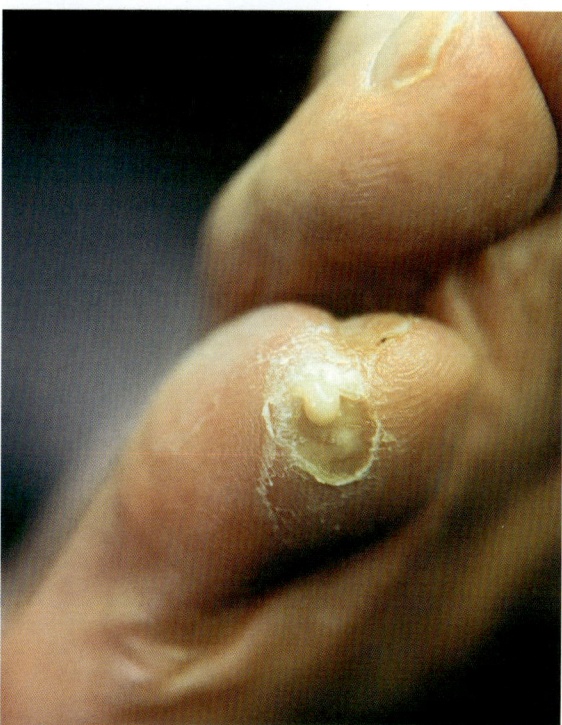

12b Nach Ablösen der oberen Hornschicht entleert sich Eiter.

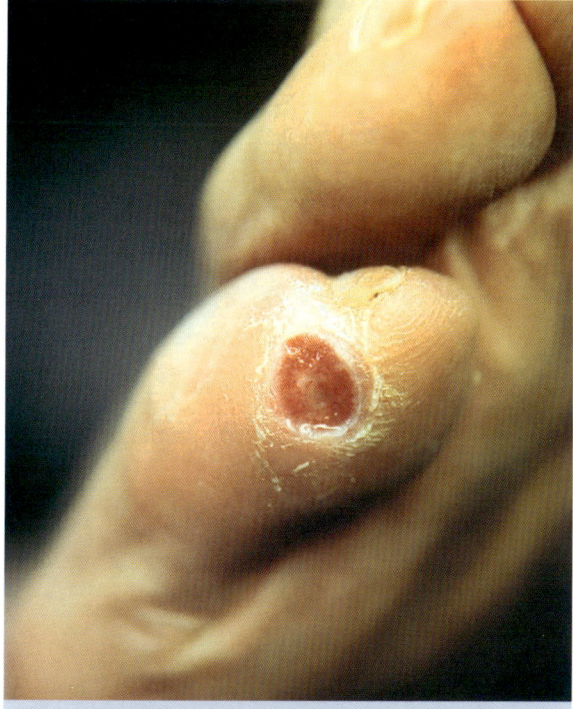

12c Zustand nach kompletter Ablösung der entzündeten Haut und Desinfektion mit Octenisept®.

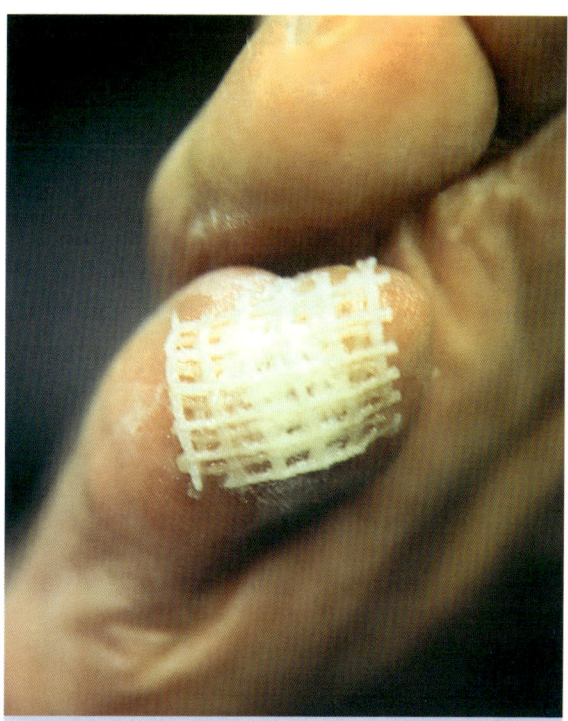

12d Auflegen eines sterilen, granulationsfördernden Wundnetzes (Branulind N.).

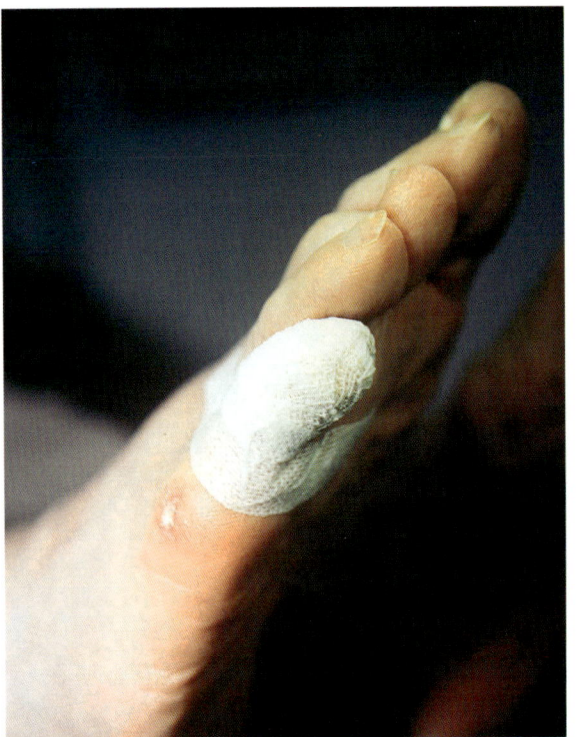

12e Fertig angelegter Wundverband. Die Patientin kam 4 Tage lang zum täglichen Verbandswechsel. Dabei wurde ein 2nd-Skin-Verband mit Omnifix (Hartmann) angelegt.

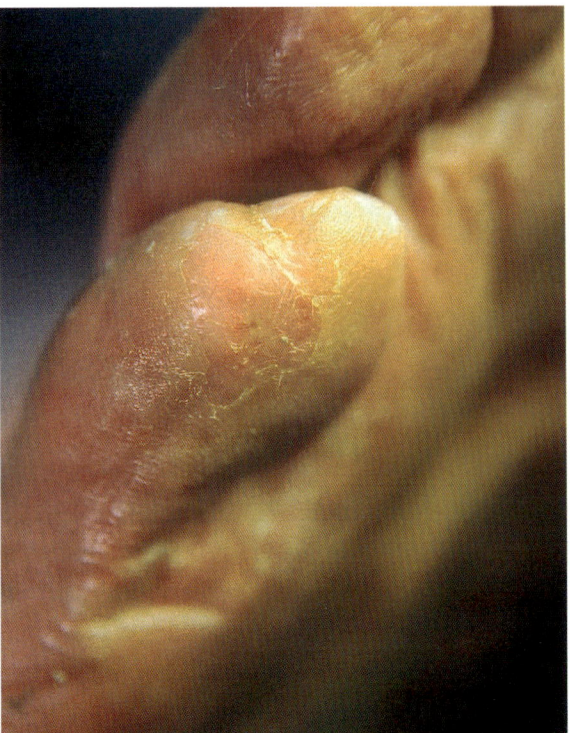

12f Zustand 8 Tage nach Beginn der Behandlung. Die Patientin bekommt einen Silopad-Schlauch verordnet, den sie als Reibungsschutz verwendet, wenn sie geschlossene Schuhe trägt.

Tipp

Silopad-Schlauch nicht den ganzen Tag tragen, da sich im Schlauch Feuchtigkeit sammelt, die die Haut aufweicht. Der Schlauch muss regelmäßig eingepudert werden - gute Pflege bedeutet gute Haltbarkeit.

13a 48-jährige Patientin, bei der der Hausarzt an der Kleinzehe ein Hühnerauge operativ entfernt hat. An der Kleinzehe findet sich eine starke Verhornung mit Nagelverdickung und -verdrängung.

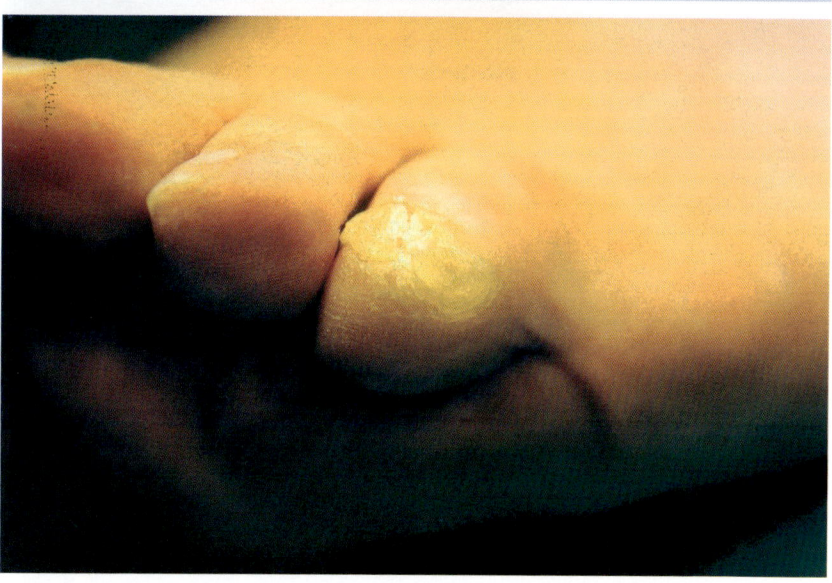

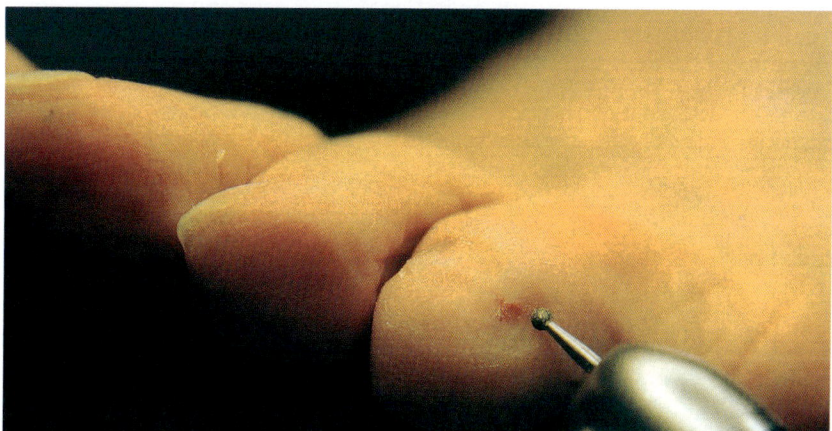

13b Hier kommt die Turbine (Wasser/Luft) zum Einsatz: Durch die hohe Umdrehungszahl ist die Hornhautentfernung für den Patienten kaum zu spüren. Die »Feinarbeit« kann mit dem Medihalter durchgeführt werden (Klingengröße je nach Erfahrung) oder mit einem pappelförmigen Diamantschleifer.

Behandlung zu ☲ 13a und 13b

♦ Nach der Hornhautentfernung Propolis-Lösung auftragen.
♦ 2nd-Skin-Verband für ca. 5 Tage.
♦ Silikon-Schlauch oder Fleecy web extra 5 mm für den Patienten zur Selbstanwendung.

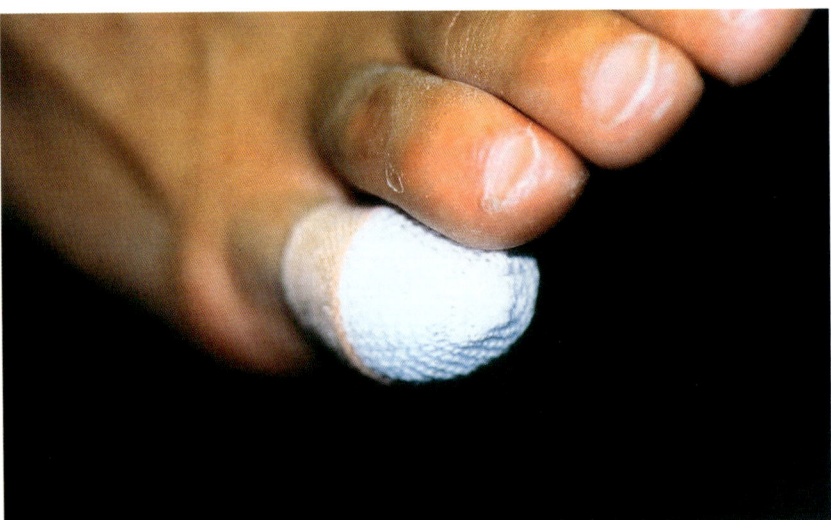

13c Abschließend wird ein Schlauchverband der Größe 1 mit dem Applikator angelegt und proximal mit Hapla-Band 1,25 cm fixiert. Als Druckschutz eignet sich 2nd Skin.

14 Dieser Patient wurde vom Arzt zu mir geschickt mit der Bitte um Behandlung eines »eingewachsenen Nagels«! Bei vorsichtiger Sondierung gab der Patient starke Schmerzen unter dem Nagel an. Nach teilweiser Entfernung der Nagelplatte wurde ein Clavus sichtbar und abgetragen. Eine Heilsalbe wurde aufgetragen und ein Druckschutz angelegt. Um Reizungen zu vermeiden und die Hornhaut geschmeidig zu halten, bekam der Patient eine Propolis-Lösung (Bienenharz) zum Auftragen.

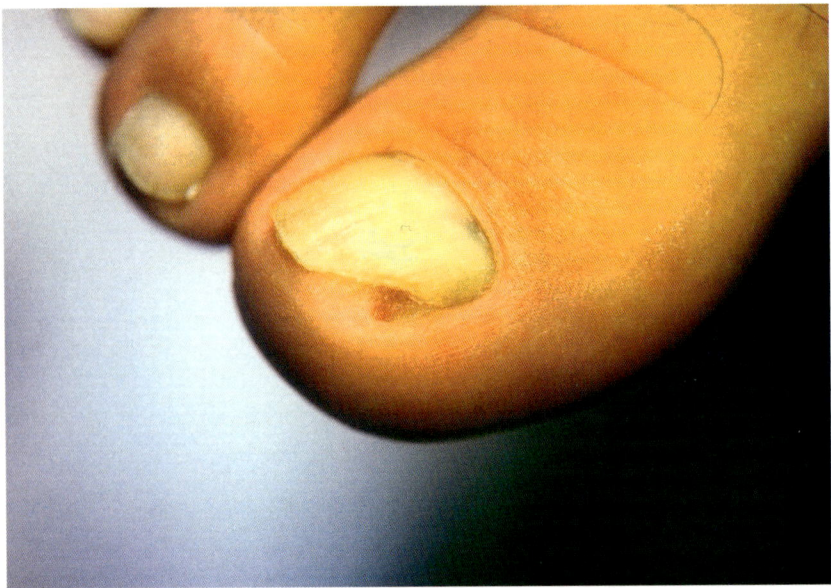

Tipp
- Keratolytische Salbe im Abstand von 1 bis 3 Tagen vom Patienten zu Hause selbst auftragen lassen.
- Die erweichte Haut kann mit der Pinzette selbst entfernt werden.
- Reagiert die Haut mit einer Reizung, muss die keratolytische Salbe allerdings sofort abgesetzt werden.

15a Clavus am lateralen Nagelrand. Dieser kann mit dem Incarnator (gerade Klinge, 0,5 mm) oder mit dem Medihalter (Klingengröße 1 bis 3) entfernt werden.

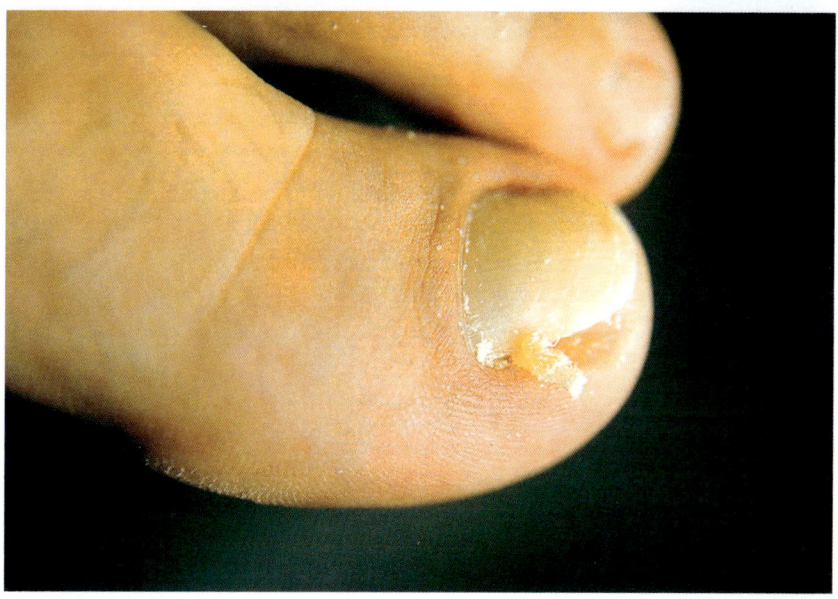

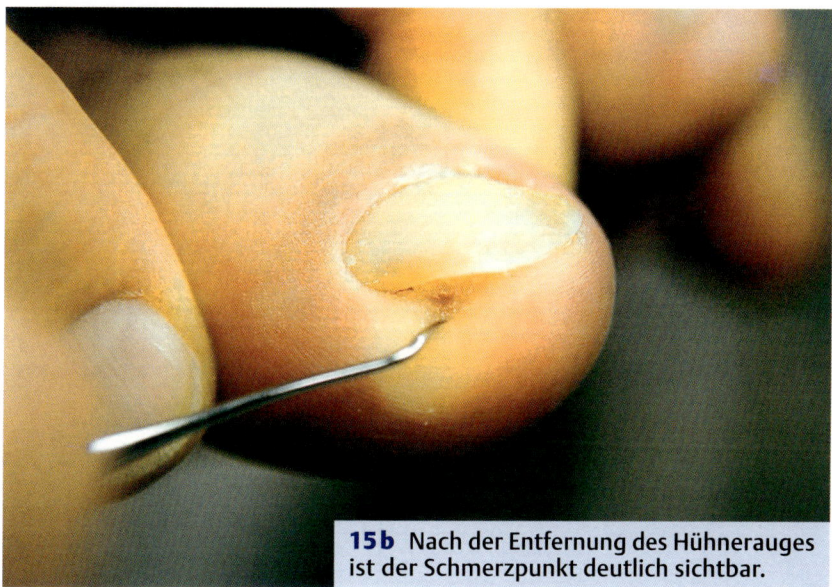

15b Nach der Entfernung des Hühnerauges ist der Schmerzpunkt deutlich sichtbar.

Behandlung zu ☋ 15b

◆ Propolis-Lösung eintamponieren (wirkt entzündungshemmend und hornhauterweichend)
◆ 2nd-Skin-Druckschutzverband für ca. 5 Tage.
◆ Nach Abschluss der Behandlung Silopad-Schlauch bei Belastung tragen.
◆ Enge Schuhe vermeiden.

16 Subakutes Clavus mollis (weiches Hühnerauge) im 4. Interdigitalraum. Die Patientin hat keine Schmerzen, aber ein Druckgefühl. Das Hühnerauge besteht bereits seit mehreren Monaten.

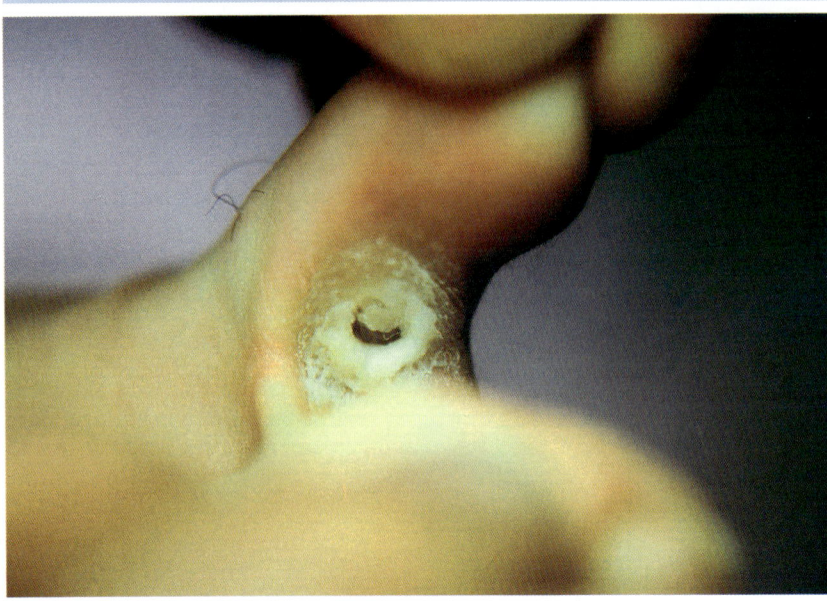

Behandlung zu ⬤ 16

♦ Desinfektion z.B. mit Octenisept.®

♦ Mit pappelförmigem Diamantschleifer die oberflächliche Hornhaut abtragen, dann mit der MFF-Zangentechnik oder einem Medihalter mit der Klingengröße 3 die Hornhaut zirkulär entnehmen.

♦ Propolis-Lösung oder Heilsalbe auftragen.

♦ 2nd Skin fixieren und einen Druckschutz am 4. und 5. Zehenendglied anbringen, z.B. Foam-o-felt 5 mm. So kann die Wundstelle abheilen.

♦ Wiedervorstellung nach ca. 3 Tagen.

17 Clavus mollis: Hier besteht ein Akutschmerz mit Entzündung der Haut um das Hühnerauge, weil die Patientin mit einem Säurepflaster vorbehandelt hat. Vorsichtiges Abtragen ist angezeigt. Blutung vermeiden! Unbedingt eine entzündungshemmende Salbe mit einem Druckschutzverband aufbringen!

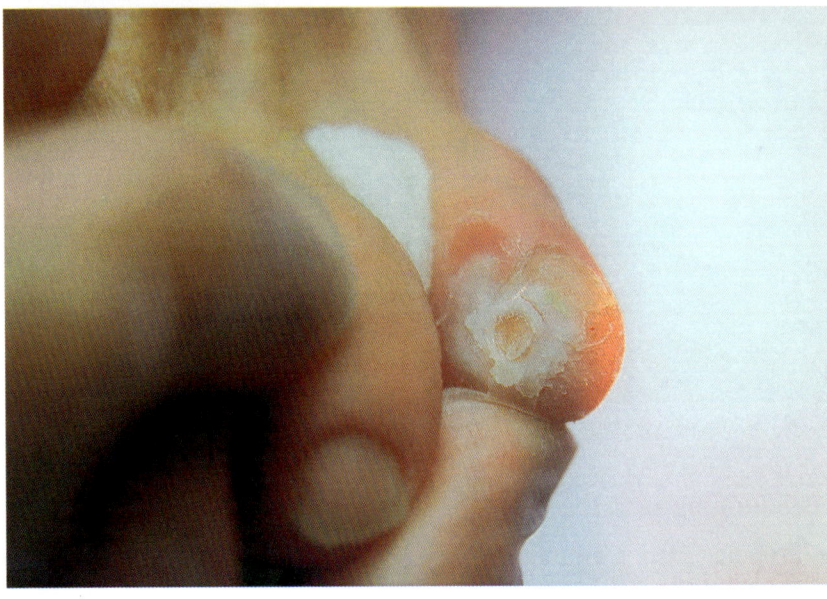

Behandlung zu ⬤ 17

♦ Mit MFF-Zangentechnik, Medihalter oder mit dem pappelförmigen Diamantschleifer vorsichtig die oberflächliche Hornhaut entfernen. Bei hoher Oberflächensensibilität eignet sich die Feuchttechnik am besten. Blutung vermeiden!

♦ Desinfektion z.B. mit Octenisept.®

♦ Entzündungshemmende Salbe mit Druckschutzverband anlegen.

♦ Wiedervorstellung in ca. 1 bis 3 Tagen und ggf. den Verband neu anlegen.

18 Akut entzündeter Clavus mollis im Interdigitalraum einer jungen Patientin, die in ihren neuen Schuhen ohne Strümpfe spazieren ging. Deutlich zu erkennen sind die verschiedenen Hautschichten bis in die Tiefe. Hier empfiehlt sich Octenisept® zur Förderung der Wundheilung. Die Patientin benötigt einen Druckschutzverband mit entzündungshemmender Salbe.

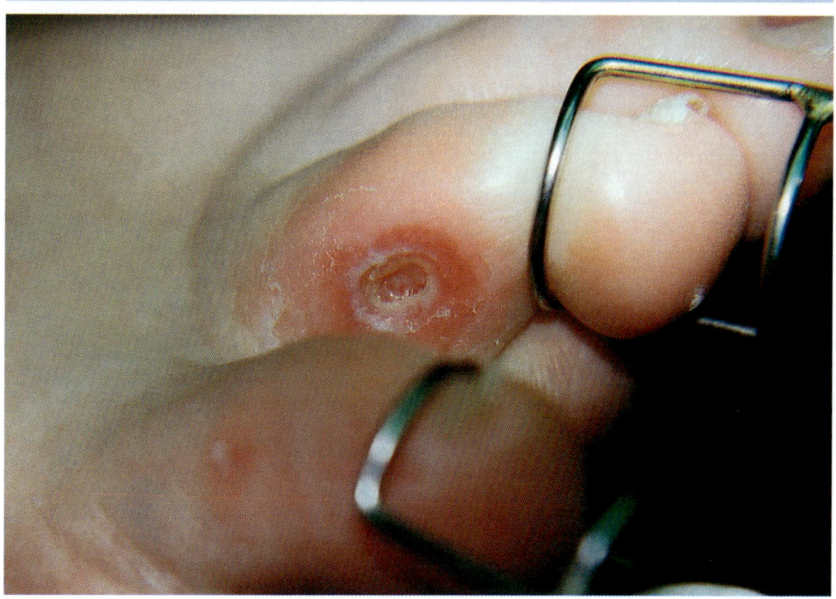

Tipp

Hier empfehlen wir Tender Wet (Hartmann), ein superabsorbierendes Wundkissen mit Ringerlösung für 12 bis 24 Stunden. Auch Hydrocoll® (Hartmann) kann verwendet werden, ebenso Hydrosorb®, ein saugfähiger, hydrozellulärer Gel-Verband, der eine semipermeable, keimdichte Deckschicht besitzt. So wird die Granulation und Epithelisierung des Wundgebiets unterstützt.

19 Interdigitaler Clavus durus (hartes Hühnerauge). Zirkuläre Exstirpation mit dem Medihalter Klingengröße 3.

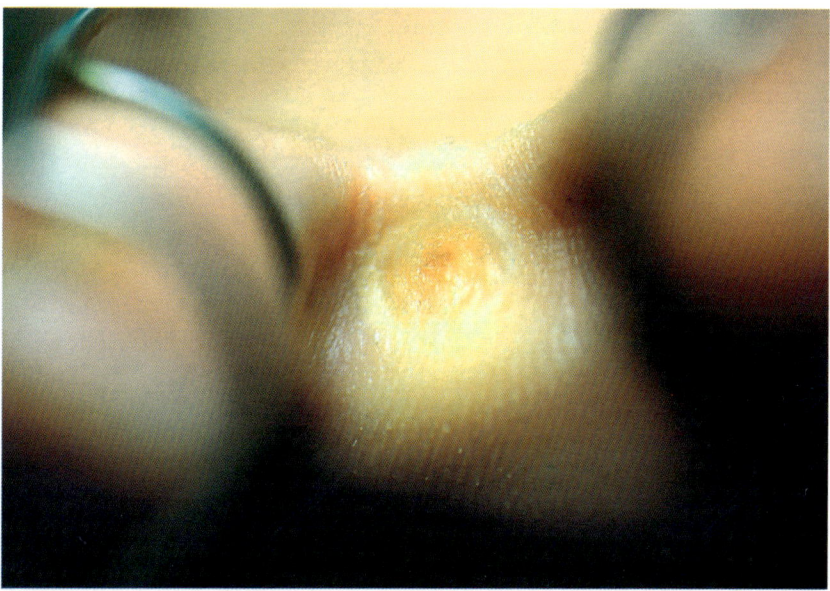

20 Patientin mit Clavus papillaris am lateralen Metatarsus. Entfernung der Hornhautplatte samt Kern nach der Hebeltechnik nach Bittig mit dem Medihalter. Anschließend Verband mit 2nd Skin, der mit Fleecy web extra fixiert wird.

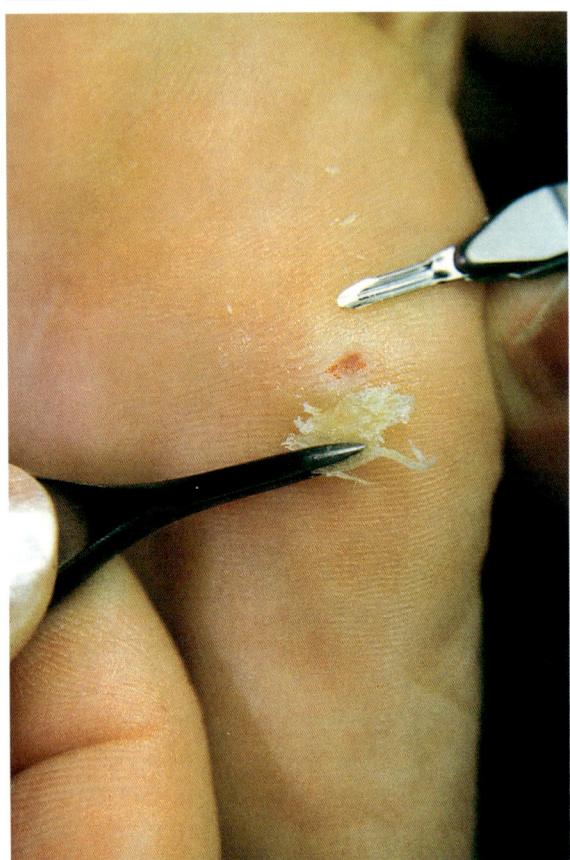

21 Clavus neurofibrosus bei einer Patientin mit zu langer 2. Zehe. Durch ständiges Anstoßen im Schuh kam es zur Exsudation aus dem Hühnerauge. Hier sind unbedingt ein Druckschutz und eine Beratung, zwecks räumlicher Enge im Schuh, erforderlich (Orthopädie-Schuhtechniker). Es eignen sich Tender Wet®, Hydrosorb® oder Hydrocoll (Hartmann), zur Wundbehandlung ebenso 2nd Skin steril.

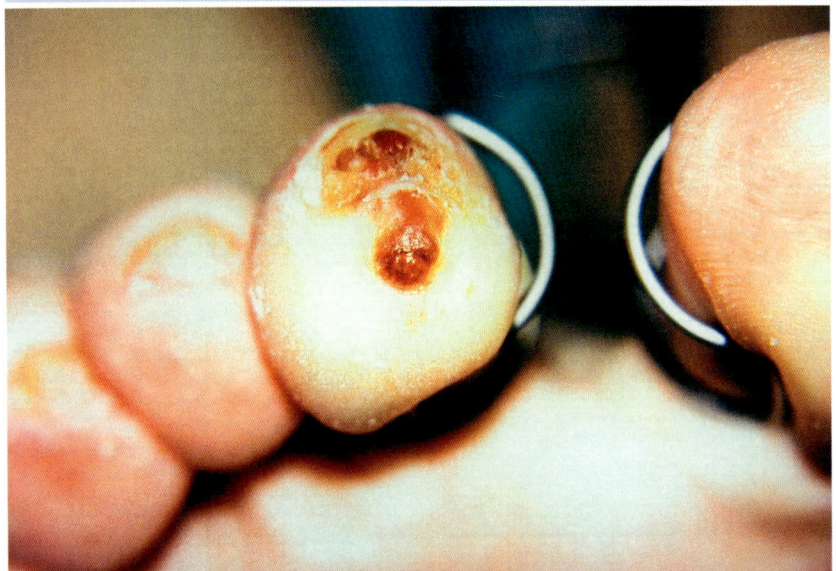

22a Clavus vascularis an der 5. Zehe. Propolis-Lösung zur Hornhauterweichung auftragen.

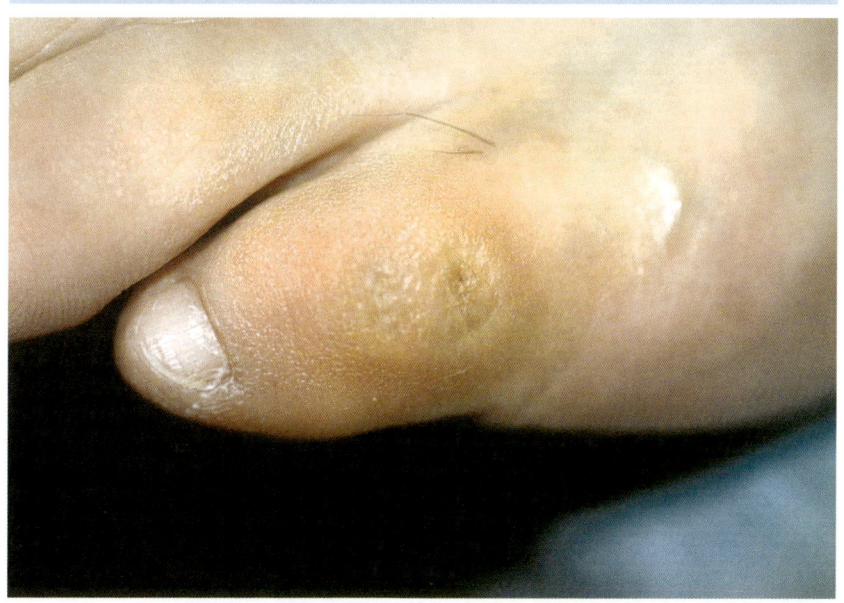

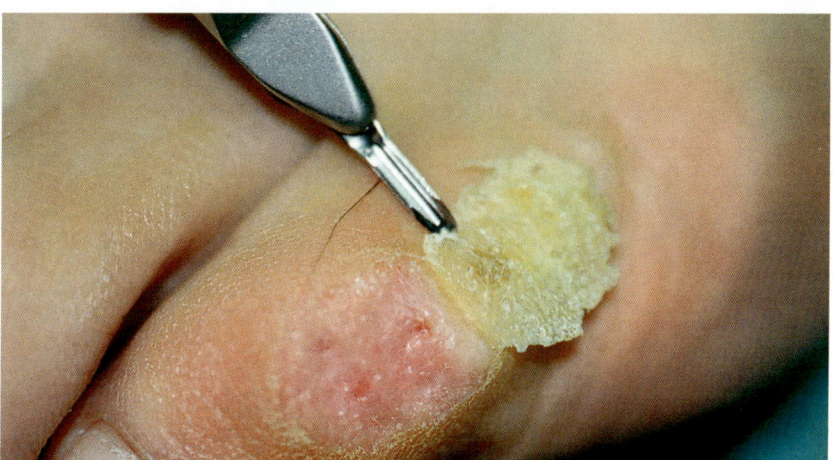

22b Nach der Entfernung mit dem Medihalter (MFF-Hebeltechnik nach Bittig) sieht man deutlich die 3 Blutgefäße, die den Clavus ernähren. In einem solchen Fall muss unbedingt ein Druckschutzpolster angelegt werden. Ein 2nd-Skin-Verband sollte für 3 bis 5 Tage aufgebracht werden.

Tipp

Nach der Entfernung des Hornhautdeckels kann die Propolis-Lösung zum Abschluss der Behandlung erneut aufgetragen werden. Sie wirkt nicht nur hornhauterweichend, sondern auch entzündungshemmend und wundheilungsfördernd.

Clavus neurofibrosus auf der Fußsohle.

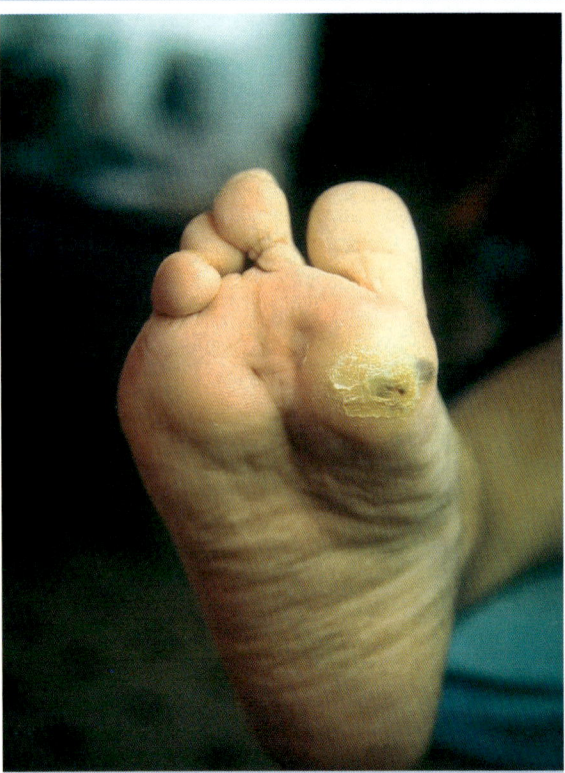

23a Zustand nach mehreren Fuß- und Zehenoperationen, die zu keinem guten Ergebnis geführt haben.

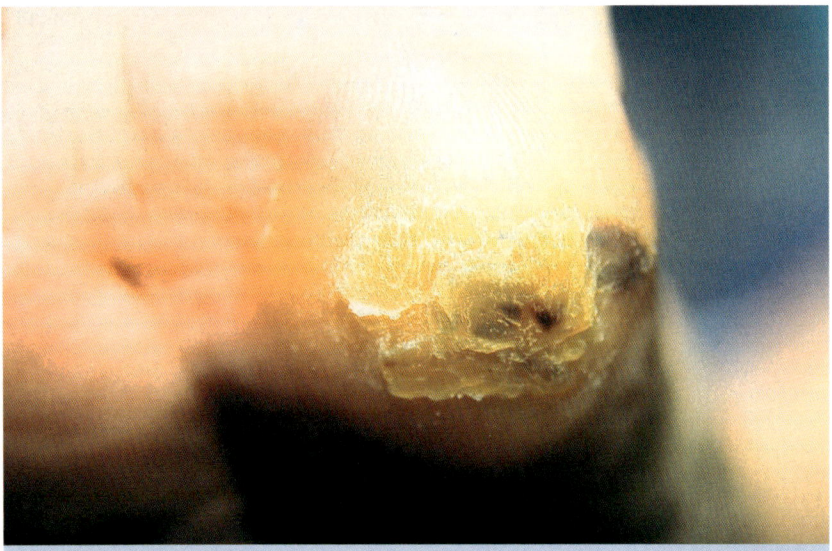

23b Die starke Hyperkeratose übt zusätzlichen Druck auf das Gelenk aus. Im Gewebe sind Einblutungen zu sehen.

Behandlung zu ☉ 23b

♦ Sanftes Entfernen des Clavus neurofibrosus und der Hyperkeratose mit pappelförmigem Diamantschleifer (Nass-/Trockentechnik). Blutung vermeiden!

♦ Heilsalbe und Druckschutzgel anbringen.

♦ Eine Gelenkkapselentlastung und Metatarsalpackung sind angezeigt.

Patientin mit multiplen Hühneraugenkernen (Clavus miliaris).

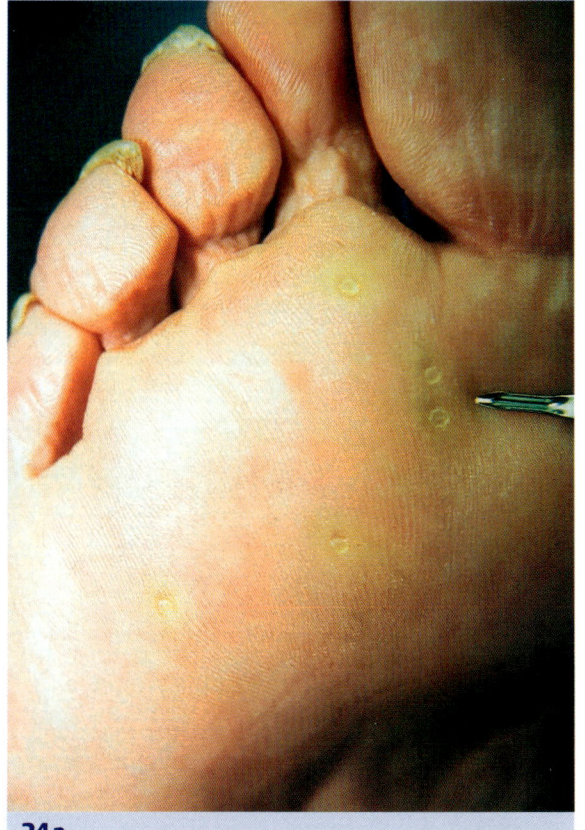

24a

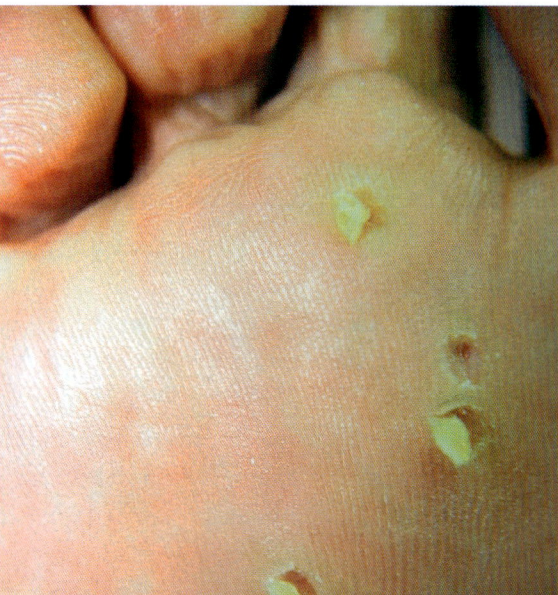

24b Zustand nach zirkulärem Aushebeln der Kerne. Anschließend werden die Defekte mit Propolis-Lösung massiert.

In einem solchen Fall eignet sich auch die Anpassung von Metapolstern (Fa. Ruck, Fa. Bioform-Rathgeber), die täglich von morgens bis abends getragen werden müssen. Damit die Patientin wechseln kann, benötigt sie 2 Paar Metapolster. Immer beide Polster tragen!

Fuß- und Zehenfehlstellungen fördern die Entstehung von Hühneraugen. Hier liegt ein entzündeter Clavus papillaris auf der 2. Zehe einer 53-jährigen Patientin vor.

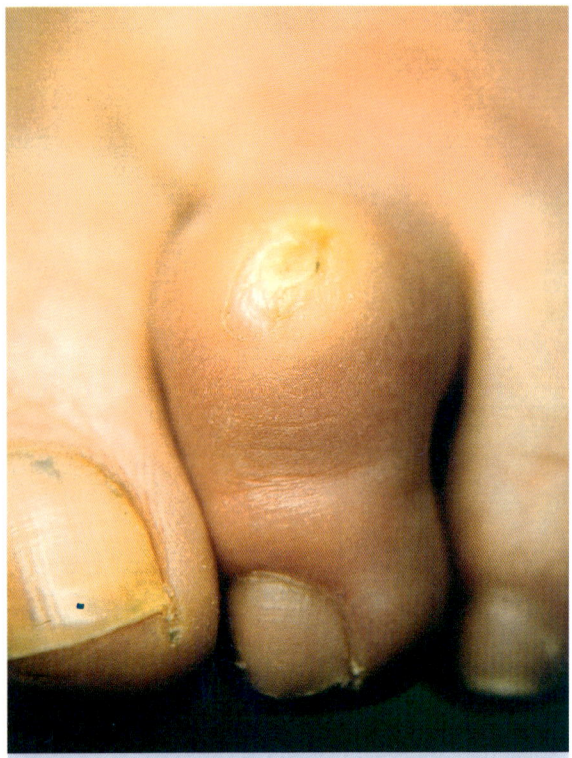

25a Mit der Turbine in leicht kreisender Bewegung die Hornhautoberfläche verdünnen.

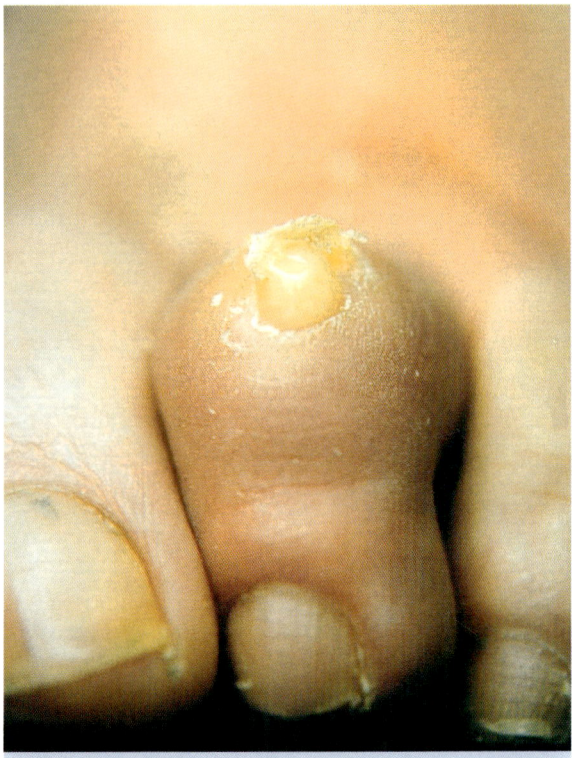

25b Nach dem Eröffnen entleert sich eitriges Exsudat.

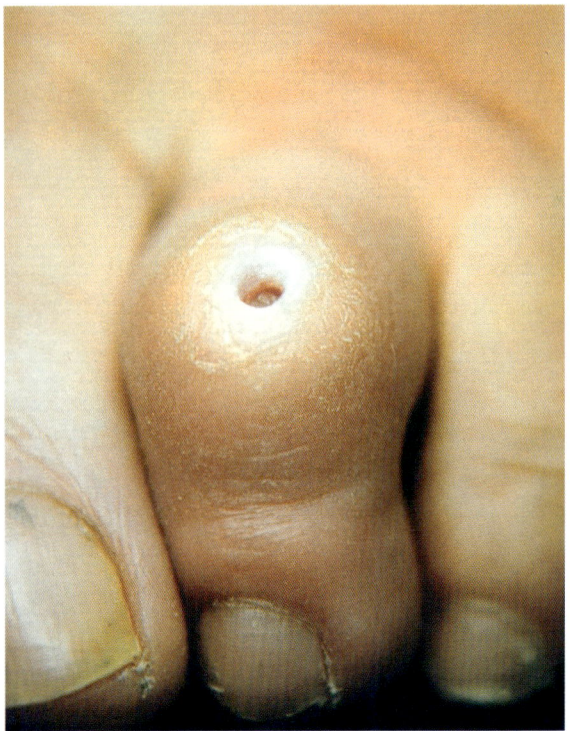

25c Nach dem Säubern und Desinfizieren sieht man deutlich einen tiefen Defekt im Zentrum des Clavus, in den man Octenisept® aufsprüht.

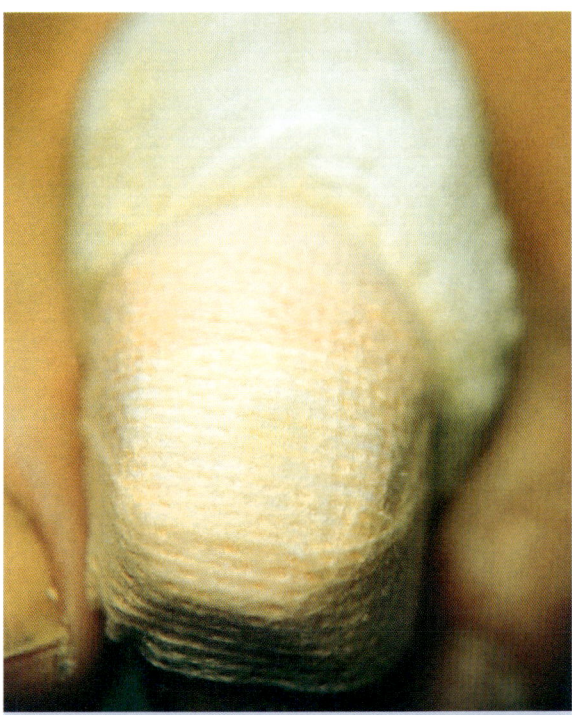

25d Ein Verband mit Wundheilsalbe wird in Kombination mit einer proximalen Druckentlastung vor dem Grundgelenk angebracht. Wiedervorstellung in 3 Tagen.

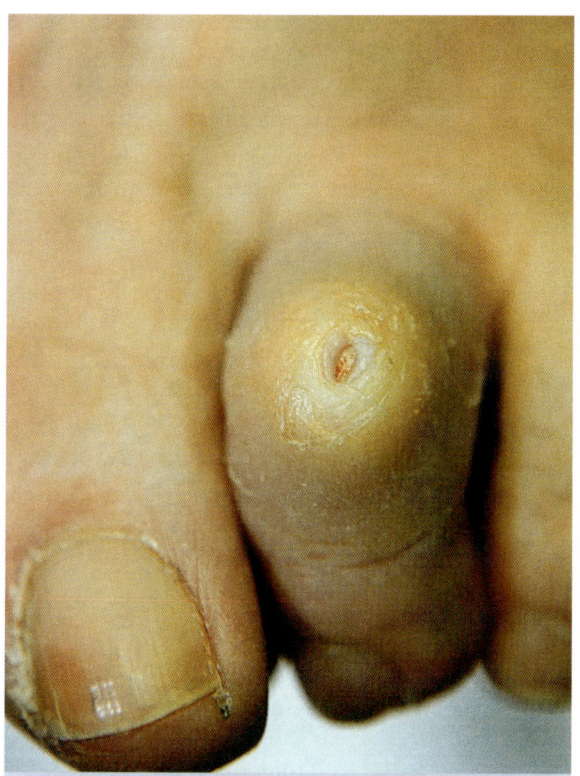

25 e Nach 3 Tagen stellt sich die Patientin erneut in der Praxis vor: Die antiseptische Salbe hat gute Dienste geleistet.

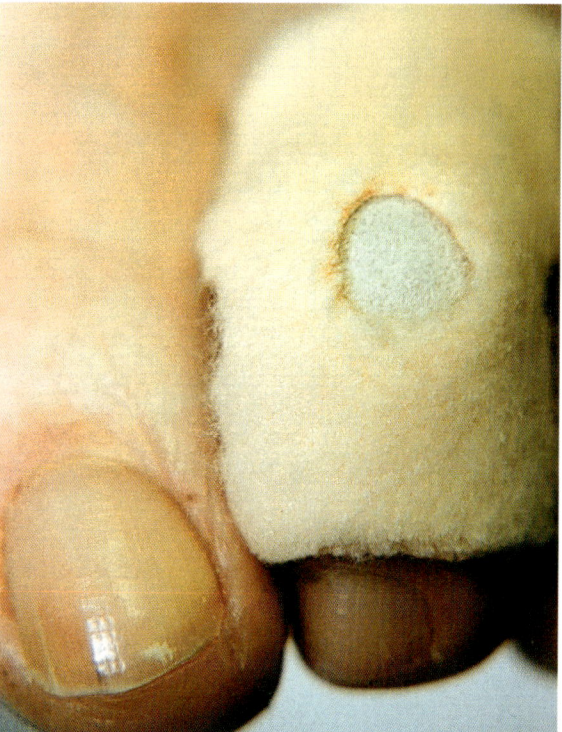

25 f Nun wird wieder ein dünner Salbenverband mit einer sterilen Wundauflage angelegt und eine Druckentlastung aus Fleecy web extra mit einer Aussparung versehen.

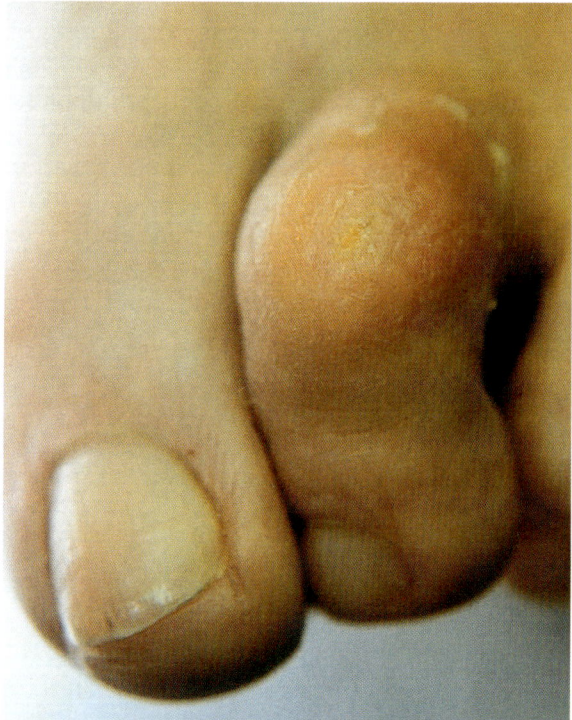

25 g Nach 2 weiteren Behandlungen ist der Defekt verschlossen und die Patientin beschwerdefrei.
Eine druckentlastende, korrigierende Orthose (s. S. 175 ff.) ist in einem solchen Fall angebracht.

26a Hyperkeratose an der Fußsohle mit eingelagerten Clavi.

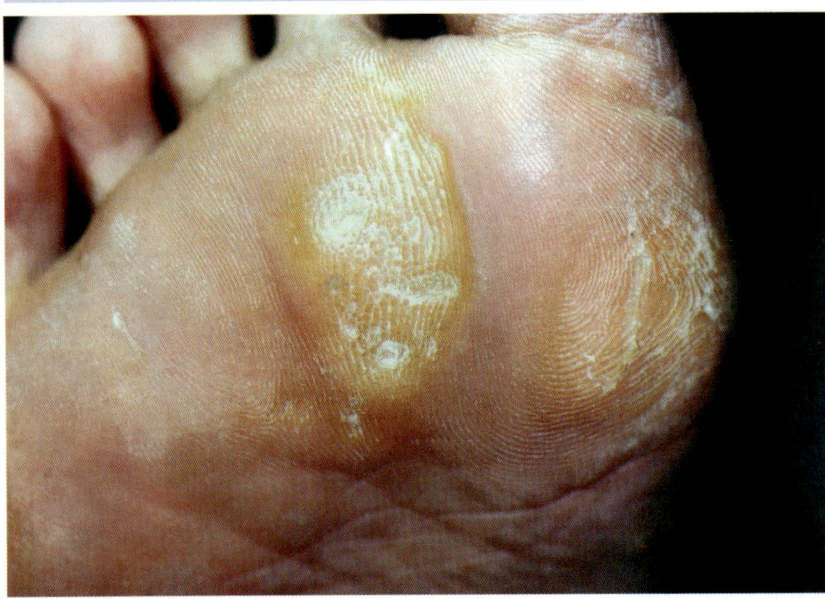

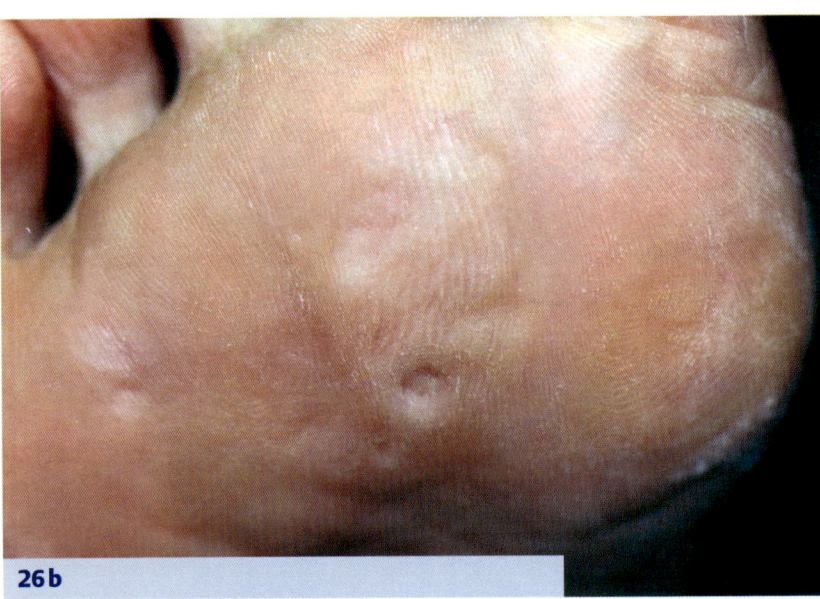

26b

Behandlung zu ◉ 26a und 26b

♦ Die harte Hornhaut mit dem Dia-Twister megagrob (Busch) abtragen.

♦ Weitere Hornhautschicht mit dem weniger abrasiven Dia-Twister (supergrob) abschleifen.

♦ Die feinere Schleifarbeit wird mit dem pappelförmigen Diamantschleifer durchgeführt. Die Umdrehungszahl richtet sich nach der Körnung, dem Durchmesser des Schleifers und nach der Arbeitstechnik (trocken/nass) und ist individuell dem subjektiven Empfinden des Patienten anzupassen. Hier wurde mit der Trockenschleiftechnik und Absaugung (1400 Watt) die Hornhaut entfernt.

♦ Nun wird zum Abschluss der Behandlung mit dem pappelförmigen Diamantschleifer in Nasstechnik die endgültige Hautglättung vorgenommen. In dieser Situation ist die Nasstechnik ideal, da sie kühlt und eine glatte, homogene Hautoberfläche hinterlässt.

♦ Zur Glättung kann auch das Skalpell genommen werden.

Warzen

Warzen sind gutartige Hautwucherungen, die durch das **humane Papillomavirus (HPV)** induziert werden. Daneben spielen weitere Faktoren wie Durchblutungsverhältnisse, Schweißneigung, hormononelle Situation, Grunderkrankungen der Haut (z.B. Neurodermitis) und internistische Krankheiten für die Entstehung von Warzen eine Rolle. Papillomaviren sind winzige DNS-Viren mit einem Durchmesser von ca. 50 nm, die sich nur in Wirtszellen vermehren können. Bisher sind einige Dutzend Papillomaviren beschrieben, die Haut und Schleimhäute des Menschen befallen können. Man findet die Viren in der Stachelzellschicht (Stratum spinosum), in der Körnerschicht (Stratum granulosum) und in der Hornschicht (Stratum corneum) der Oberhaut.

Warzen kommen an Händen und Füßen, aber auch im Gesicht und an vielen anderen Körperstellen vor. Sie sind nicht nur unschön und stellen damit eine wesentliche seelische Belastung für die Betroffenen dar, sondern können auch unangenehm drücken und schmerzen und sind natürlich eine Infektionsquelle für die Umgebung. Denn die Übertragung erfolgt von Mensch zu Mensch. Die Inkubationszeit beträgt 4 Wochen bis 8 Monate.

In der Praxis unterscheidet man verschiedene Warzenformen. Bei der **Verruca vulgaris** (gemeine Warze, gewöhnliche Warze, vulgäre Warze) findet man eine vermehrte Hornzellenbildung (Hyperkeratose) und eine derbe, über das Hautniveau erhabene Wucherung. Gewöhnliche Warzen können überall am Körper entstehen. Besonders an der Fußsohle können sich durch Druck festere, schmerzhafte Hornschichten bilden. Auch subunguale Warzen können starke Schmerzen hervorrufen. Gewöhnliche Warzen werden durch HPV Typ 1, 2, 4 und 7 hervorgerufen.

> **Durch Papillomaviren induzierte Warzen**
>
> ◆ Verruca vulgaris (vulgäre Warze, gemeine Warze, gewöhnliche Warze)
> ◆ Verruca plana juvenilis (plane Warze, Flachwarze, juvenile Warze)
> ◆ Verruca plantaris (Fußsohlenwarze, Dornwarze, Plantarwarze)
> ◆ Condylomata acuminata (Feigwarzen, Kondylome)

Die **Verruca plana juvenilis** (plane Warze, Flachwarze, juvenile Warze) findet man bei Kindern und Jugendlichen bzw. am Übergang zur Pubertät. Gefördert wird die Entstehung juveniler Warzen durch hormonelle Umstellungen und Hautverletzungen. Viele Kinder infizieren sich beim Schwimmunterricht: Durch Zeitmangel ist ein sorgfältiges, hygienisches Abtrocknen oft nicht möglich, und die feuchte, warme Haut bietet den Viren ein optimales Milieu. Eine intensive Fußberatung ist Pflicht des Fußpflegers – am besten sollte sie zusammen mit dem Kind und der Mutter durchgeführt werden. Vorbeugen ist auch bei juvenilen Warzen besser als heilen. Allerdings können durch eine ausgeprägte Abwehrbereitschaft des Körpers juvenile Warzen spontan verschwinden. Planwarzen werden vorwiegend vom HPV Typ 3 hervorgerufen.

Die **Verruca plantaris** (Fußsohlenwarze, Dornwarze, Plantarwarze), die an der Fußsohle »zu Hause« ist, kann sich nicht erhaben darstellen, weil das Körpergewicht die Warze in die Haut, also nach innen, drückt. Die Bezeichnung »Dornwarze« ist eigentlich falsch, weil es bei der Plantarwarze im Gegensatz zum Hühnerauge keinen Dorn gibt, der in die Tiefe reicht. Bei der Plantarwarze findet man oberflächlich eine verhärtete, dichte Hornschicht, die tiefer liegende, lockere Hornsubstanz überlagert. Weil es zu Blutungen aus Kapillaren in das Warzenepithel kommen kann, findet man in Dornwarzen häufig bräunliche bis schwarze Punkte oder Streifen. Plantarwarzen holt man sich durch Barfußlaufen z.B. in Turnhallen und Schwimmbädern und Umkleideräumen. Sie können sich zu beetartigen, tief in die Haut reichenden Viruspapillomen auswachsen und neigen zum Rezidiv. In Fußsohlenwarzen findet man häufig die HPV-Typen 1, 2 und 4.

Auch **Condylomata acuminata** (Kondylome, Feigwarzen) werden durch HPV hervorgerufen (Typ 6, 11 u.a.). Ein feucht-warmes Milieu fördert die Infektion. Dennoch sind Feigwarzen am Fuß kaum anzutreffen. Die meisten Infektionen findet man im Genitalbereich.

Die **Behandlung** von Warzen ist auch heute noch oft eine langwierige und schwierige Prozedur, die vom Patienten und Behandler viel Geduld erfordert.

> *Die körpereigene Immunität bestimmt den Heilungserfolg ganz wesentlich.*

Für die Warzenbehandlung sind vielfältige Methoden beschrieben, die unterschiedlich erfolgreich sind: Kryotherapie, Keratolytika, Zytostatika, Röntgentherapie, Homöopathika, chirurgische Exzision und Laser der Gruppe 4, um nur einige zu nennen. Manchmal soll auch eine suggestive Therapie (eine das Unterbewusstsein beeinflussende Behandlungsform) erfolgreich sein.

Bisher stehen nur Behandlungsmöglichkeiten zur Verfügung, die die Ursache der Hautveränderungen nicht beseitigen können. Unabhängig von der gewählten Therapie können sämtliche Warzenarten rezidivieren. **Problematisch** ist die **operative Entfernung**, denn hierbei entsteht Narbengewebe. Kommt es zum Rückfall, durchdringt also das Warzenvirus das Narbengewebe, dann können die ursprünglichen Beschwerden in verstärkter Form erneut auftreten. Für den Fußpfleger erschwert sich die Arbeit enorm, da dieses Mischgewebe besonders leicht blutet. Hier kann man eigentlich nur mit der Turbine die harten Hautschlingen um die Warzenpunkte **schmerzfrei** entfernen. Dies bleibt dem speziell in der Turbinenhandhabung und Nasstechnik geschulten Fußpfleger vorbehalten.

Tipp

Warzen sind Viruserkrankungen, also infektiös. Deshalb ist gerade bei Warzen-Patienten ein sorgfältiges hygienisches Arbeiten ein absolutes Muss!

Im Folgenden stellen wir Warzen in verschiedener Lokalisation sowie einige Möglichkeiten der Warzenbehandlung vor, die sich bei uns bewährt haben.

27 Warze auf der dorsalen Seite der 2. Zehe.

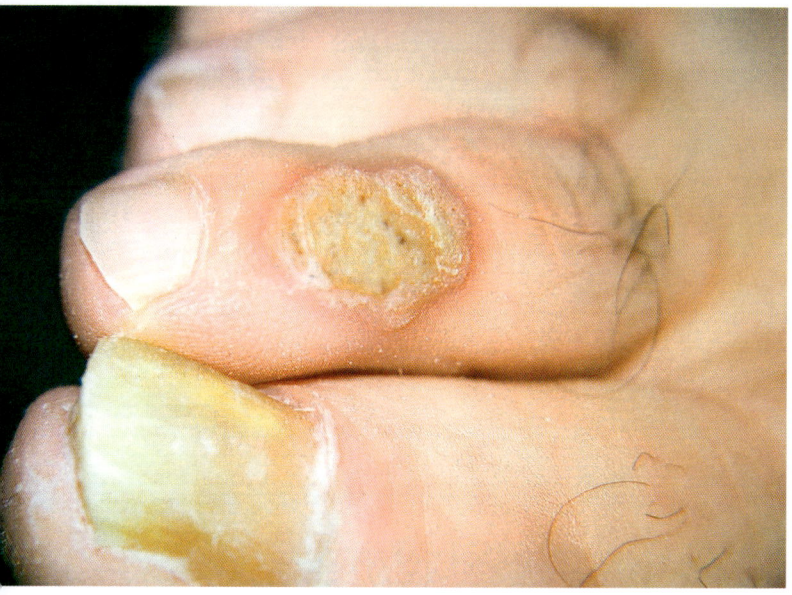

28 Warze auf dem proximalen Interphalangealgelenk der 5. Zehe.

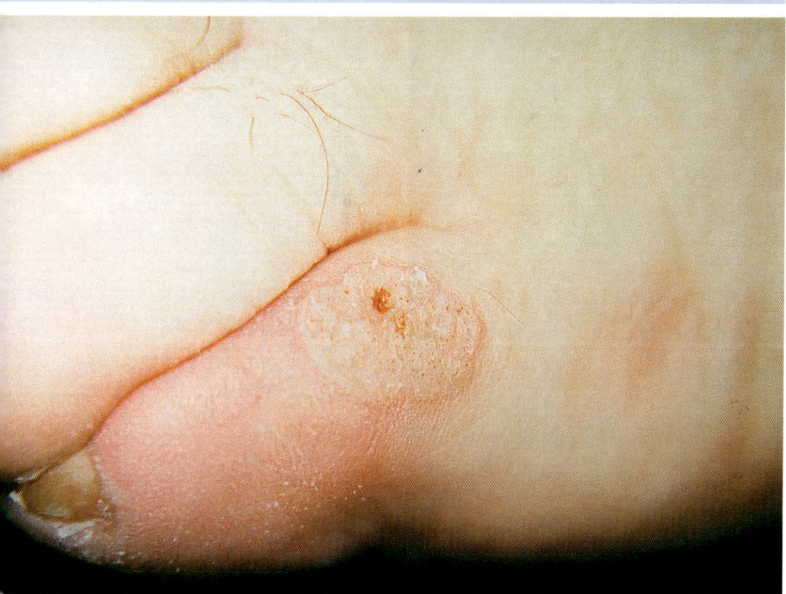

29 Multiple Warzen auf der Fußsohle, besonders an der Ferse.

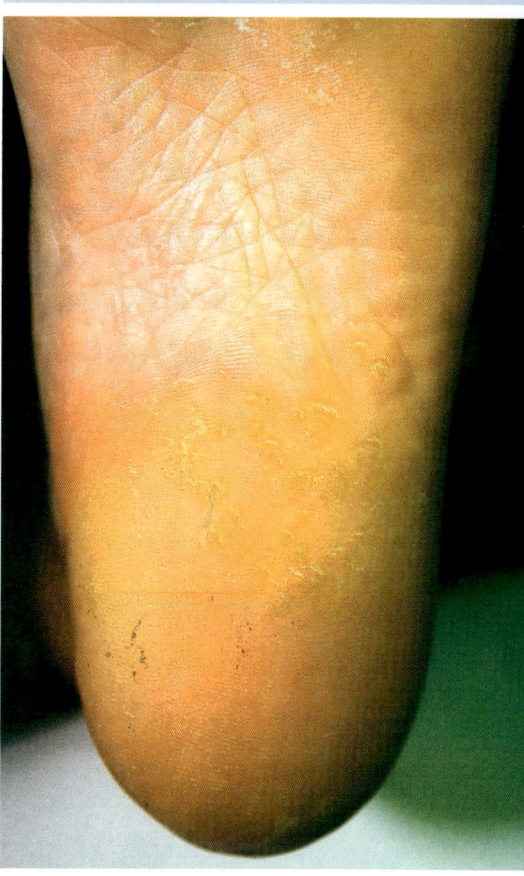

Behandlung zu ☮ 29

♦ Zunächst informierten wir den Patienten darüber, dass eine Warzenbehandlung sehr langwierig sein kann.

♦ Durchführung einer detonisierenden Iontophorese.

♦ Der Patient benutzte täglich Propolis-Lösung und -Balsam.

♦ Zusätzlich nahm er das homöopathische Präparat Thuja D3 bis D6 oral ein (systemische Wirkung).

♦ 2 Wochen nach Beginn der Behandlung waren die Warzen verschwunden.

Behandlung zu ☮ 27 und 28

♦ Die Patienten von ☮ 27 und 28 wurden beide in der Praxis mit Solco-Derman (s. S. 32) vorbehandelt.

♦ Die Patienten wurden angeleitet, die Behandlung zu Hause mit den restlichen 4 Ampullen fortzuführen.

♦ Bereits nach der 3. Ampulle löste sich ein dunkler, fester Hornhautdeckel, der die Weiterbehandlung wesentlich erleichterte.

Warzenbehandlung mit Solco-Derman

Das Ätzmittel Solco-Derman ist ein Kombinationspräparat, das Eisessig, Oxalsäure, Salpetersäure, Milchsäure und Kupfer(II)-nitrat enthält. Es eignet sich zur Behandlung von gewöhnlichen Warzen, juvenilen Warzen, Plantarwarzen und Kondylomen.

Mit Hilfe eines Applikators wird die Lösung auf die Warze mehrfach aufgetragen, bis nach einigen Minuten eine gelbliche Verfärbung entsteht. Nach einigen Tagen zeigt eine Braunfärbung die Eintrocknung der Warze an. Etwa 2 bis 3 Wochen nach der letzten Applikation fällt die Kruste spontan ab.

30a Warzen (Verrucae vulgares) auf der Innenseite der Großzehe.

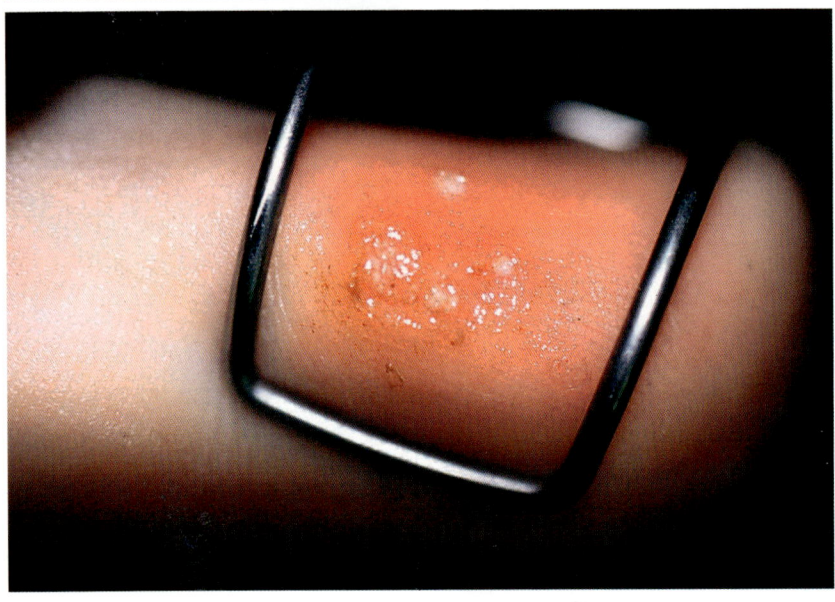

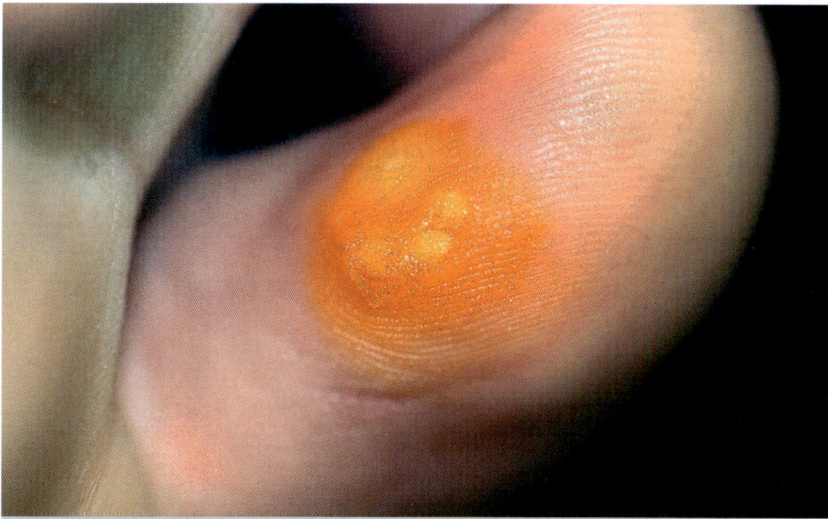

30b Verätzung mit einer Ampulle Solco-Derman, bis eine gelbliche Verfärbung entsteht.

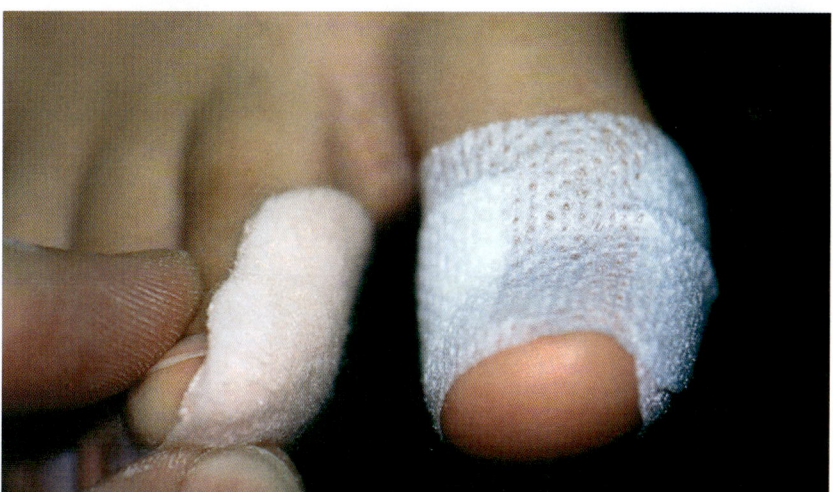

30c Nach dem Verätzen muss ein Schutzverband angelegt werden, damit Säurerückstände an der Nachbarzehe keine Hautschäden anrichten können.

34-jähriger Gastronom mit großem Warzenherd und starken Druckbeschwerden an der Plantarseite der Großzehe.

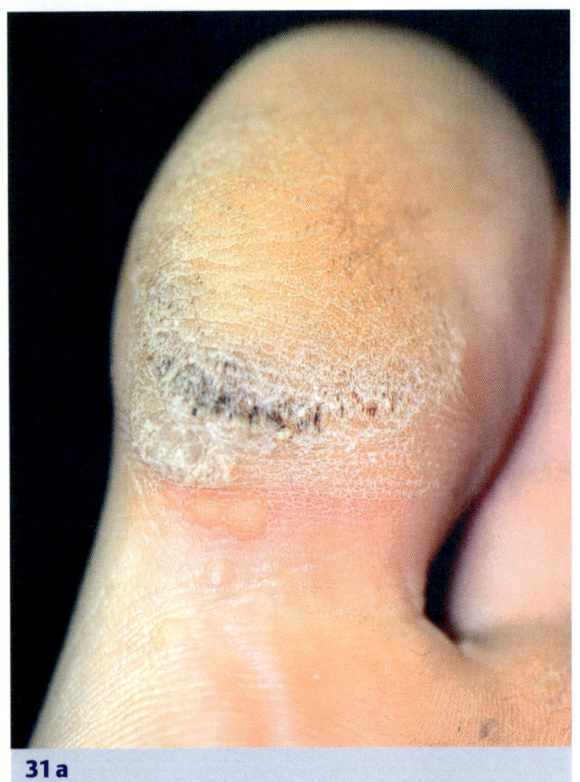

31a

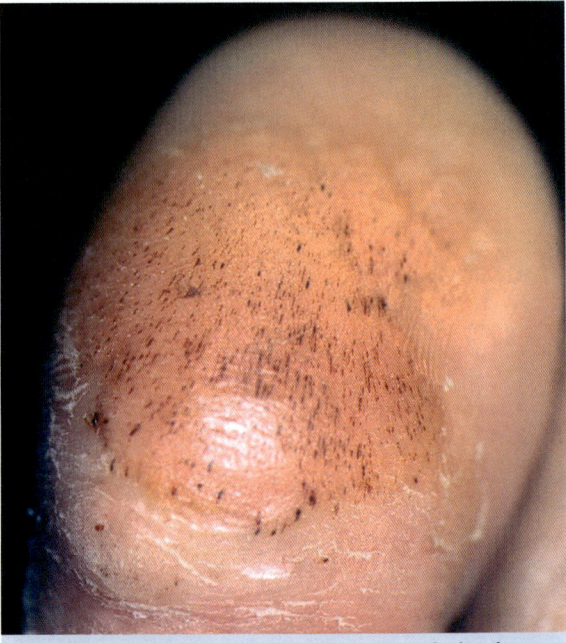

31b Bei der ersten Behandlung wird die harte Haut vorsichtig entfernt. Deutlich sichtbar sind nun multiple braun-schwarze Punkte, die Blutungen aus Kapillaren in das Warzenepithel entsprechen.

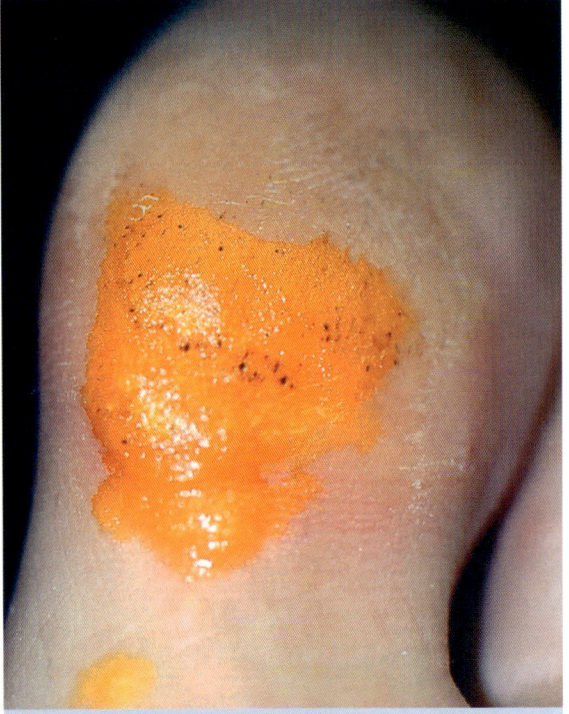

31c Anschließend Verätzen des Warzenherdes mit einer Ampulle Solco-Derman.

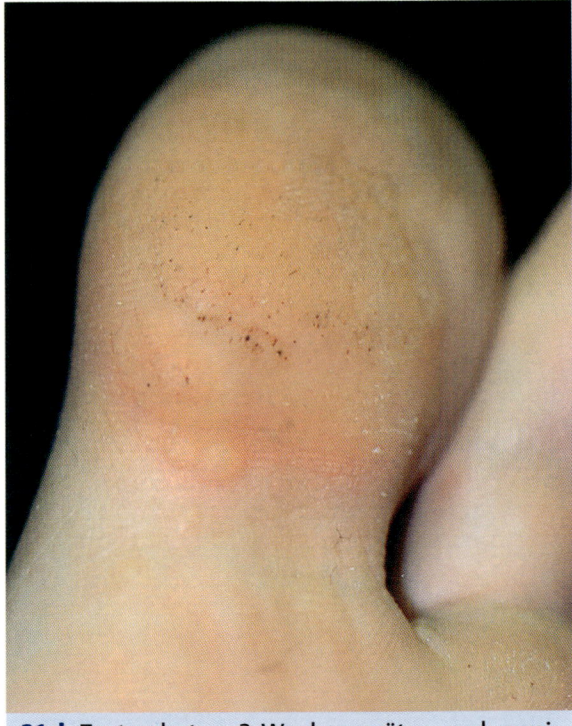

31d Zustand etwa 3 Wochen später, nach zweimaliger Ätzbehandlung.

14-jähriger Eishockey-Spieler, der es mit der Fußhygiene nicht so genau nahm und jetzt an einer schmerzhaften Plantarwarze leidet. Nach Entfernung der Hornhaut wird mit Solco-Derman behandelt.

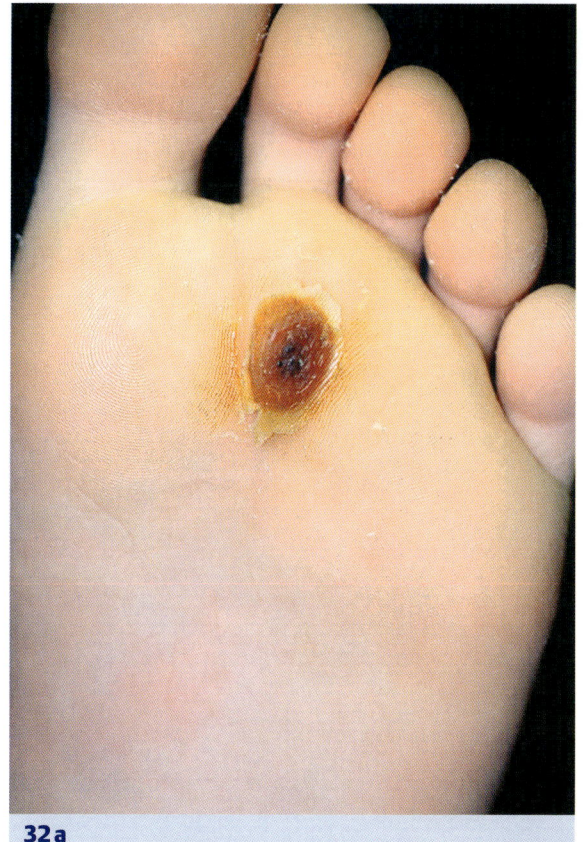

32a

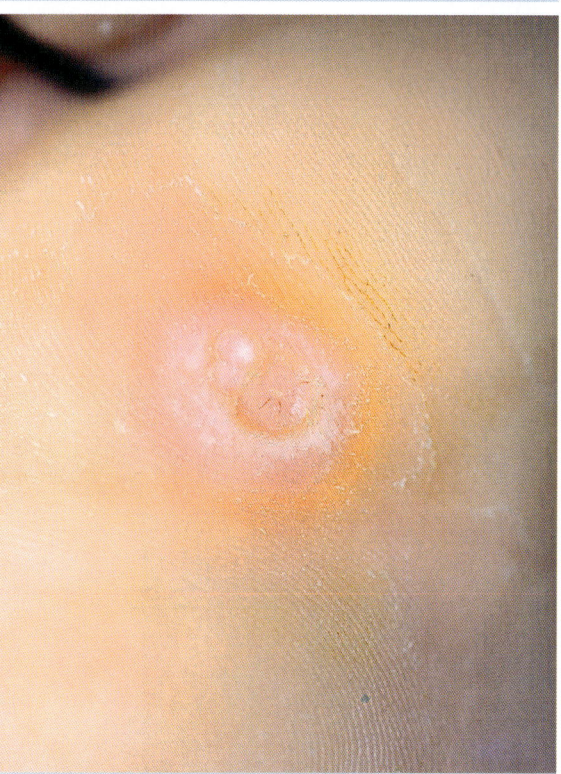

32b So sieht die Haut nach Ablösung der Warze aus. Nun kann die Behandlung nach Bedarf wiederholt werden.

Warzenbehandlung mit der Biokry-Methode

Bei diesem Verfahren werden die Warzen vereist: In einem pistolenförmigen Instrument wird eine Goldsonde mit Hilfe von Lachgas oder Kohlendioxid innerhalb von Sekunden auf –90 °C bzw. –50 °C abgekühlt. Je nach Bedarf können Sonden mit unterschiedlichem Durchmesser und abgerundeter, konischer oder keilförmiger Spitze eingesetzt werden. Nach Entfernung der Hornhaut setzt man die Sondenspitze zweimal je 15 bis 90 Sekunden auf die Warze auf, wobei eine Auftauzeit von 2 Minuten eingehalten werden muss bis der nächste Vereisungsvorgang durchgeführt wird. Die Kälteapplikation schaltet das Schmerzempfinden aus, verhindert Blutungen und zerstört die virusinfizierten Hautzellen. Manchmal bildet sich nach der Behandlung eine Blase. In der Regel stößt der Körper die abgestorbenen Zellen innerhalb von 14 Tagen ab.

8-jähriges Mädchen, Eiskunstläuferin. Die Warze an der lateralen Kleinzehenseite schmerzt im Schlittschuh. Wir entschieden uns für die Behandlung mit der Biokry- Methode: Mit der Goldsonde wird die Warze angefroren und vom Gelenk weggezogen, um die Kapselstrukturen nicht zu unterkühlen (schlechte Trophik des Gewebes mit Gefahr der Nekrosenbildung durch die Vereisung).

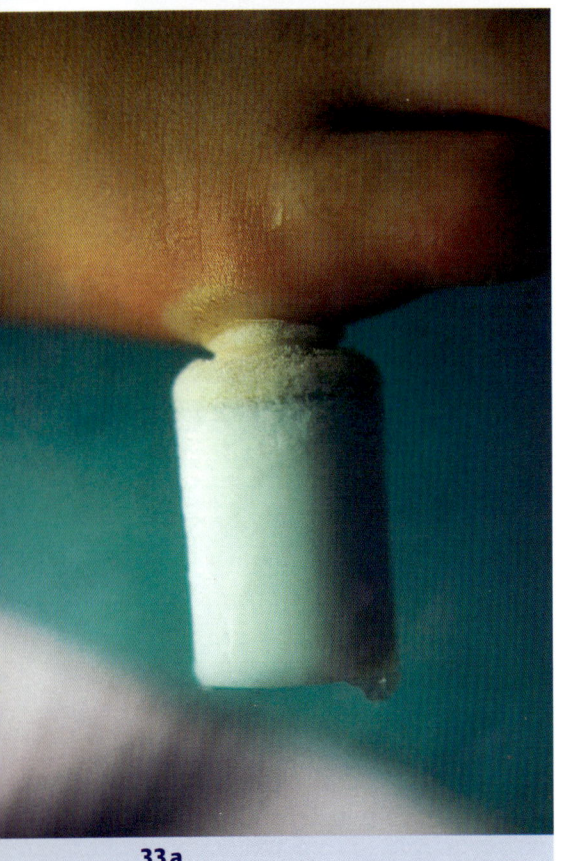

33a

33b Nachdem die Sonde abgenommen wurde, bleibt noch das gefrorene Kontaktgel auf der Haut und taut auf. Etwa 2 Minuten dauert die Auftauphase, dann kann die zweite Vereisung durchgeführt werden. Ein Vereisungsvorgang dauert etwa 15 bis 90 Sekunden – je nach dem Schmerzempfinden des Patienten.

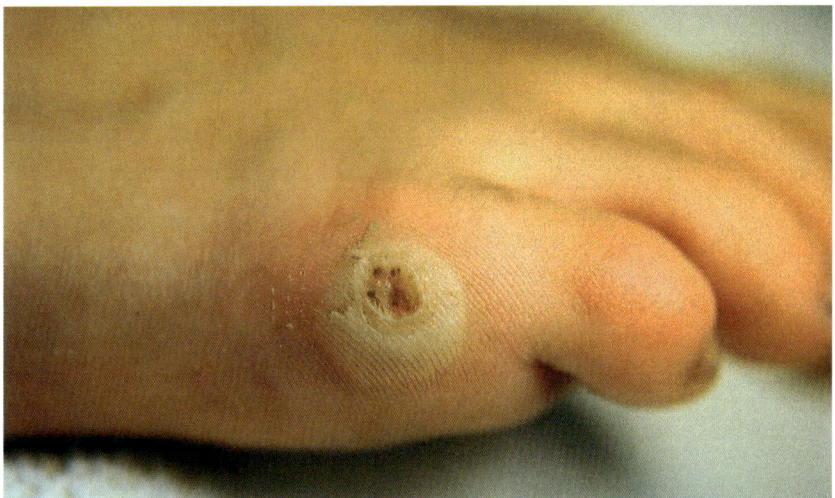

33c Eine deutliche Aufquellung um die Warze zeigt die erfolgreiche Vereisung des Gewebes. Die Patientin kommt nach 3 Tagen zum Verbandswechsel.

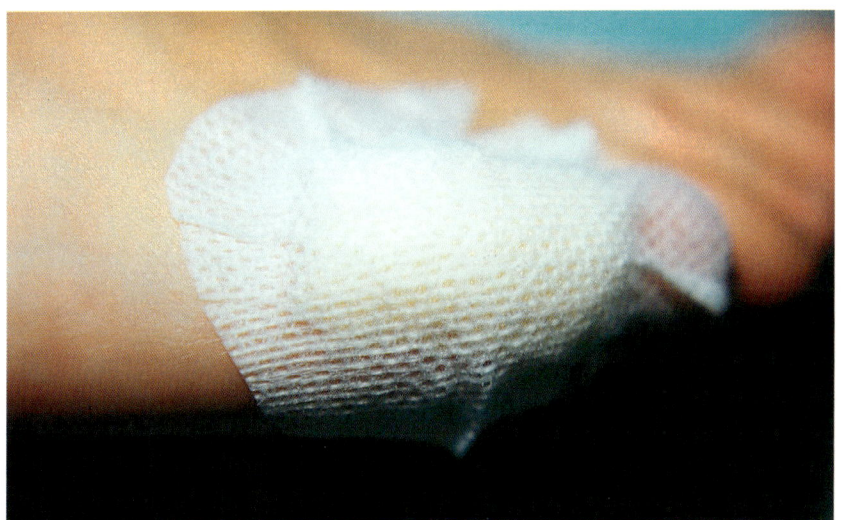

33d Jeweils zwischen den Wiedervorstellungen ist ein ordnungsgemäßer dünner Verband anzulegen, damit die Patientin ihren Sport ausüben kann.

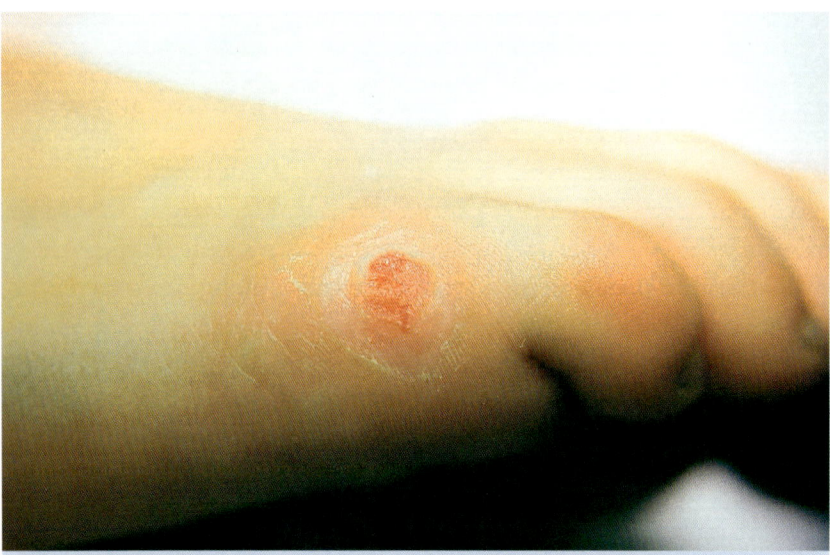

33e Die Blase hat sich abgelöst, es wird noch einmal vereist.

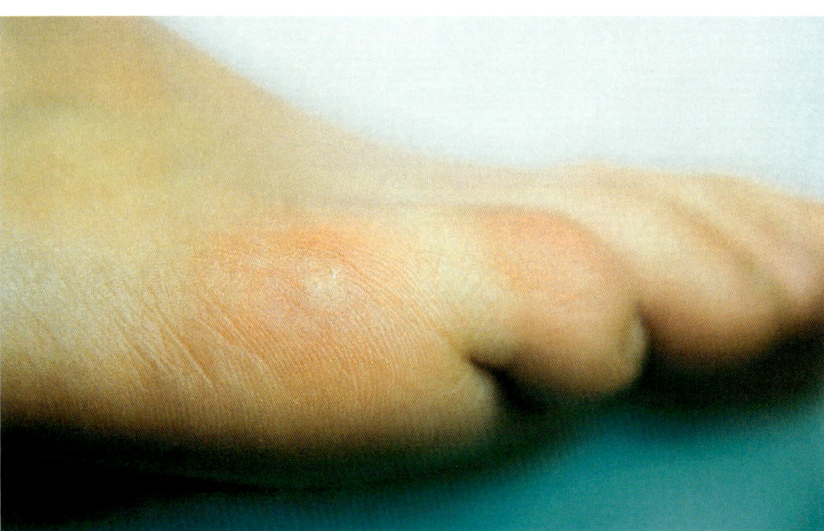

33f 4 Wochen nach der ersten Behandlung ist die kleine Sportlerin völlig beschwerdefrei – auch ohne die vom Hausarzt vorgeschlagene Operation.

50-jährige Sekretärin, die über eine Warze an der Vorderseite des distalen Unterschenkels klagte. Behandlung mit der Biokry-Methode (kleine Goldsonde).

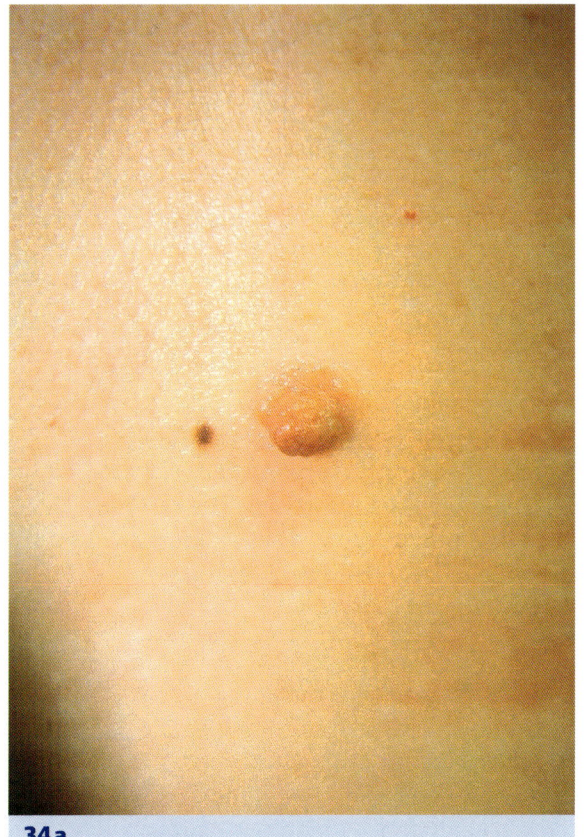

34a

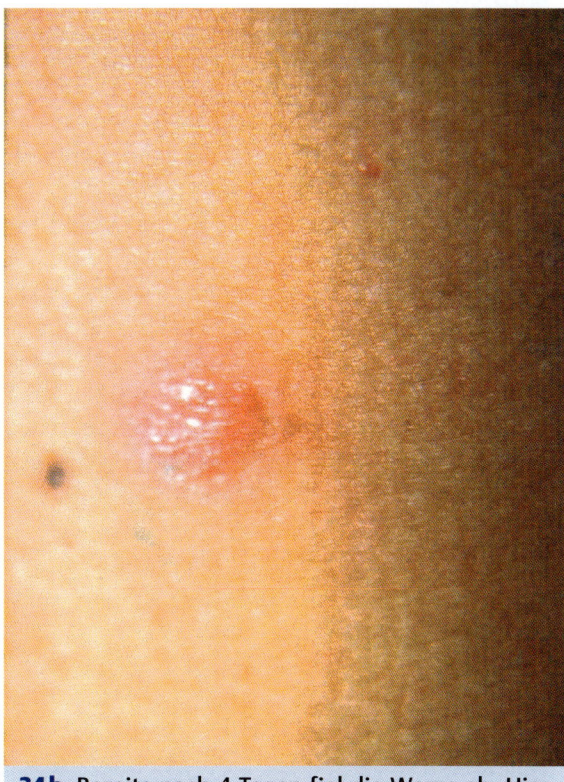

34b Bereits nach 4 Tagen fiel die Warze ab. Hier ist der Zustand 3 Wochen nach der Vereisung gezeigt.

Tipp
Propolis-Lösung kann zur Unterstützung der Behandlung täglich auf die Warze aufgetragen werden.

Warzenbehandlung mit Okklusivverband

Will man die Wirkung eines Medikaments/Präparats auf der Haut verstärken, bedient man sich eines Okklusivverfahrens. Okklusion bedeutet »Verschluss«: Luft- und wasserdicht sollte der Verband angelegt werden, damit er seine Wirkung (Hornhautauflösung) effektiv entfalten kann. Durch Okklusion erreicht man einen Feuchtigkeitsstau in den oberen Hautschichten, in die die Inhaltsstoffe des Präparats eindringen. Nachdem durch **Mazeration** (alkalisches Andauen der Haut) die Hautschutzbarriere durchbrochen ist, können kleine, begrenzte Hautflächen behandelt werden.

An prominenten Stellen des Fußes, die einem besonders hohen Belastungsdruck ausgesetzt sind, kann man ein 5 bis 6 mm dickes Filzstück aufkleben, in das zuvor eine runde Aussparung geschnitten wird. In diese Aussparung gibt man das erforderliche Präparat. Dadurch wird gewährleistet, dass eine ausreichende Menge des Präparats am Applikationsort bleibt und seine Wirkung entfaltet. Wichtig ist, dass die beklebten Hautschichten **nicht** mit dem Präparat in Berührung kommen.

Man kann zur Abdeckung auch eine dünne Plastikfolie/Cellophan verwenden, die dann entsprechend fixiert wird. Vliesstreifen wie z.B. Copoline oder Rehafin können mit Collodium elasticum oder Acrylatkleber getränkt werden und eignen sich ebenfalls besonders bei Patienten mit allergischer Veranlagung. Hier kann der Verband mit hypoallergenen, luftdurchlässigen Materialien fixiert werden.

Damit der Verband wirklich **dicht** ist, werden semiüberlappende Pflasterstreifen zur Abdeckung verwendet wie z.B. Zink-Kautschuk-Pflaster (Hansaplast, Blankoplast, Effoplast). Pflaster, das über Gelenken angebracht wird, muss eingeschnitten und an die gewölbte Oberfläche anmodelliert werden, um ein vorzeitiges Ablösen zu verhindern.

> *Es dürfen keine zirkulären Pflasterzügel angelegt werden, da durch die fehlende Elastizität der Pflaster Hauteinschnürungen entstehen können, die möglicherweise Durchblutungsstörungen bewirken!*

Wie lange ein Okklusivverband auf der Haut bleiben soll, entscheidet der Fußpfleger je nach Befund. Auch die Konzentration des Präparats ist maßgebend für die Anwendungsdauer. Bei salizylsäurehaltigen Präparaten belässt man den Verband in der Regel 8 bis 10 Tage auf der Haut. Der Salizylsäuregehalt liegt bei etwa 40% in lipophiler Salbengrundlage.

Tipp
Bleinitrathaltige Okklusivverbände dürfen nur 24 Stunden auf der Haut bleiben. Ansonsten können Hautschäden entstehen!

34-jährige Patientin mit Verrucae plantares auf der Plantarseite des Vorfußes mit Druckschmerzen beim Gehen.

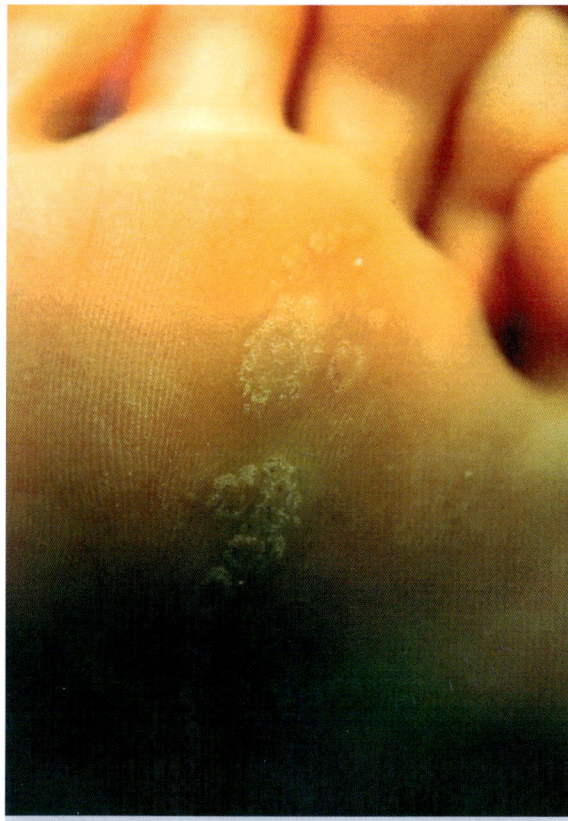

35a

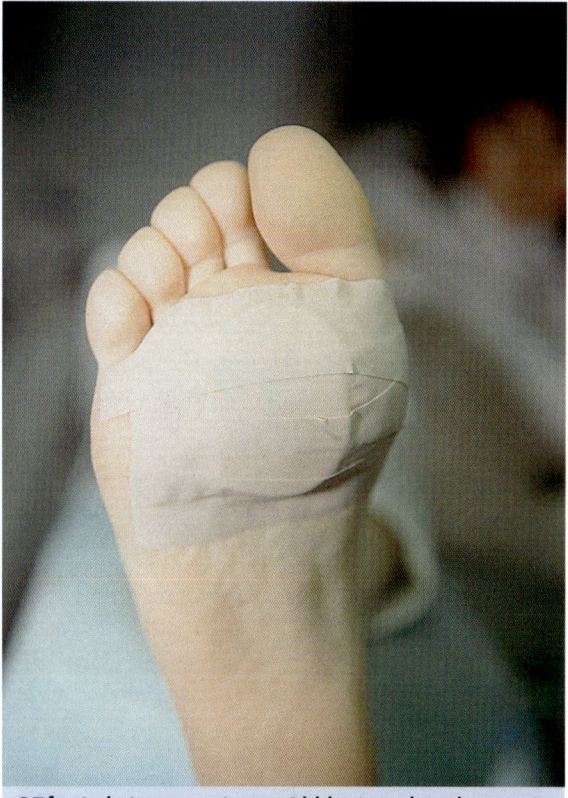

35b Anbringen eines Okklusivverbandes, wie bereits beschrieben.

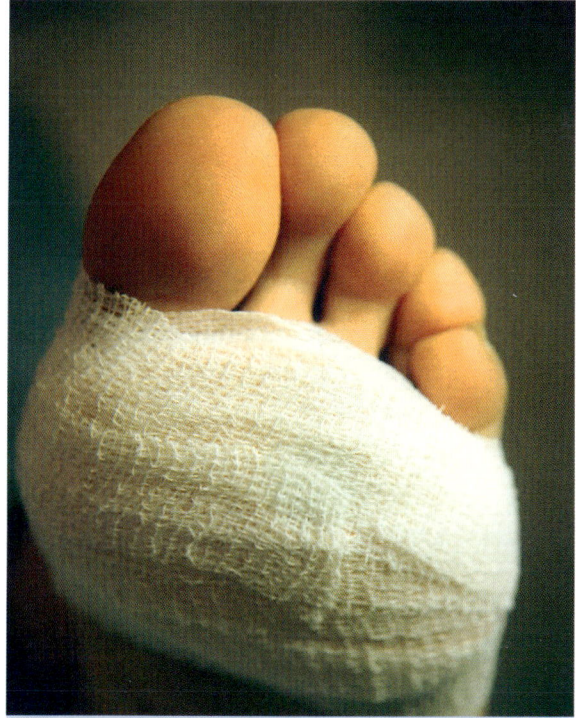

35c Nach dem Anlegen des Okklusivverbandes wurde mit einer elastischen Binde fixiert. Dies empfiehlt sich, weil die Pflasterenden sich auf diese Weise nicht so leicht von der Haut lösen.

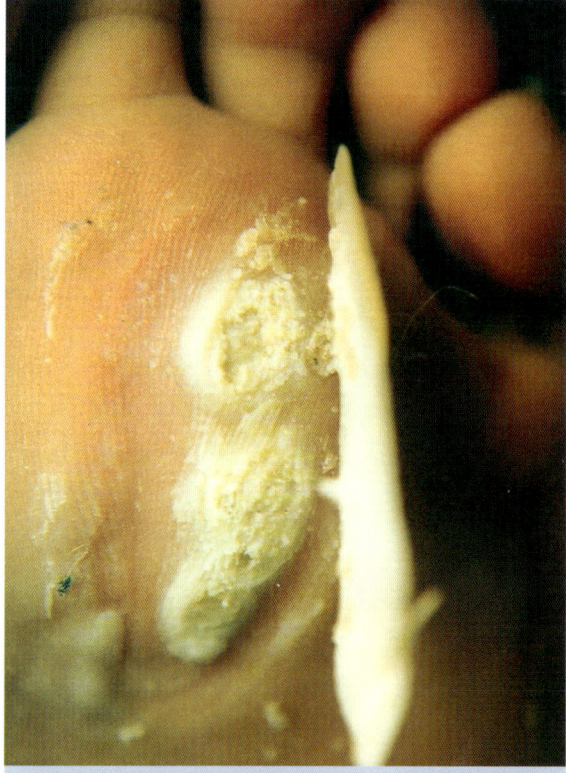

35d Nach Abnahme des Verbandes löst sich ein dicker Hornhautdeckel.

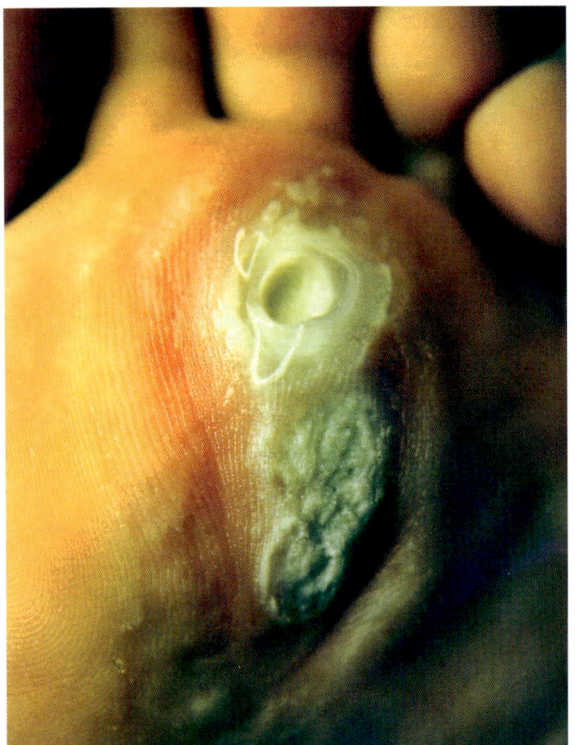

35e Mit der Biokry-Methode wird der distale Warzenbereich vereist.

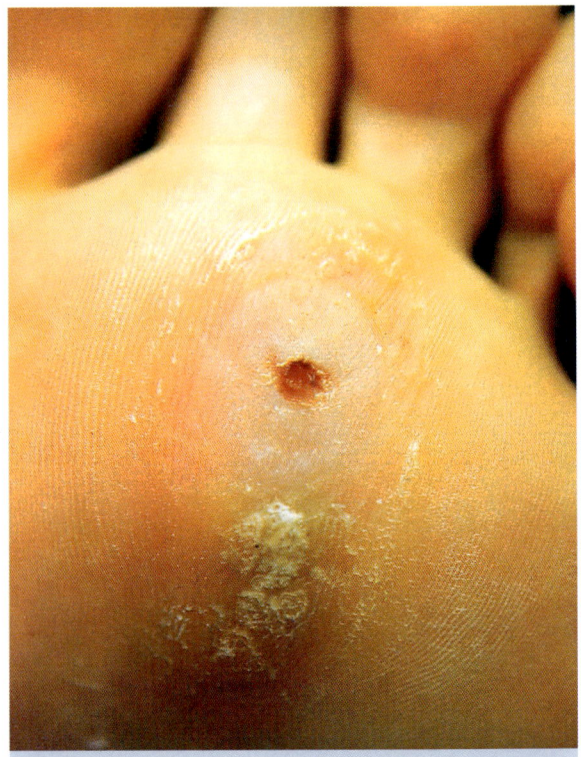

35f Zustand 8 Tage nach der Vereisung.

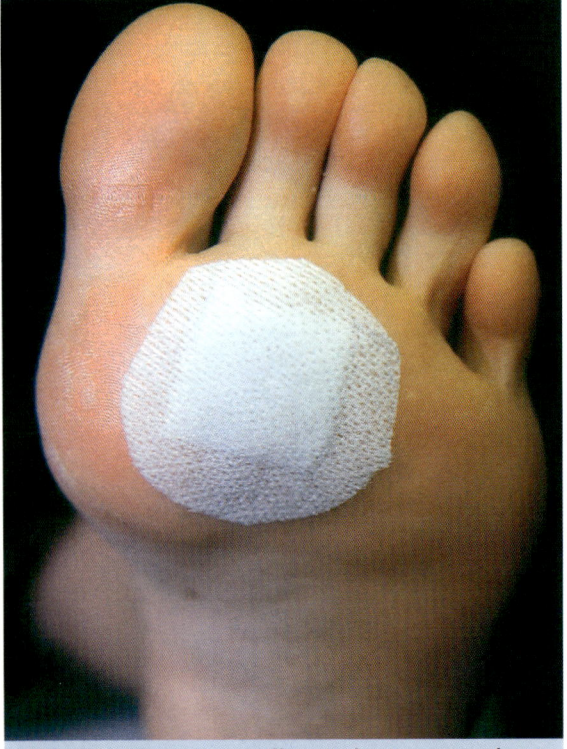

35g Eine Hautschutzsalbe wird mit einem elastischen Pflaster fixiert.

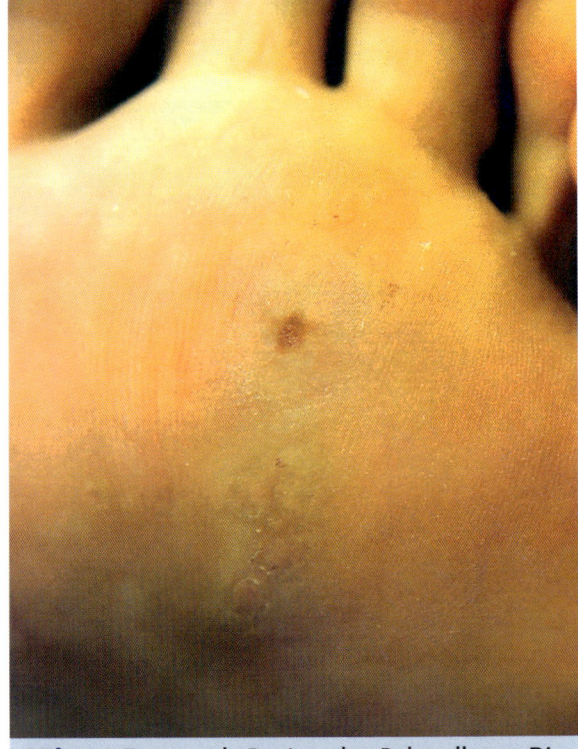

35h 14 Tage nach Beginn der Behandlung. Die Patientin trägt täglich Propolis-Lösung auf.

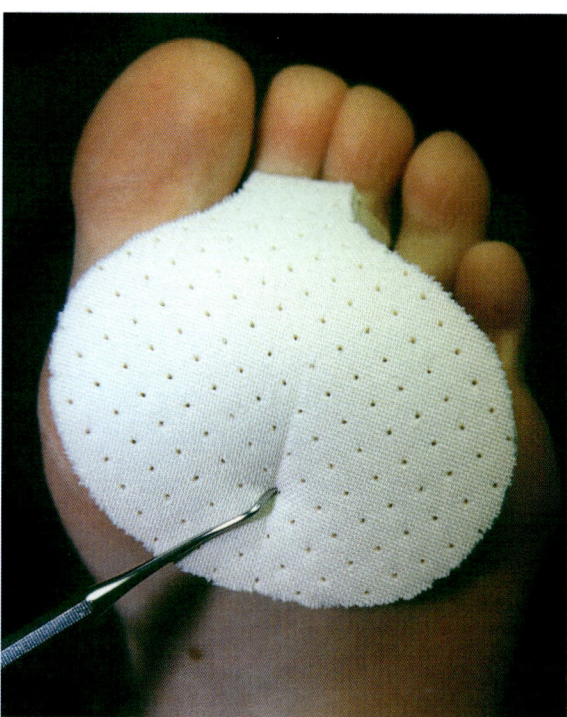

35i Ein Metapolster zur Druckentlastung ist emp-
fehlenswert, um das behandelte Hautgebiet zu
schonen. Aus hygienischen Gründen benötigt die
Patientin 2 Paar Metapolster, damit sie täglich
wechseln kann.

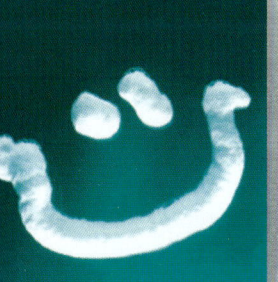

Gute Nachrichten für die **trockene und empfindliche** Haut des Diabetikers:

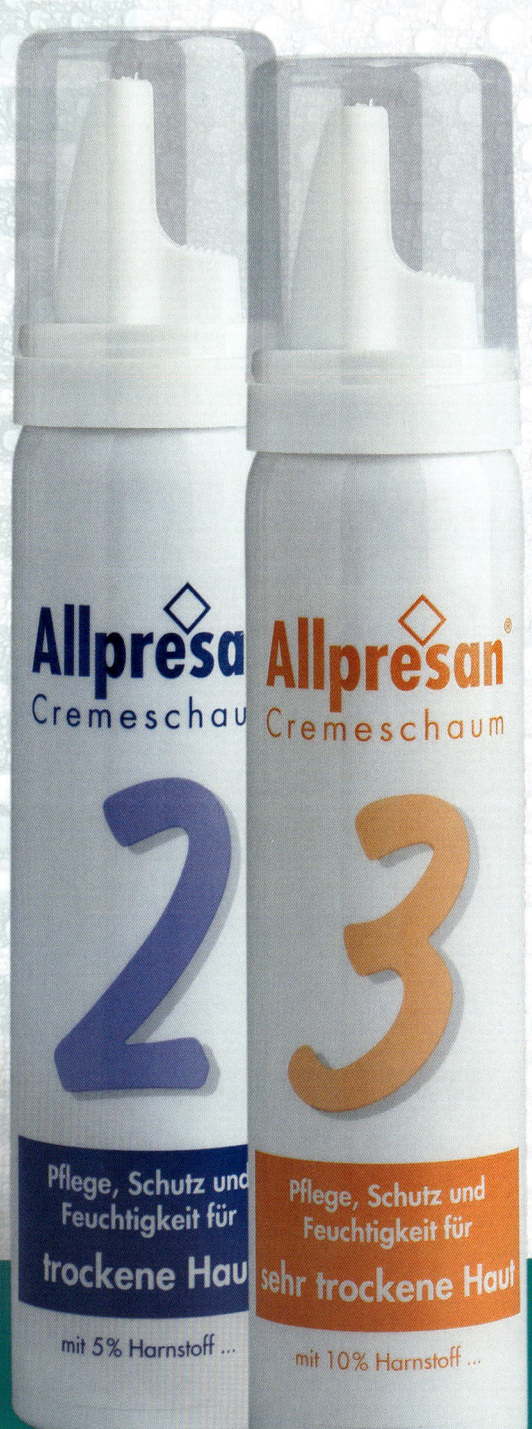

Allpresan®
Cremeschäume

Kaum ein Diabetiker, der keine **trockene oder sehr trockene Haut** hat. Ob diese zu ernsthaften Komplikationen (diabetisches Fußsyndrom) führt, hängt u. a. von zwei Faktoren ab. Günstige Prognosen sind möglich, wenn zur hohen Pflegetreue eine moderne Hautpflege kommt, die der Haut weniger Fett, dafür **mehr Feuchtigkeit** gibt. Gute Erfolge erzielen die Allpresan®- Cremeschäume mit hohen Anteilen an feuchtigkeitsbindendem **Harnstoff.** Anwendungsvorteile wie leichtes Auftragen und rasches Einziehen ohne Fettfinger sorgen für hohe Pflegetreue. Objektive Prüfparameter überzeugen mit signifikanten Verbesserungen des Hautbildes. Experten sprechen bereits von einer **Basismaßnahme,** die die Ära der "Fettcremes" abgelöst hat.

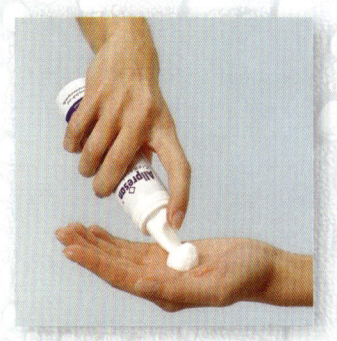

RUCK-Praxismöbelkonzept PODOLOG

Rechtzeitig zur neuen Ära der Podologen bringt RUCK ein Praxismöbelkonzept auf den Markt, welches den gestiegenen Ansprüchen an Funktion und Hygiene Rechnung trägt. Es heißt: PODOLOG. Neu im Design mit runden Kanten und den revolutionären Funktionssäulen, neu in den durchdachten Stauraumvarianten. Ein anerkanntes Designerteam entwickelte ein völlig neues Möbelkonzept, welches konsequent die Praxiserfahrungen vieler Fußpfleger integriert. Hohe Beweglichkeit und Funktionalität, die wie von selbst „von der Hand läuft", wurden mit dieser Möbelserie Wirklichkeit.

Zwei Größenvarianten werden den Ansprüchen kleiner und großer Praxen gleichermaßen gerecht.

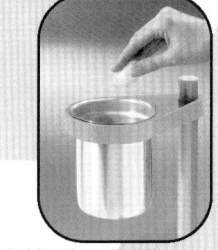

Zubehör: Abwurfbehälter aus Edelstahl mit Spezialhalterung

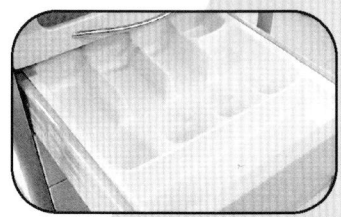

Hält Ordnung – praktischer Schubladeneinsatz

- Geschlossene Deckplatte mit Softrand für problemlose Reinigung
- Großdimensionierte Griffe – aus jeder Position gut zu bedienen
- 2 Funktionssäulen zum kinderleichten Manövrieren und als Halterung für Leuchte und Zubehör
- Höhenvariabler, schwenkbarer Handstückhalter
- Alternativ: UV-Fach mit UV-C-Röhre zur keimarmen Aufbewahrung Ihrer Instrumente.

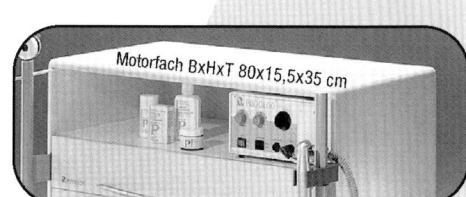

Alternativ: Offenes Motorfach mit viel Stauraum (PODO-LOG-XL) – groß genug auch für Fremdgeräte

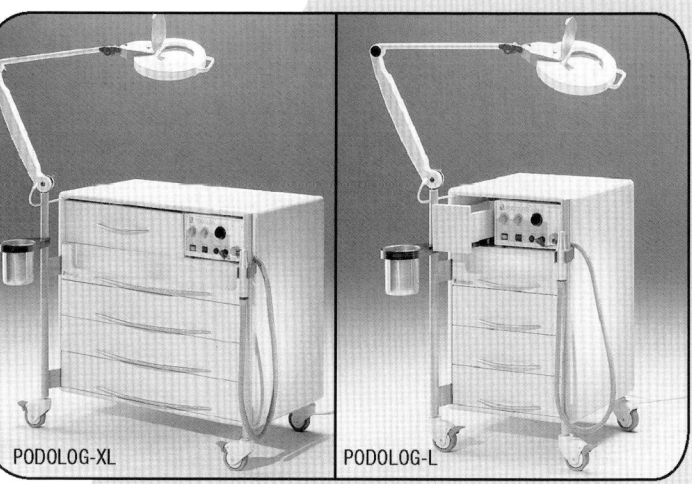

PODOLOG-XL   PODOLOG-L

Detaillierte Infos auf Anfrage! Fordern Sie den aktuellen Katalog an.

Besuchen Sie uns im Internet:http://www.hellmut-ruck.de

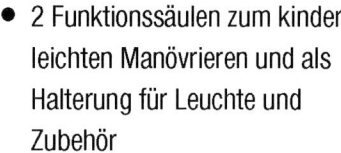

Hellmut Ruck GmbH

Daimlerstraße 23 • 75305 Neuenbürg
Tel. 0 70 82-9 44 20 • Fax 0 70 82-9 44 22 22

Pilzerkrankungen von Haut und Nägeln

Etwa jeder dritte Deutsche leidet an einer Haut- und/oder Nagelmykose des Fußes – oft ohne es zu wissen. Häufigste Erreger sind Dermatophyten, aber auch Hefe- und Schimmelpilze spielen eine Rolle.

Fußpilz ist nicht nur ein ästhetisches Problem, sondern ein **ernstzunehmendes Krankheitsbild:** Einerseits wegen der Ausbreitungs- und Ansteckungsgefahr, andererseits wegen der Beschwerden, die eine Mykose bereiten kann. So berichten viele Patienten über Juckreiz, Schmerzen, eine erschwerte Nagelpflege und Beschwerden beim Gehen. Und viele schämen sich ihrer hässlich verfärbten, verdickten und hyperkeratotischen Nägel und fühlen sich deshalb im Privat- und Berufsleben eingeschränkt.

> *Fußpilz macht anfällig für bakterielle Infektionen!*

Fußmykosen können pathogenen Keimen wie Streptokokken eine Eintrittspforte bieten und so einem Erysipel den Weg ebnen. Auf diesem Hintergrund ist es eigentlich unverständlich, dass heute immer noch sehr viele Mykosen verschleppt werden und jahrelang unbehandelt bleiben! Da sich der Fußpfleger viel intensiver mit den Fußproblemen seiner Patienten auseinandersetzt als z. B. der Hausarzt, kommt ihm bei der Erkennung und Behandlung von Fußpilzerkrankungen eine wichtige Rolle zu.

Pilze findet man überall. Die Benutzung öffentlicher Duschen in Schwimmbädern, Turnhallen, Fitnessstudios etc. gilt als besonderer Risikofaktor. Aber auch die familiäre Disposition, Fußfehlstellungen, Verletzungen und Diabetes mellitus sind Risikofaktoren für die Entstehung einer Fußmykose. Wer auf gute Fußhygiene (Erhaltung des Säureschutzmantels der Haut) und geeignetes, nicht zu enges Schuhwerk achtet, kann vorbeugend etwas gegen Fußpilz tun.

Hauptaufgaben des **Fußpflegers** sind:

♦ Vorbeugung durch Beratung und Aufklärung über Fußhygiene wie z. B. Trockenföhnen der Haut zwischen den Zehen.
♦ Bei Verdacht auf eine Mykose Weiterleitung an den Arzt.
♦ Föhnen der Zwischenzehenräume, bzw. trocknen mit Druckluft.
♦ Fachgerechte, hygienische Entfernung von mykotischer Haut und Nagelmaterial.
♦ Betreuung und Motivation der Patienten, die sich oft einer langwierigen Therapie unterziehen müssen.

Dermatomykosen

Bei den Hautpilzerkrankungen unterscheiden wir in der Praxis 4 Erscheinungsbilder:

♦ Die **leichte Form** äußert sich durch eine Schuppung der Haut mit leichter Rötung. Manchmal finden sich auch kleine Hauteinrisse. Der Patient gibt keine nennenswerten Beschwerden an.

♦ Bei der **akut-entzündlichen Form** findet man oberflächliche Hautschäden wie Bläschen, Erosionen und Schuppung. Lästig ist ein starker Juckreiz.

♦ Die **chronisch-entzündliche Form** ist gekennzeichnet durch eine starke Hyperkeratose der Haut mit Rötung und tiefen, schmerzhaften Hauteinrissen.

♦ Bei der **mazerativen Form**, die vor allem bei übermäßiger Schweißbildung auftritt, verquillt die Haut weißlich. Nässende Hauterosionen und Rhagaden können nach Ablösung dieser Schichten entstehen. Interdigitalmykosen sind am häufigsten anzutreffen, meist zwischen der 3. und 4. sowie zwischen der 4. und 5. Zehe.

> *Nicht jede Hautmazeration ist pilzinfiziert! Es gibt auch reine Schweißmazerationen.*

36a Älterer Patient mit Hyperhidrose. Zwischen der 1. und 2. Zehe ist eine Interdigitalmykose entstanden.

37 Interdigitalmykose zwischen der 4. und 5. Zehe bei einem jungen Mädchen. Mit Solutio Castellani cum fixum wurde der Zwischenzehenraum getrocknet und an der distalen Innenseite der 5. Zehe ein Druckschutz angebracht, um einen Zwischenraum in der Beugefalte zu erreichen, so dass eine bessere Luftzirkulation stattfinden kann. Auf diese Weise kann die Patientin auch problemlos ein Antimykotikum einträufeln (z. B. Octenisept®).

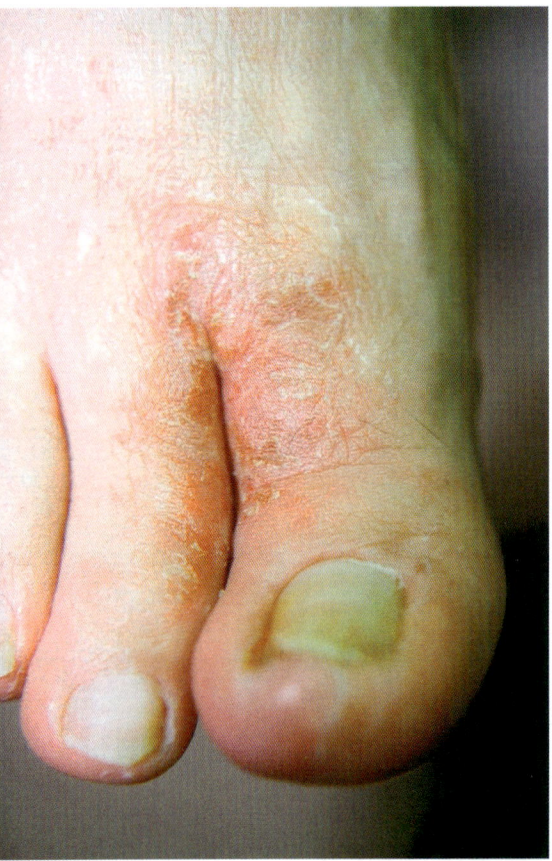

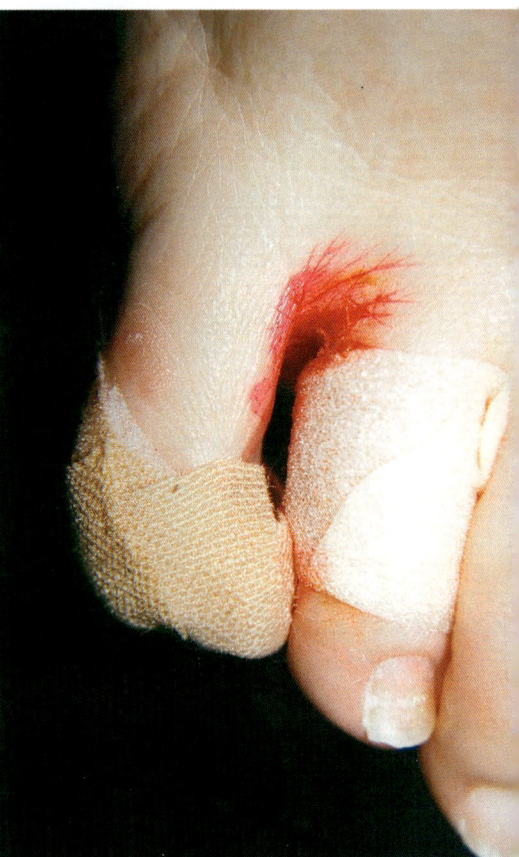

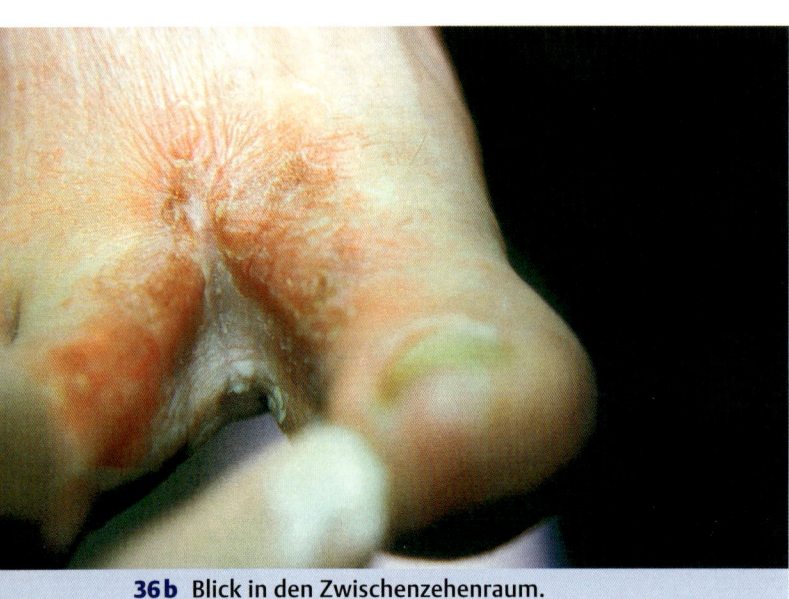

36b Blick in den Zwischenzehenraum.

Tipp
♦ Yavatop-Desinfektionsspray oder Octenisept® zum täglichen Aufsprühen empfehlen.
♦ Zehenzwischenräume föhnen!

Mykosebefall beider Fußsohlen mit Hautrissen bei einer 23-jährigen Bäuerin mit Haustieren, die viel barfuß geht. In diesem Fall wurde der Hautarzt hinzugezogen.

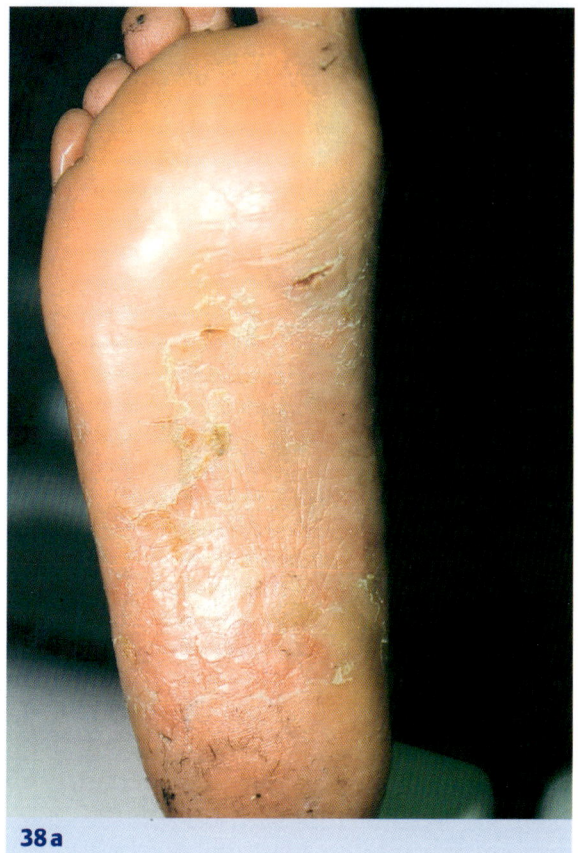

38 a

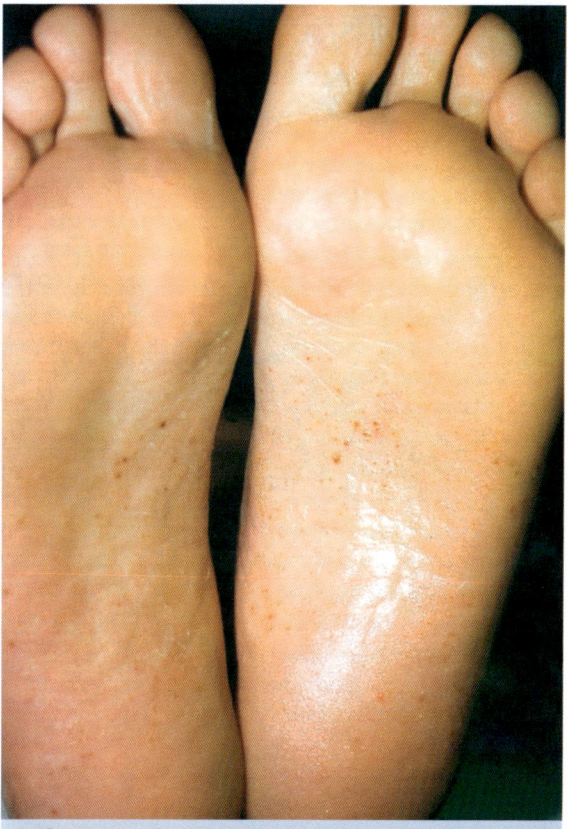

38 b Zustand nach 14 Tagen.

Behandlung zu 38 b

♦ Zunächst wurde täglich Octenisept® aufgesprüht.

♦ Nach Abklingen der Rötung und Verschwinden des Juckreizes behandelten wir mit der Yavatop-Desinfektionscreme weiter (einmal täglich dünn einmassieren).

39 Hyperkeratose und Mykose auf der Fußsohle einer 34-jährigen Patientin.
Die junge Frau unternimmt regelmäßig Bergtouren und schwitzt immer sehr stark im Schuh. Ein schmerzloses Auftreten ist nicht mehr möglich. Der Hausarzt wurde hinzugezogen.

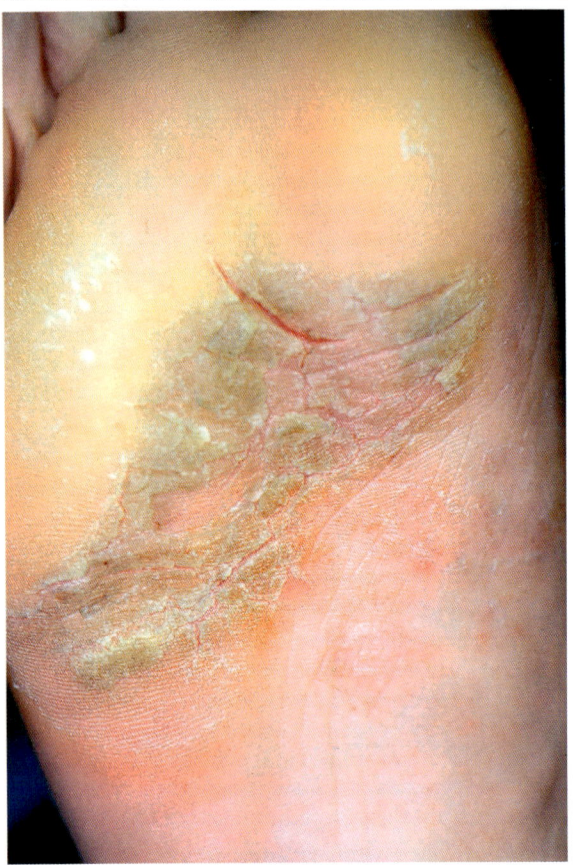

Behandlung zu ☎ 39

♦ Desinfektion mit Octenisept® oder Yavatop-Spray.

♦ Entfernung der Hornhaut mit dem Dia-Twister oder Diamantschleifer. Zum Abschluss der Schleifarbeit wegen der gesteigerten Sensibilität der Haut in der Nasstechnik arbeiten. Anschließend die Haut mit Druckluft föhnen.

♦ Antimykotisch wirkende Heilsalbe und Verband nach Absprache mit dem Arzt.

Onychomykosen

Ebenso wie Pilzerkrankungen der Haut werden auch Nagelpilzerkrankungen (Onychomykosen) am häufigsten von Dermatophyten hervorgerufen. Man spricht dann von einer »Tinea unguium«. Daneben spielen auch Hefe- und Schimmelpilze sowie andere Erreger eine Rolle.

Arterielle Durchblutungsstörungen, lymphatische und venöse Abflussstörungen, Fußfehlstellungen, Diabetes mellitus oder traumatische Nagelschädigungen begünstigen einen Nagelpilzbefall. Auch ungünstiges Schuhwerk, ein feucht-warmes Milieu und allzu übertriebene Hygiene leisten einer Onychomykose Vorschub. Nagelpilzerkrankungen sind altersabhängig: Während Jugendliche nur selten betroffen sind, leiden etwa 40 bis 50 % der über 65-Jährigen an einer Onychomykose. Männer sind häufiger betroffen als Frauen.

Es gibt verschiedene Formen der Onychomykose:

◆ **Distale subunguale Onychomykose:** Besteht bereits eine Pilzinfektion der Haut im Zehenbereich, kann sich der Pilz über das Hyponychium bis hin zur Nagelmatrix kontinuierlich ausbreiten. Etwa 80 bis 85 % der Nagelmykosen entstehen auf diese Weise.

◆ **Proximale subunguale Onychomykose:** Diese Form ist selten. Die Infektion geht vom proximalen Nagelwall aus, wo der Pilz das Nagelhäutchen befallen hat und sich über das Eponychium zur Nagelmatrix vorarbeitet. In oder unter die Nagelplatte eingedrungen, wächst der Mykoseherd nach distal oder er breitet sich flächig aus.

◆ **Superfizielle Onychomykose** (Leuconychia trichophytica): Ist die Nageloberfläche vorgeschädigt, dann gelangen Trichophyten hindurch und zerstören die Nagelplatte.

Nachdem der Nagel infiziert wurde, entsteht unter dem Nagel eine Verhornung (subunguale Keratose), die den Nagel teilweise abhebt (Teilonycholyse). Typisch ist eine gelbliche Verfärbung des befallenen Nagels. Der Nagel wird dicker und brüchiger und manchmal zeigen sich weiße oder braune Längsstreifen im Verlauf der Nagelplatte.

Vor der Therapie muss der Erreger nachgewiesen werden. Der Arzt hat die Möglichkeit, durch mikroskopische und histologische Untersuchungstechniken eine genaue Differenzierung vorzunehmen.

> *Erst nach der ärztlichen Diagnostik steht eindeutig fest, ob es sich um eine Onychomykose handelt und welche Erreger vorliegen. Ein Psoriasis-Nagel oder ein Holznagel (Onychodystrophie) können ein ganz ähnliches klinisches Bild zeigen wie eine Nagelmykose!*

Für die Behandlung von Nagelmykosen stehen verschiedene Lokaltherapeutika und oral einzunehmende Antimykotika zur Verfügung. Bei einer oberflächlichen weißen Nagelmykose reicht es aus, die pilzbefallenen Nagelanteile zu entfernen und mit einem topischen Antimykotikum zu behandeln.

In der überwiegenden Mehrzahl der Fälle liegt allerdings eine distale subunguale Onychomykose vor und dann entscheiden Befallsgrad und Lokalisation darüber, ob systemisch oder lokal behandelt werden muss. Wenn mehr als 50 % der Nagelplatte befallen sind, lässt sich die Mykose mit einer alleinigen Lokalbehandlung kaum zur Abheilung bringen. Und bei der proximal-subungualen Onychomykose mit Befall des Nagelwalls und bei der total dystrophischen Onychomykose kommt ohnehin nur die systemische Behandlung in Betracht.

Dem medizinischen **Fußpfleger** kommen folgende Aufgaben zu:

◆ Beratung und Prophylaxe.
◆ Inspektion des Fußes und der Zehen und Früherkennung eines Pilzbefalls.
◆ Weiterleitung zum Arzt, Zusammenarbeit mit dem Arzt.
◆ Patientenberatung hinsichtlich Hygiene etc.

◆ Fußpflegerische Maßnahmen wie Abschleifen usw. Dabei peinlich genau auf hygienisches Arbeiten achten. Infektionsgefahr!

Der medizinische **Fußpfleger** muss den Patienten motivieren, ihn über den langen Behandlungszeitraum (oft viele Monate) begleiten und Zweifel und Probleme mit ihm bewältigen.

Da der Arzt in der Sprechstunde wenig Zeit zur Verfügung hat, muss der geschulte Fußtherapeut in vielen Fällen die Aufklärung des Patienten übernehmen. Der **Arzt** behandelt lokal mit pilzhemmenden Mitteln (Antimykotika) in Form von Cremes, Lacken oder Salben, die auf den befallenen Nagel aufgetragen werden. Führen lokale Maßnahmen nicht zum Erfolg (s. oben), wird systemisch mit Tabletten behandelt. Über den Blutweg gelangen die pilzhemmenden Medikamente an den Infektionsort. Leider belastet dies oft die inneren Organe, so dass Nebenwirkungen keine Seltenheit sind.

Hartmetallfräser für die Trocken- und Nasstechnik

Nagelbearbeitungs-Set
Inhalt:

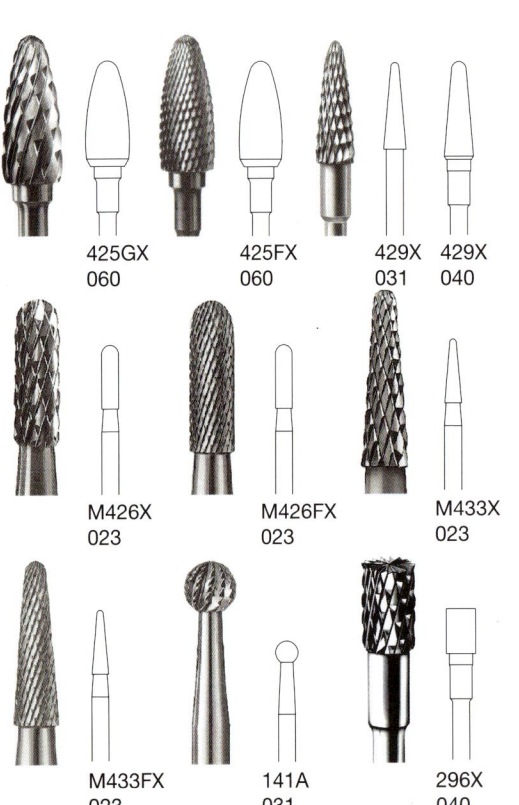

425GX 060

425FX 060

429X 031

429X 040

M426X 023

M426FX 023

M433X 023

M433FX 023

141A 031

296X 040

Nun noch einige Worte zu der leider immer noch praktizierten **Nagelextraktion.** Die Rezidivraten sind beträchtlich und die meist unbefriedigenden Ergebnisse zeigen, dass die Extraktion nicht der Weisheit letzter Schluss sein kann. Die Nachteile liegen auf der Hand:

◆ Die Wachstumsgeschwindigkeit des neuen Nagels wird deutlich reduziert.
◆ Optische Veränderungen der Nagelplatte durch Vernarbung des Nagelbetts sind keine Seltenheit (z. B. seitliche Verkrümmung des Nagels, Verdickung).
◆ Auch Wundheilungsstörungen sind an der Tagesordnung.

Die **chemische Entfernung** eines Nagels sollte durch einen Okklusivverband beim Fußpfleger fachgerecht durchgeführt werden, denn er ist in der Regel darauf eingerichtet.

Podo Steri Safe MAXI
Instrumenten-Ständer Nagelbearbeitungs Set

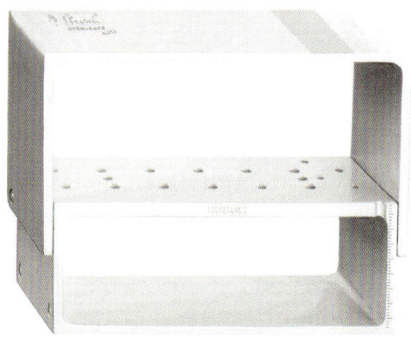

Der Podo Steri Safe MAXI ist für alle rotierenden Fußpflege-Instrumente (Busch) mit 2,35 mm Schaft geeignet. Hier kann man sein individuelles Sortiment zusammenstellen oder auf bereits vorkonzipierte Sets zurückgreifen (z.B. Universal-Set/Nagelbearbeitungs-Set). Der Ständer ist aus einem besonderen Kunststoff hergestellt, der sogar bis 185 Grad C erhitzbar ist. Ebenfalls verfügt der Bohrerständer über einen schwenkbaren Sicherungsbügel, der die Instrumente auch bei Transport gegen Herausfallen schützt. Nach der Behandlung kontaminierte Instrumente zurück in den Podo Steri Safe MAXI stellen und desinfizieren, dann reinigen und/oder Ultraschallbad anwenden und sterilisieren.

Behandlung zu ⌨ 40 a und 40 b

♦ Umgebung des Pilzherdes abdecken, z.B. mit Kodan®-Tüchern.

♦ Speziell zum Abschleifen des zu behandelnden Nagels eignen sich vorzugsweise Hartmetall-Fräser mit Kreuzverzahnung (Busch). Mit den groben Verzahnungen SGX (sehr grobe X-Verzahnung) oder GX (grobe X-Verzahnung) und FX (feine X-Verzahnung) die weichere poröse Restmasse des Nagels bearbeiten. Eine Zusammenstellung anwendungsorientierter Formen, das Nagelbearbeitungs-Set, finden Sie auf Seite 50.

♦ Aus hygienischen Gründen empfiehlt sich hier eine starke Absauganlage (z.B. CP-Punktabsaugung oder System Firma Becker).

♦ Ob man mit der Trocken- oder Nasstechnik arbeitet, richtet sich nach dem Behandler. Ein Zuviel an Feuchtigkeit bildet »Schleimbrei« und ist schwer abzusaugen.

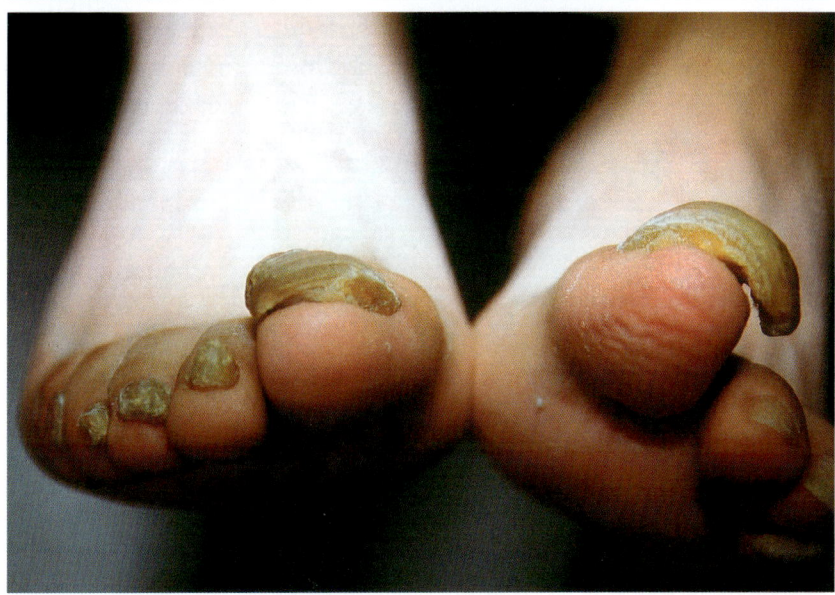

40 a 62-jähriger Patient mit Onychomykose und Onychogrypose (Klauennagel, s. S. ■ff.). Besonders betroffen sind die beiden Großzehennägel.

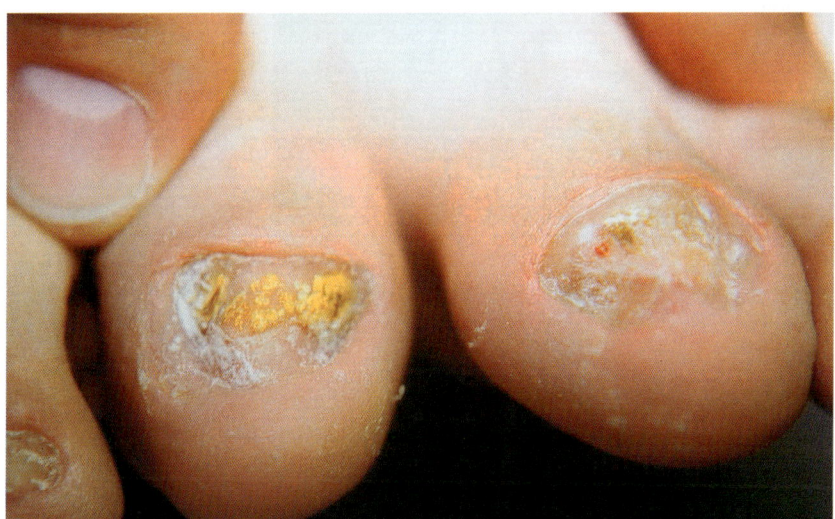

40 b Zustand nach Abschleifen. Die bräunliche Verfärbung des Nagels spricht für einen Pilzbefall.

41 a Onychomykose mit Onycholyse des Groß-zehennagels.

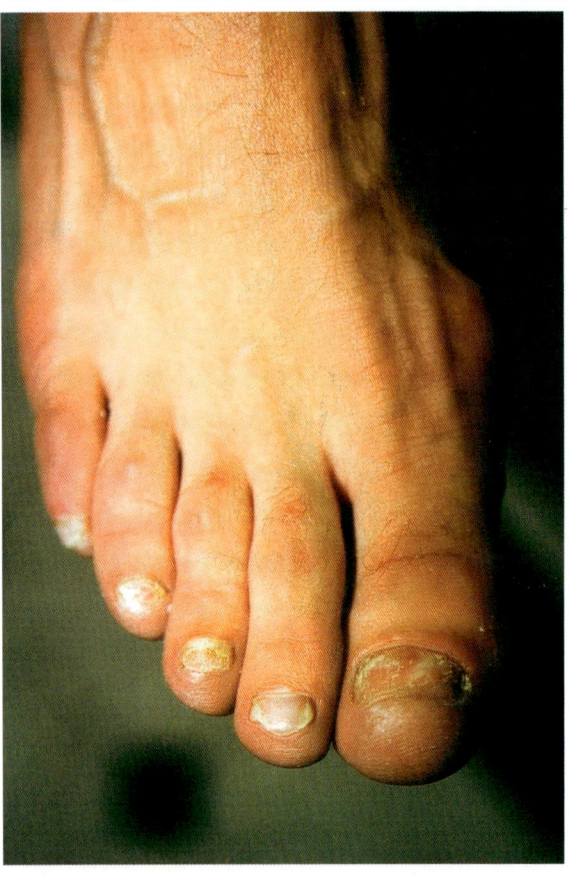

Behandlung zu 📷 41 a und 41 b

◆ Abschleifen der Nagelplatte wie auf S. 51 (📷 40 a und 40 b) beschrieben: Man verwendet Hartmetall-Fräser mit Kreuzverzahnung. Hier eignen sich z.B. die Formen 425FX/060 und M426FX/023 (s. S. 50).

◆ Octenisept® zur täglichen Anwendung ver-ordnen.

◆ Die Weiterbehandlung erfolgt in Zusammen-arbeit mit dem Arzt.

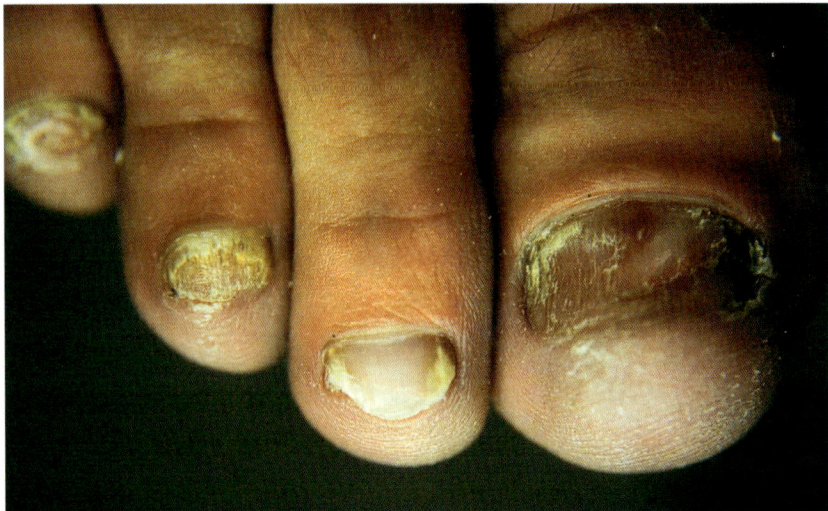

41 b In der Detailaufnahme ist zu erkennen, dass sämtliche Nägel von der Pilzerkrankung befallen sind.

42a Pilzbefall des Großzehennagels.

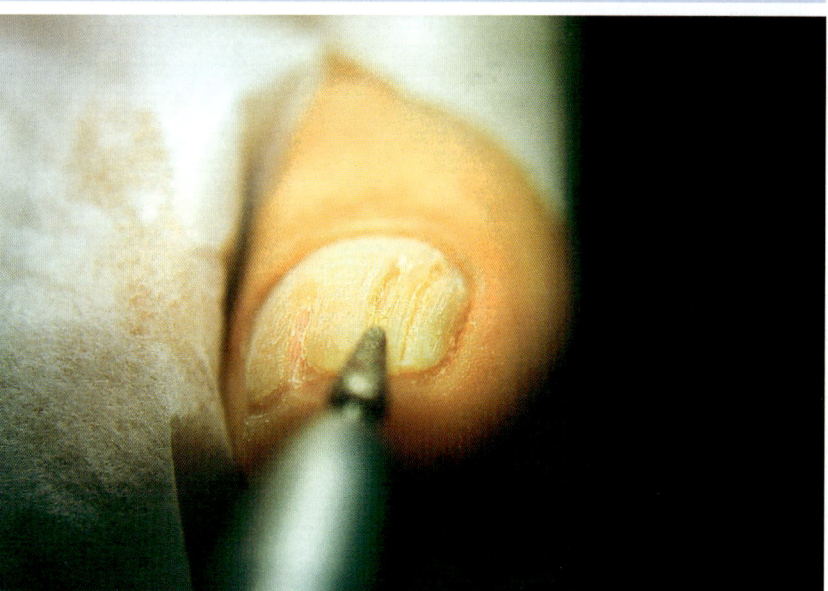

Behandlung zu ☞ 42a und 42b

♦ Großzehe und Umgebung mit Desinfektionstuch (Kodan®) abdecken, damit der Schleifstaub nicht auf die Nachbarzehen und den Fuß gelangt.

♦ Mit einem pappelförmigen Diamantschleifer wird der streifenförmige Pilzbefall aus dem Nagel entfernt.

♦ Wenn der Behandler über die geeigneten rotierenden Instrumente verfügt, können hier Trocken- bzw. Nasstechnik gleichwertig eingesetzt werden.

♦ Eine Absaugung ist für beide Arbeitsmethoden erforderlich.

♦ Anschließend den Nagel mit einem Desinfektionsmittel einsprühen.

♦ Octenisept® für die tägliche Anwendung zu Hause verordnen.

♦ Auch Yavatop-Desinfektionslösung oder -creme kann eingesetzt werden.

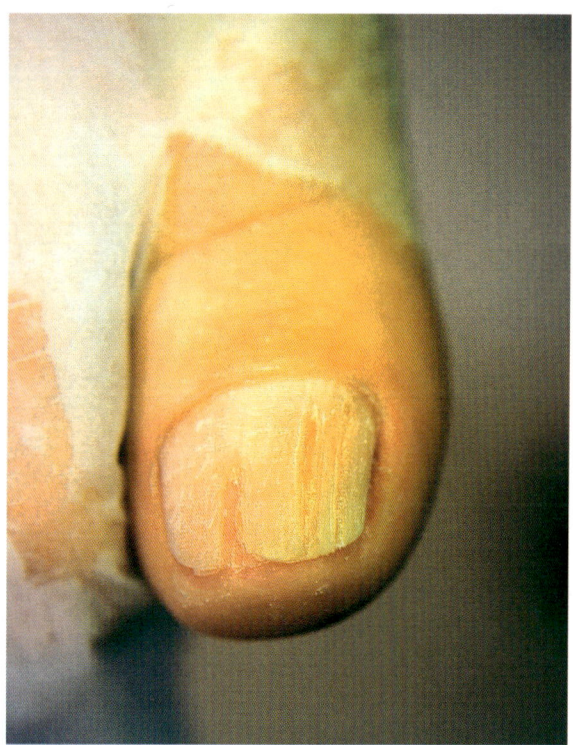

42b Zustand nach Entfernung der mykotischen Nagelanteile. Es handelt sich hier um eine distale Onychomykose (der Pilzbefall ging von der Zehenspitze aus).

43a Patient mit Onychomykose des Großzehennagels. Hier sieht man deutlich die ausgeprägte subunguale Verhornung.

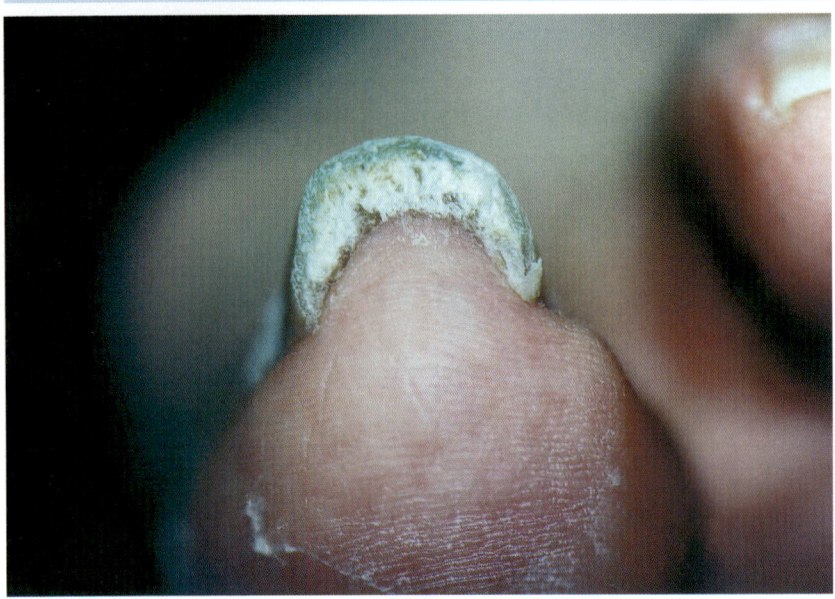

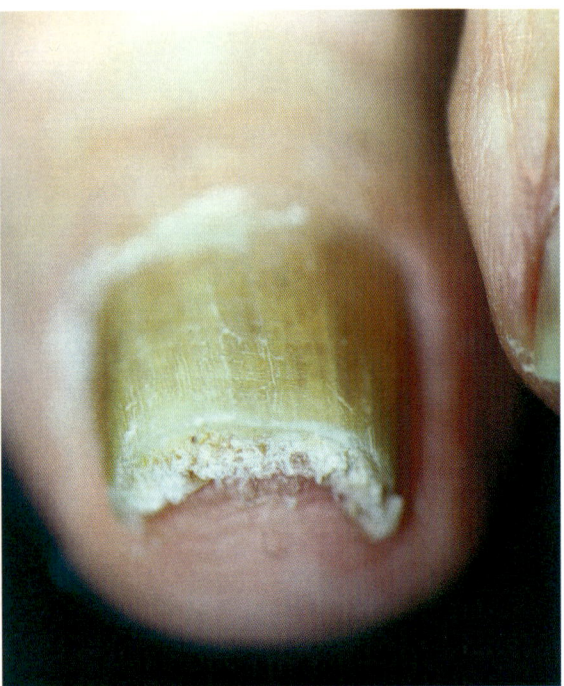

43b Der Nagel wird mit der Nagelzange gekürzt. Mit einem zylindrischen Diamantschleifer (Busch) lassen sich die Kanten gut begradigen und entschärfen. Subunguale Verhornungen lassen sich hervorragend mit dem Medihalter oder Incarnator entfernen.

Eingewachsener Nagel (Unguis incarnatus)

Zur Entstehung einer Paronychie (Nagelfalzentzündung) mit nachfolgendem Unguis incarnatus tragen verschiedene Faktoren bei:

♦ Nageldysplasien wie Rollnägel und Uhrglasnägel.
♦ Fehler bei der Nagelpflege (Ausschneiden der Nagelecken).
♦ Ungeeignetes Schuhwerk (zu eng, zu spitz, zu hohe Absätze, Schuhe, die zu wenig Halt bieten, luftundurchlässige Schuhe).
♦ Übermäßig lange Zehe.
♦ Fußfehlformen.
♦ Etc.

Ungünstig ist es, den Nagel halbrund zu schneiden oder die Ecken auszuschneiden. Häufig bleibt dann nämlich tief im Nagelfalz ein **Nagelsporn** stehen, der sich bei weiterem Nagelwachstum in die Weichteile vorschiebt: Eine Paronychie entsteht, der häufig ein Unguis incarnatus folgt. Problematisch ist es auch, wenn der Nagel seitlich stark nach innen gebogen ist (Rollnagel), weil daraus häufig Verletzungen des seitlichen Nagelwalls resultieren.

Zur **Behandlung** des Unguis incarnatus steht eine Reihe von Therapiemöglichkeiten zur Verfügung, die unterschiedlich erfolgreich sind. Versagt die konservative Behandlung mit antibiotisch wirkenden Präparaten, führen Chirurgen gerne die Keilexzision mit Entfernung der Nagelmatrix durch. Die Rezidivrate nach diesem Eingriff ist aber sehr hoch.

Deshalb ist es eigentlich unverständlich, dass die Behandlung des Unguis incarnatus mit Nagelkorrekturspangen, die in der Hand des entsprechend ausgebildeten Fußpflegers zu rascher Schmerzfreiheit und guten Langzeitergebnisse führt, von Ärzten so selten eingesetzt wird. Die Spangentechnik ist auf S. 155ff. dargestellt. Durch den Einsatz von Nagelkorrekturspangen lassen sich die meisten Unguis-incarnatus-Operationen vermeiden.

Unguis incarnatus an der Großzehe eines 12-jährigen Jungen, dessen Fußhygiene sehr zu wünschen übrig lässt.

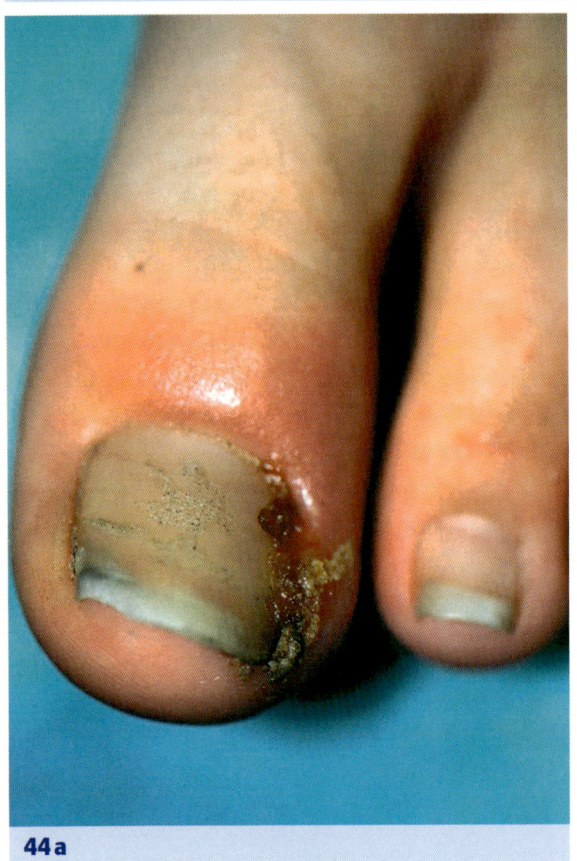

44a

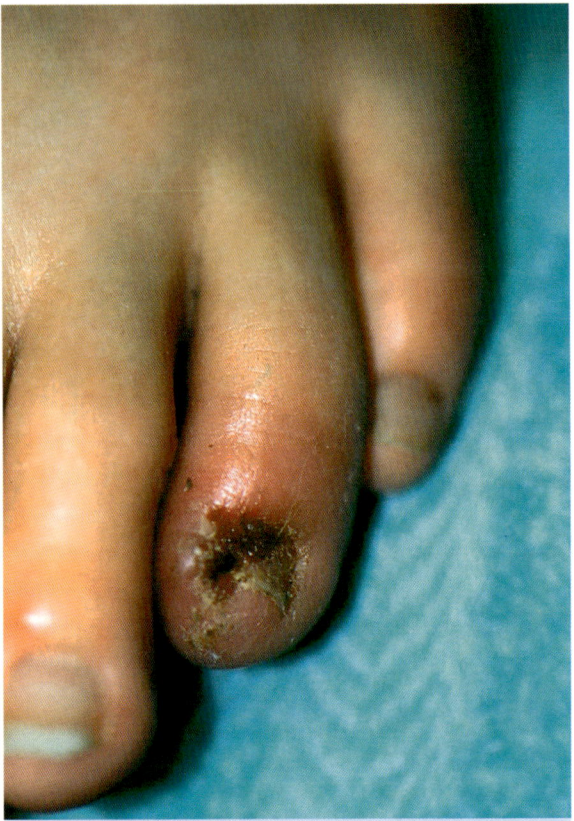

44b Auch die 4. Zehe links ist betroffen.

Behandlung zu ⬳ 44a und 44b

◆ Aufweichen des Granulationsgewebes, reinigen und desinfizieren mit Wasserstoffsuperoxid (H_2O_2).

◆ Anatomische Form des Nagels durch Tamponade des Nagelwalls zur Seite hin darstellen.

◆ Mit der Incarnator-Methode nach Bittig das Nagelrudiment entfernen (mit leichtem lateroproximalem Schub subungual).

◆ Somit bekommt die Nagelplatte ein spatenförmiges Aussehen.

◆ Desinfektion z.B. mit Octenisept®.

◆ Angeschrägten Zehenzwischenkeil anlegen (der Keil muss mehrere Tage lang getragen werden - auch nachts).

◆ In der ersten Woche ist je nach Befund ein täglicher Verbandswechsel mit Wundbehandlung nötig.

◆ Zur Wundbehandlung eignet sich Hydrosorb® oder Hydrocoll® (Hartmann). Als Tamponadematerial kann Sorbalgon® eingesetzt werden (Kalziumalginat-Fasern, die ein gelbliches Gel absondern).

◆ Der Druck der 2. Zehe auf den entzündeten Falz muss Tag und Nacht verhindert werden, damit das Wundgebiet abtrocknen und heilen kann.

◆ Der Patient behandelt sich zu Hause mehrmals täglich mit Octenisept®.

Behandlung zu ☯ 45

♦ Entfernen des Restnagelrudiments.

♦ Ozondampfbestrahlung und anschließende Desinfektion.

♦ Evtl. Spülen mit Ringerlösung.

♦ Für zu Hause: 0,05%ige Kaliumpermanganat-Fußbäder empfehlen (auf etwa 4 l Wasser eine Messerspitze Kaliumpermanganat; Wassertemperatur 37 bis 38 °C, Badedauer 15 bis 20 Minuten).

♦ Ausschluss einer Pilzinfektion durch den Arzt veranlassen.

45 Unguis incarnatus mit Hypergranulation bei einem 18-jährigen Mann. Starke Paronychie nach Trauma.

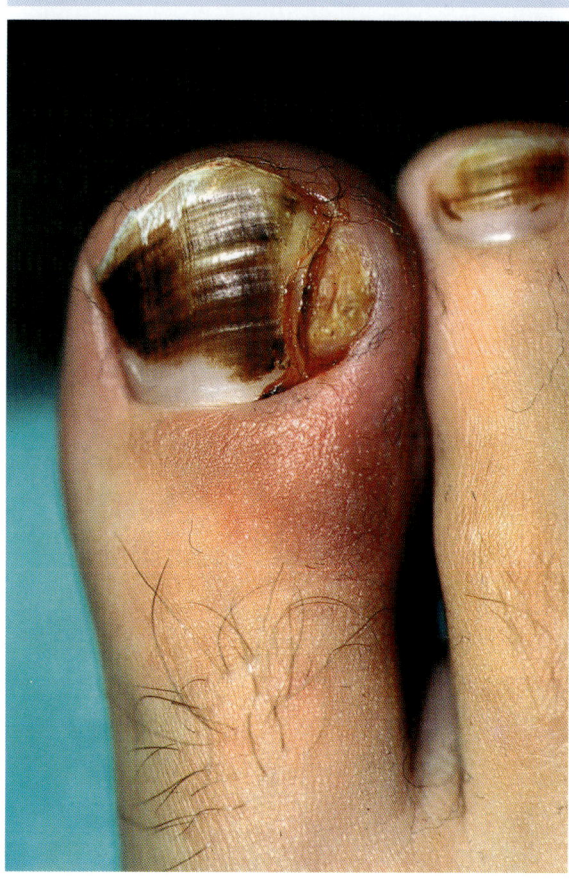

Behandlung zu ☯ 46

♦ Seitliche Aufrichtung der Nagelränder durch sanftes Tamponieren.

♦ Evtl. Klebespange anbringen.

♦ Evtl. einteilige Drahtspange mit seitlichen Häkchen anbringen, wenn der Nagel kräftig genug ist.

♦ Die Mutter bei der Fußberatung darauf hinweisen, dass das Kind keine zu engen Söckchen und Strampelhosen tragen darf.

46 Kleinkind mit Unguis incarnatus.

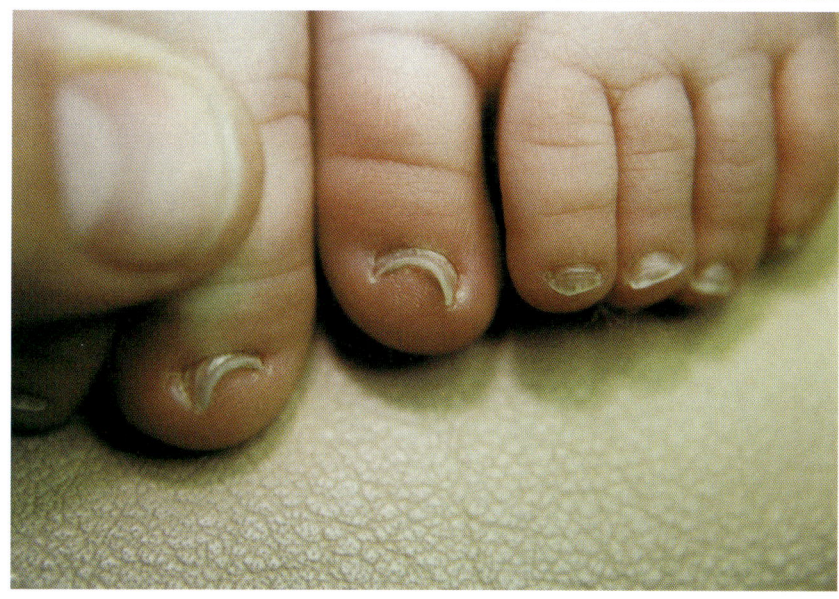

47 Unguis incarnatus. Nach Abheilung der Entzündung bleibt ein Weichteilwulst zurück, der weiterhin auf den Nagelrand drückt. Hier sind eine Tamponadebehandlung (Guttapercha-Kautschuk-Schienung) und Spangenregulierung angezeigt.

48 Zustand nach operativer Versorgung eines Unguis incarnatus bei einem 16-Jährigen. Ausgeprägte postoperative Entzündung.

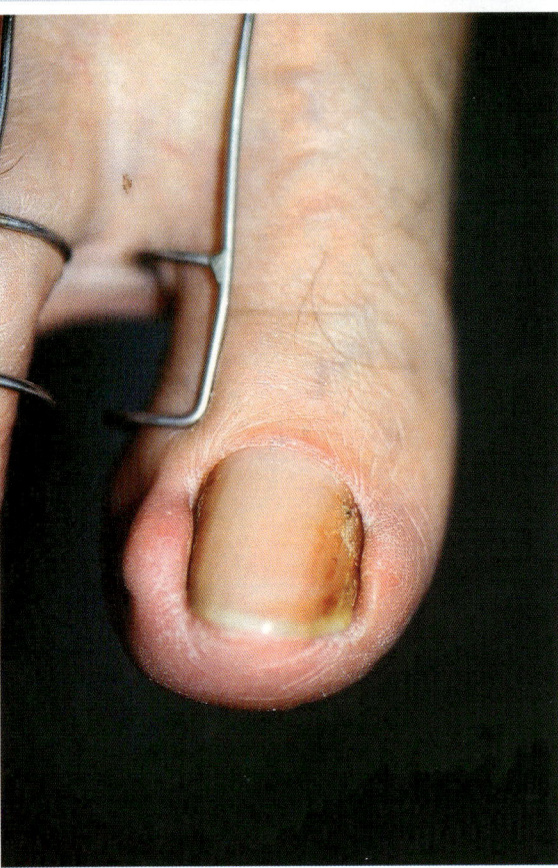

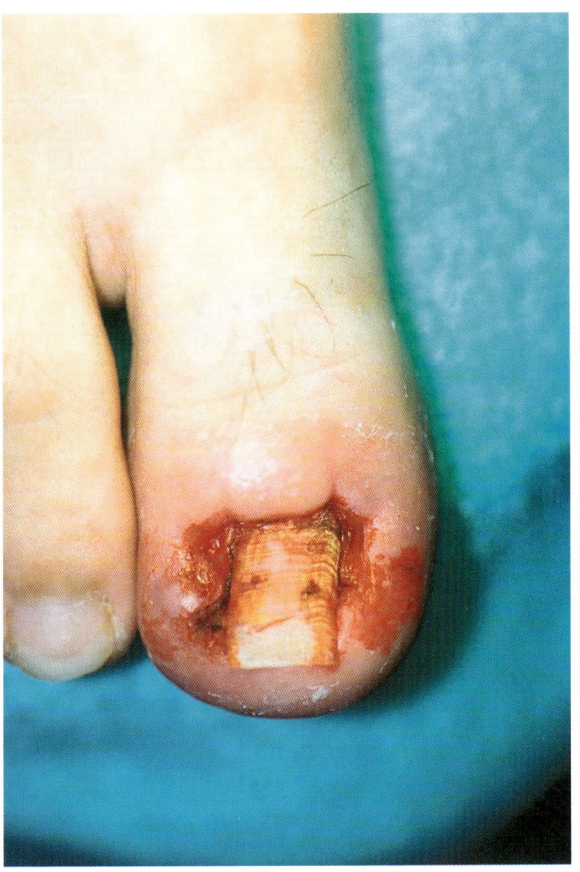

Behandlung zu ⌨ 48

♦ Spülen des Wundgebietes mit Ringerlösung.
♦ Sorbalgon® (Kalziumalginat-Fasern) als Tamponademarterial verwenden.
♦ Tägliche Wundinspektion und Wundbehandlung in der Praxis.
♦ Octenisept® mehrmals täglich aufsprühen.
♦ Nagelform mit dem Incarnator entschärfen (Spatenform nach Bittig).

Schlechtes Operationsergebnis: Bei diesem 14-jährigen Jungen war ein eingewachsener Großzehennagel chirurgisch behandelt worden (Keilresektion nach Emmert).

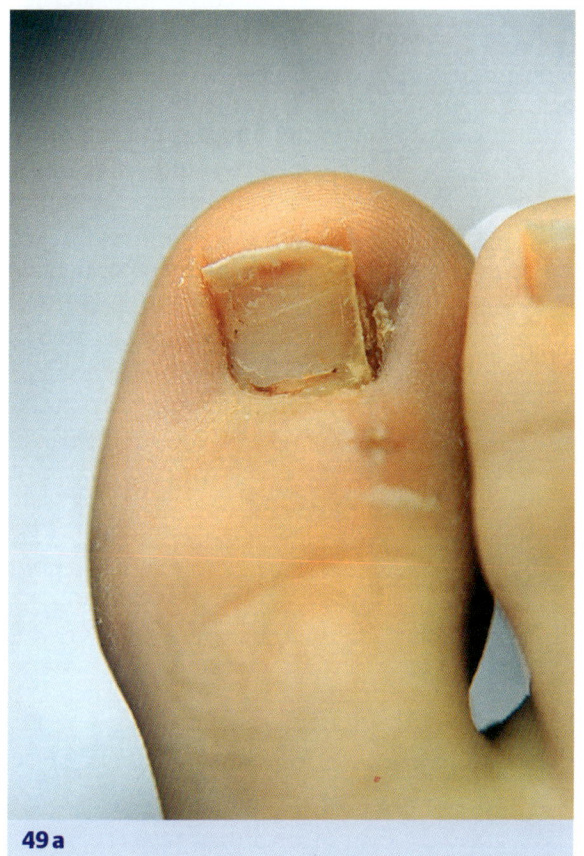

49 a

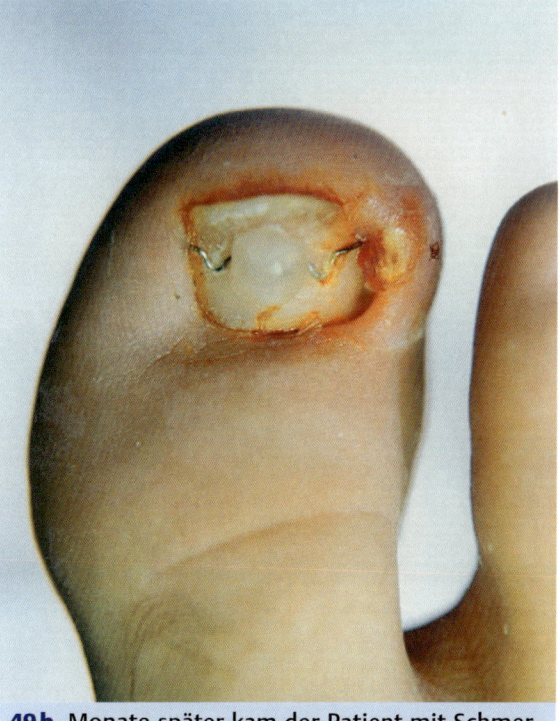

49 b Monate später kam der Patient mit Schmerzen zu uns, da der nachwachsende Nagel bereits eine leichte Hypergranulation hervorgerufen hatte. Jetzt musste der Schmerz mit einer Nagelkorrekturspange beseitigt werden.

Tipp

Tag und Nacht abgeschrägten Zwischenzehenkeil tragen, damit die 2. Zehe nicht auf die Entzündung drückt und die Heilung verzögert.

50 Akute Paronychie der linken Großzehe durch unsachgemäße Fußpflege.

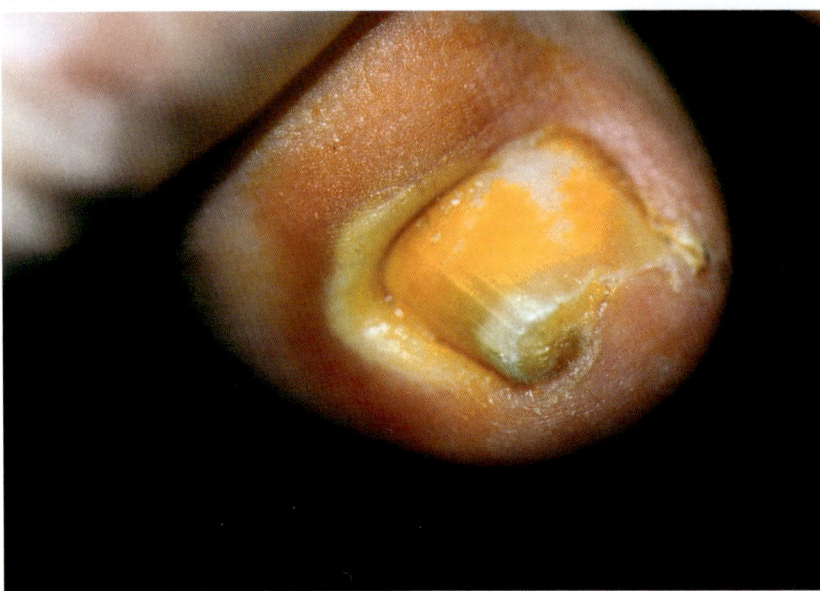

Behandlung zu ☞ 49

♦ Punktion mit steriler Kanüle am Rand des Nagelwalls zur Schmerzentlastung und Ausräumung der Eiteransammlung.

♦ Entfernung der infizierten Haut, Desinfektion mit Octenisept®.

♦ Sorbalgon®-Tamponade mit Ringerlösung in den Falz einbringen.

♦ Tägliche Nachschautermine mit Verbandswechsel sind erforderlich.

51 Auch bei diesem jungen Mann war wegen eines Unguis incarnatus an der Großzehe mehrmals eine Keilresektion nach Emmert durchgeführt worden. Das Operationsergebnis ist weder funktionell noch kosmetisch befriedigend und der Patient hat erneut Schmerzen.

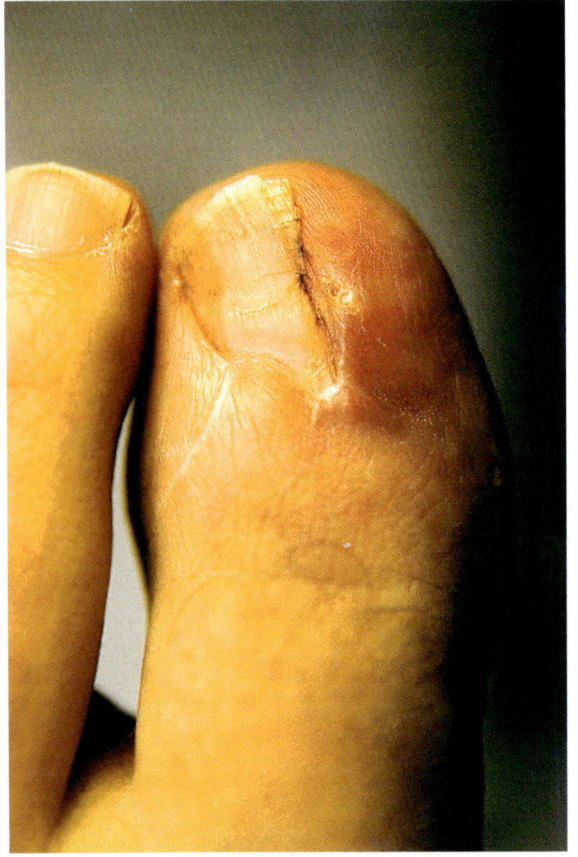

Nagelveränderungen

Wie an den Fingernägeln können wir auch an den Zehennägeln eine Fülle von Auffälligkeiten beobachten, die entweder isoliert oder im Rahmen bestimmter Grunderkrankungen auftreten. Nicht jede Nagelveränderung hat Krankheitswert. Wichtig ist, die Auffälligkeit richtig zu interpretieren und im Bedarfsfall eine weitere Abklärung einzuleiten.

Nagelveränderungen können bei Fehlbildungen, bei geistiger und körperlicher Behinderung, im Rahmen dermatologischer oder internistischer Erkrankungen oder bei Einnahme bestimmter Medikamente auftreten. Ebenso werden Infektionen sowie gut- und bösartige Tumoren im Bereich des Nagels beobachtet. Verletzungen und mechanische oder chemische Schäden können ihre Spuren am Nagel hinterlassen und nicht zuletzt gibt es charakteristische Merkmale, die den »Altersnagel« kennzeichnen.

Eine ausführliche Darstellung sämtlicher Nagelveränderungen würde den Rahmen dieses Buches bei weitem sprengen. Deshalb beschränken wir uns auf eine Auswahl von Nagelveränderungen, mit denen der medizinische Fußpfleger häufiger konfrontiert wird. **Onychomykosen** sind auf S. 49 ff., der **Unguis incarnatus** auf S. 55 ff. beschrieben.

Onychogryposis

Mit diesem Begriff ist ein krallenartiges Nagelfehlwachstum - vor allem an der Großzehe – gemeint, das in der Fußpflegepraxis sehr häufig zu beobachten ist. Man spricht auch von Klauennagel, Krallennagel oder Papageienschnabelnagel. Die Nagelplatte haftet kaum noch auf dem Nagelbett und ihr Wachstum verläuft schräg zur Zehenachse. Flache, quer zur Nagelwachstumsrichtung (transversal) verlaufende Wülste durchziehen die verdickte Nagelplatte. Hornmassen und abgestorbenes Epithelgewebe setzen sich an der Unterseite der Nagel-platte fest. Die Nagelplatte erscheint gelblich-schmutzig und zum Teil auch transparent. Das Nagelwachstum ist aufgrund schlechter Durchblutungsverhältnisse verlangsamt, was eine Nagelpilzinfektion begünstigt.

Eine Onychogrypose beobachtet man oft bei älteren Menschen, die aufgrund eingeschränkter Beweglichkeit ihre Nägel nicht mehr sachgerecht schneiden können. Der ständige Druck des Schuhs von frontal auf die Nagelplatte verformt den Nagel nach medial, lateral oder plantar. Oft schämen sich die Patienten ihrer verformten Nägel und schieben den Besuch beim Fußpfleger immer mehr hinaus.

> **Tipp**
> Eine Onychogrypose behandelt man am besten, indem man den distalen, über die Zehenkuppe gewachsenen Nagel mit einem mittleren, abrasiven, pappelförmigen Diamantschleifer etwas verdünnt. Anschließend fräst man über die gesamte Nagelbreite in Höhe des neu zu bestimmenden Nagelendes eine kleine Kerbe und kürzt dann mit der Nagelzange den Nagel vorsichtig.

Dies ist die ungefährlichste, schonendste Arbeitsweise, da sich hypertrophierte Papillen unter dem sehr dicken Nagel befinden können, die bei unsachgemäßem Kürzen leicht bluten. Im Anschluss an das Kürzen wird die Hyperkeratose mit keratolytischen Maßnahmen schonend entfernt. Es sollten vorbeugende Maßnahmen gegen eine eventuelle Pilzinfektion ergriffen werden.

Kopfzangen oder Zangen mit Gelenkverstärkungen (sog. Geflügelzangen) sind teures »Brachialwerkzeug« und nicht mehr zeitgemäß, da sie beim Abzwicken hohen Druck auf die Nagel- bzw. Zehenkuppenweichteile ausüben und die Verletzungsgefahr zu hoch ist. Außerdem ist es für den Patienten unangenehm!

52 Onychogryposis bei einer älteren Patientin. In der seitlichen Ansicht wird deutlich, warum man bei dieser Nagelverformung auch von einem Papageienschnabelnagel spricht.

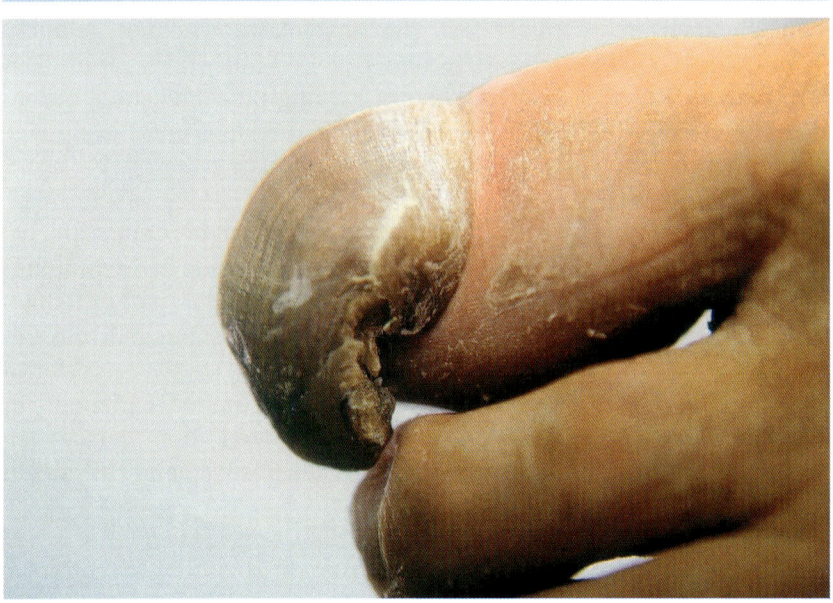

53a Älterer Patient mit einer Onychogrypose an der rechten Großzehe.

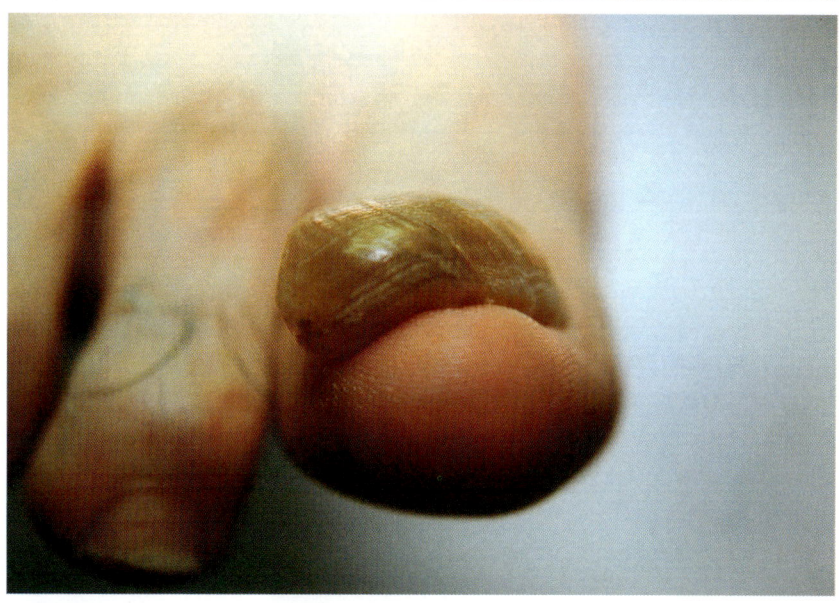

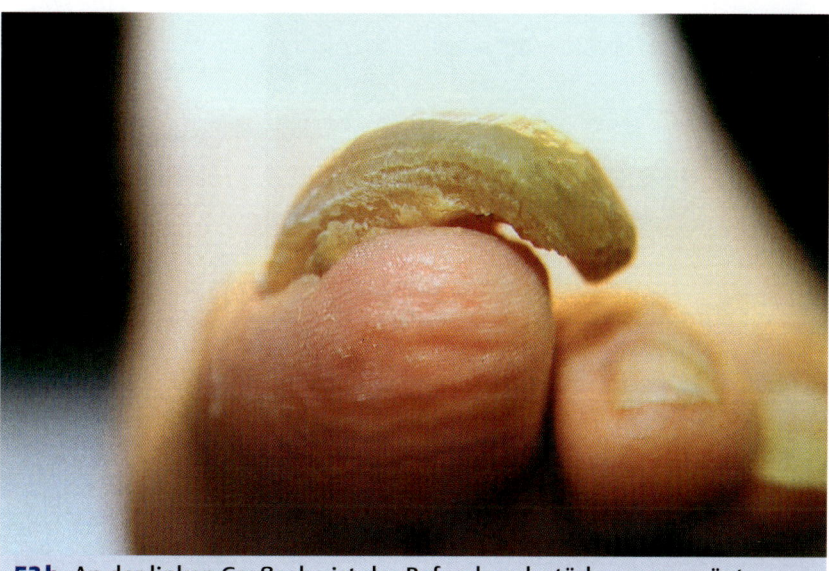

53b An der linken Großzehe ist der Befund noch stärker ausgeprägt.

54a Bei diesem Patienten ist zur Onychogrypose noch eine Pilzinfektion hinzugekommen.

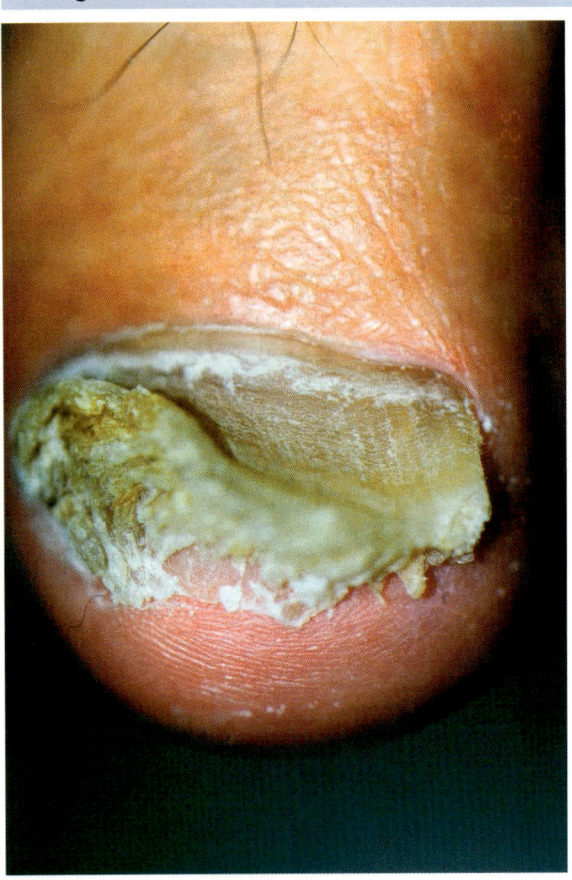

Behandlung zu 🔊 54a

◆ Abdecken der übrigen Zehen und des Fußes mit Kodan®-Tüchern.

◆ Abschleifen der erkrankten Nagelplatte mit Trocken- oder Nasstechnik und Absaugung.

◆ Hier haben sich die Verzahnungen 425GX/060 und M426FX/023 (Busch) als sehr wirksam erwiesen. Mit den Formen 429X/031 und M433FX/023 (s. S. 50) lässt sich das gewünschte Behandlungsziel erreichen.

◆ Desinfektion z. B. mit Octenisept®.

◆ Anschließend Verband mit Yavatop-Desinfektionscreme für ca. 1 bis 2 Tage anlegen.

◆ Octenisept® zur Desinfektion für zu Hause empfehlen.

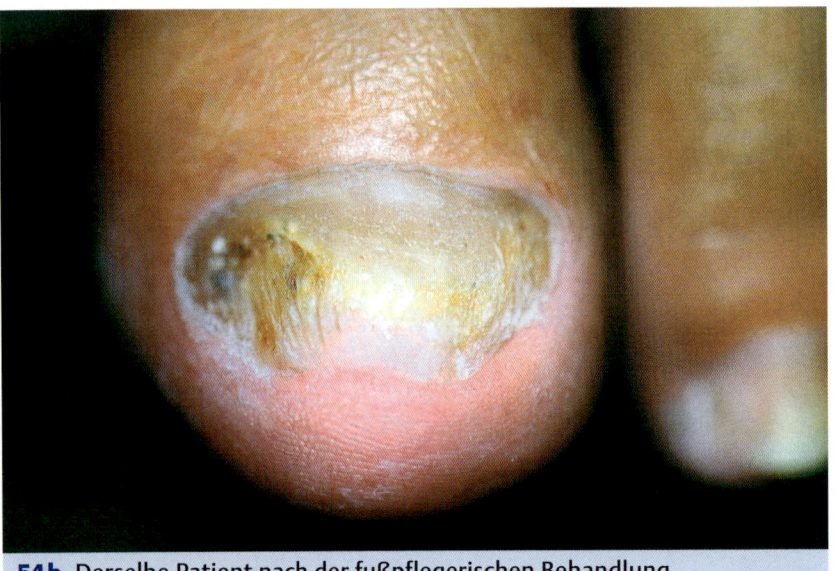

54b Derselbe Patient nach der fußpflegerischen Behandlung.

Schritt für Schritt: Behandlung einer Onychogrypose

55a Patient mit ausgeprägter Onychogrypose der 2. Zehe links.

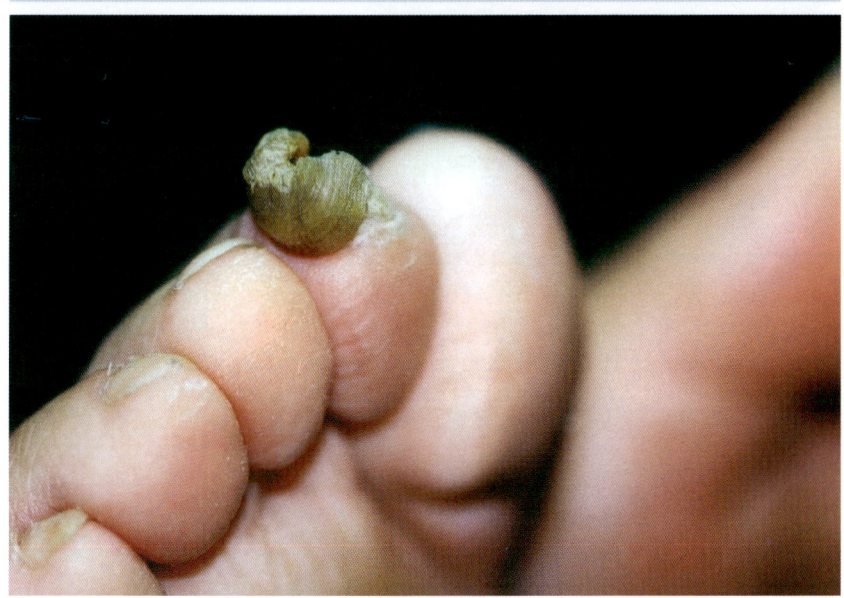

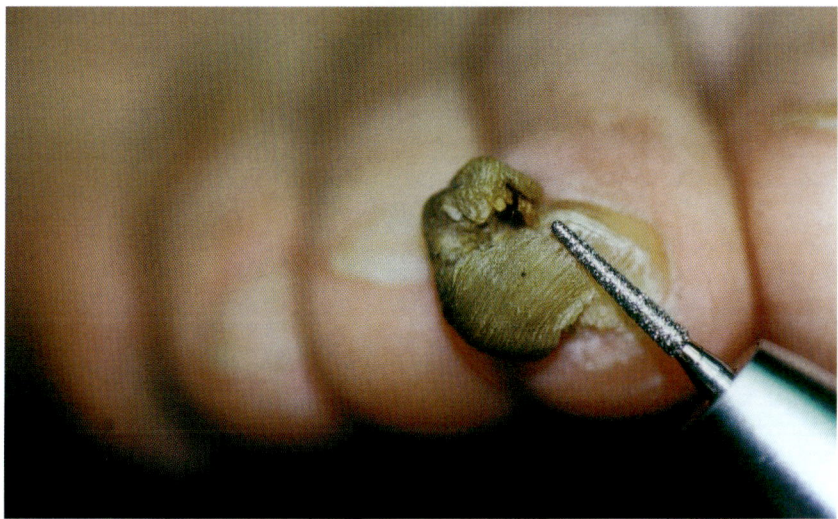

55b Mit einem pappelförmigen Diamantschleifer (Busch) wird der Nagel im proximalen Bereich transversal verdünnt.

Tipp

Den Nagel nicht mit stark übersetzten Nagelzangen »quetschen«! Dies ist eine veraltete und gefährliche Methode, den Nagel zu kürzen.

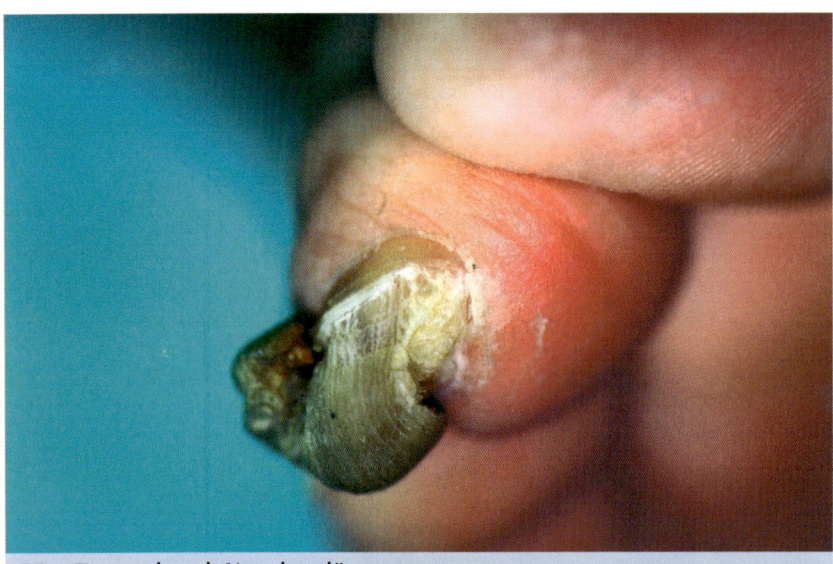

55c Zustand nach Nagelverdünnung.

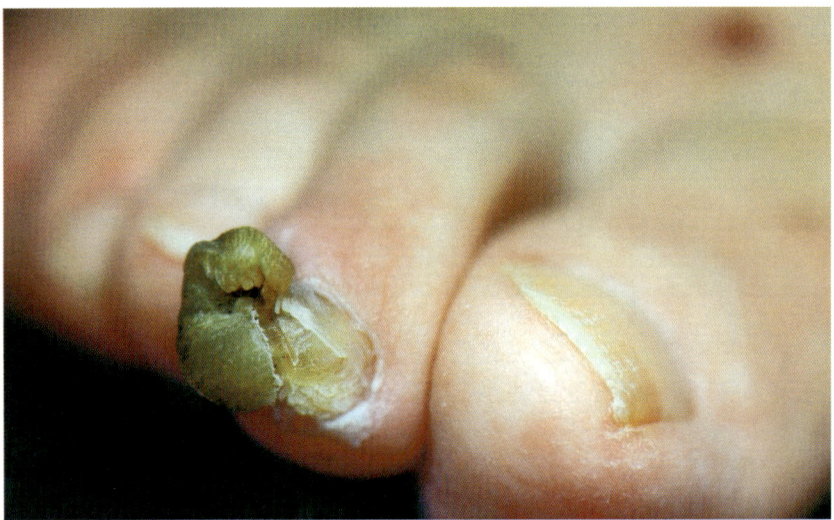

55d Jetzt braucht man den Nagel nur noch mit der Pinzette zu fassen und hochzuklappen.

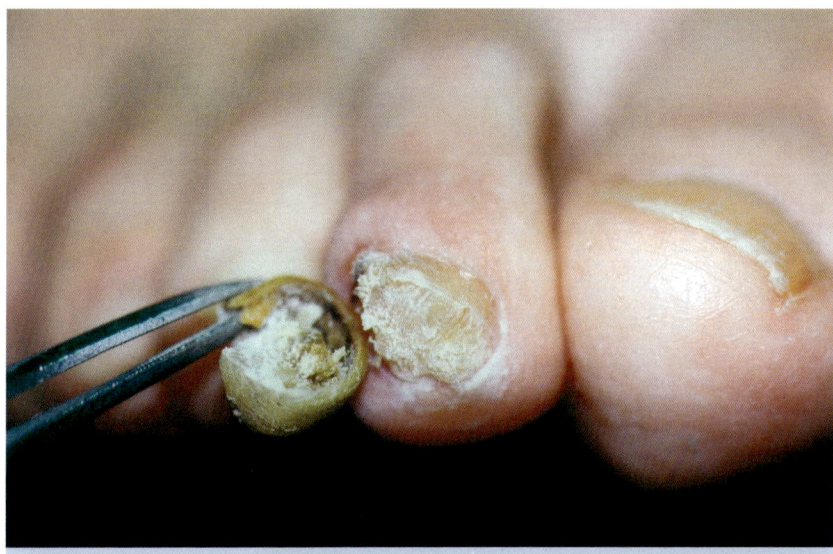

55e Abgenommenes Nagelteil der Onychogrypose.

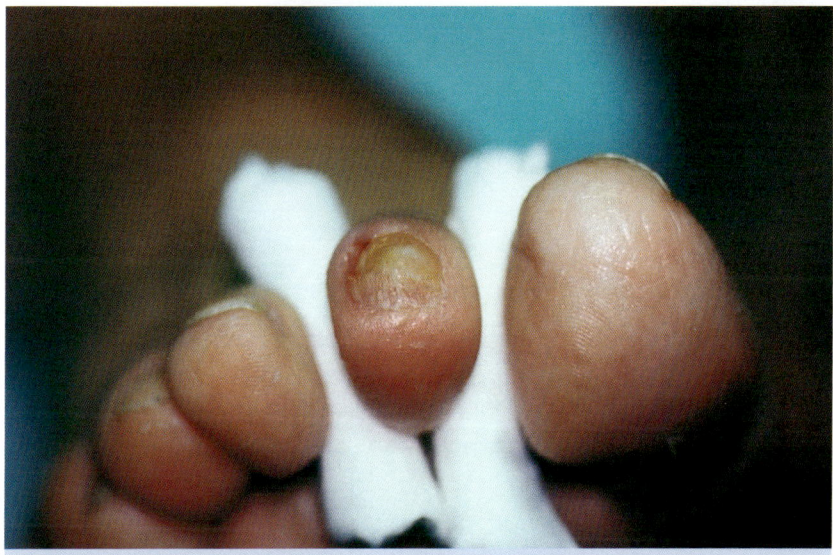

55f Zustand nach Ausschleifen der Nagelumgebung.

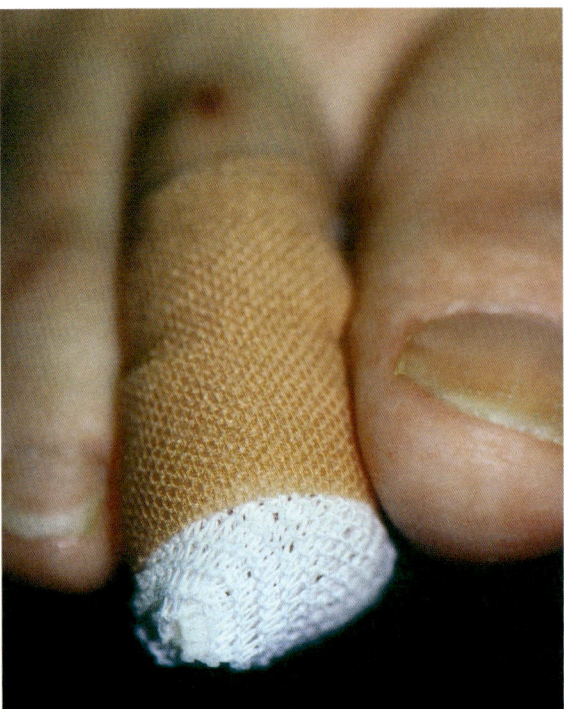

55 g Ein abschließender Tubegazeschlauch TG 2 (Hartmann) wird über einer Heilsalbe (z. B. Mirfulan) angebracht. Der Verband darf an der Zehenspitze nicht zu voluminös sein, damit er keinen Druck ausübt.

Altersnägel

Alte Menschen benötigen die Hilfe des Fußpflegers ganz besonders, weil ihnen durch eingeschränkte körperliche Beweglichkeit und nachlassende Sehkraft die Nagel- und Fußpflege zunehmend schwer fällt. Außerdem neigt der ältere Mensch zu Fuß-, Haut- und Nagelproblemen, die einer professionellen Behandlung bedürfen, weil sie sonst die Mobilität des Betroffenen stark einschränken. Spreizfuß, Hallux valgus sowie Reiter- und Hammerzehen sind im fortgeschrittenen Alter keine Seltenheit, ebenso wie eingewachsene Zehennägel und Onychomykose. Die Fußnägel können brüchig, auffallend dick, lang und gebogen werden und die Haut verliert an Elastizität und neigt häufig zu Atrophie und Verletzungen.

Bei der Fußpflege älterer Menschen müssen die Nägel kurz geschnitten und leicht abgerundet werden. Wichtig ist es, Falzverhornungen zu lösen und bei verdickten Nägeln vorsichtig zu fräsen. Arbeitet man mit dem Skalpell, muss die Fußhaut wegen des geringen Hautturgors unbedingt vorgespannt werden.

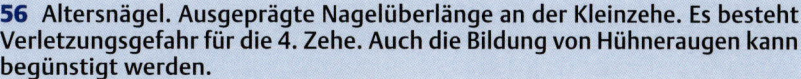

56 Altersnägel. Ausgeprägte Nagelüberlänge an der Kleinzehe. Es besteht Verletzungsgefahr für die 4. Zehe. Auch die Bildung von Hühneraugen kann begünstigt werden.

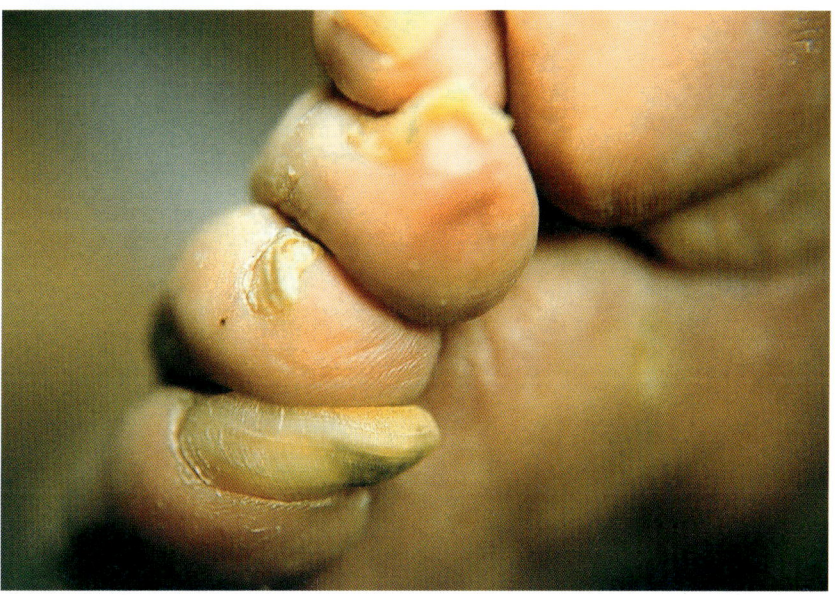

Behandlung zu ☎ 56

♦ Nägel mit einer feinen Eckenzange in 1-mm-Schritten vorsichtig kürzen, und zwar von rechts nach links oder umgekehrt.
♦ Blutungsgefahr durch komprimierte Kapillaren besonders im Bereich des 5. Zehennagels.
♦ Gegebenenfalls Feinarbeit oder Vorbereitung mit zylindrischem Diamantschleifer vornehmen.
♦ Zehenzwischenräume auf Mykosebefall bzw. Feuchtigkeit (mazerierte Haut) überprüfen.

57a 62-jährige Patientin mit ungepflegten Füßen und viel zu langen Nägeln.

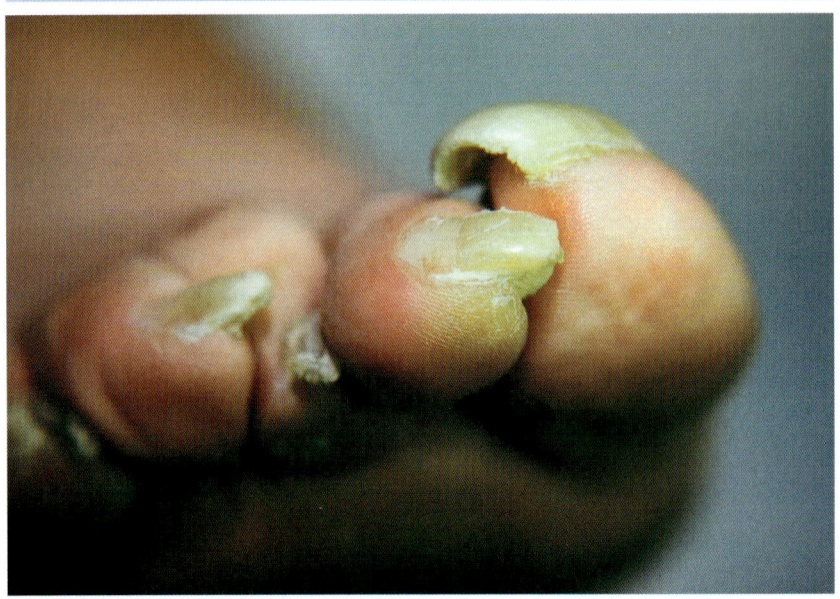

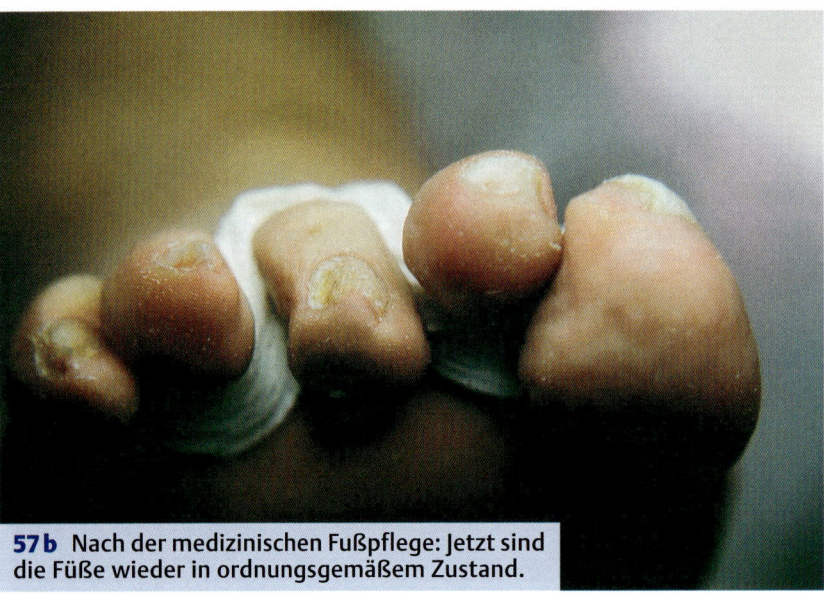

57b Nach der medizinischen Fußpflege: Jetzt sind die Füße wieder in ordnungsgemäßem Zustand.

Behandlung zu ◉ 57a

♦ Siehe Seite 69, ◉ 56.

♦ Bearbeiten der Nägel mit zylinder- oder pappelförmigem Diamantschleifer.

♦ Zur Arbeitserleichterung Kleenex-Tuch zu einer Art Spirale zusammendrehen und von links nach rechts durch die Zehenzwischenräume führen. So entsteht ein gleichmäßiger Zehenabstand.

Behandlung zu ☑ 58

♦ Hier darf keine stark übersetzte Zange zum Kürzen der Nägel verwendet werden: Verletzungsgefahr!

♦ Schleifen und Verdünnen der Nägel mit einem zylinder- oder pappelförmigen Diamantschleifer.

♦ Anschließend mit einer feinen Nagelzange den verdünnten Restnagel kuppenbündig kürzen und spatenförmig (nach Bittig) abrunden.

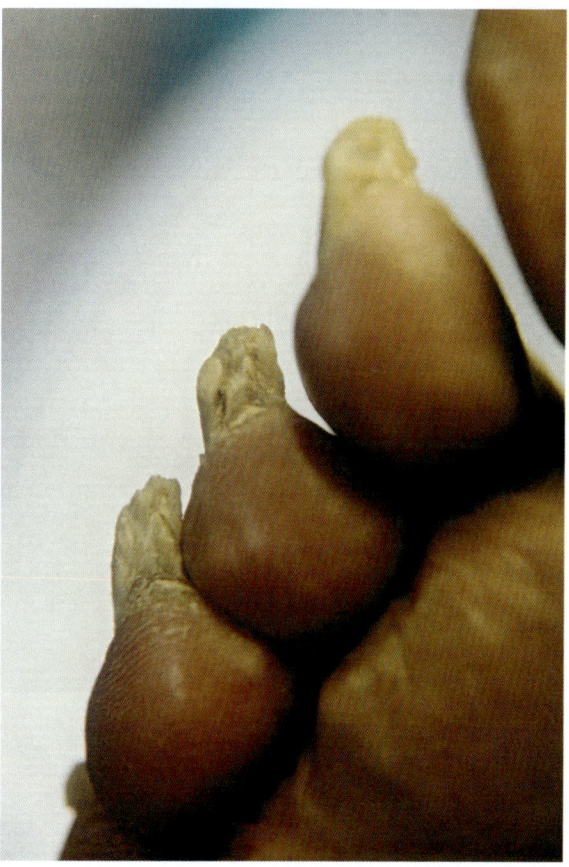

58 Altersnägel: Onychogryposis bei einer 81-jährigen Altersheimbewohnerin.

Behandlung zu ☑ 59

♦ In einer solchen Situation ist der abrasive pappelförmige Diamantschleifer das optimale Instrument. Er ermöglicht ein schnelles und ungefährliches Entfernen der Nagel-Hornmasse.

♦ Anschließend Feinarbeit mit der Turbinentechnik.

♦ Ein abschließender Druckschutzverband mit 2nd Skin ist selbstverständlich.

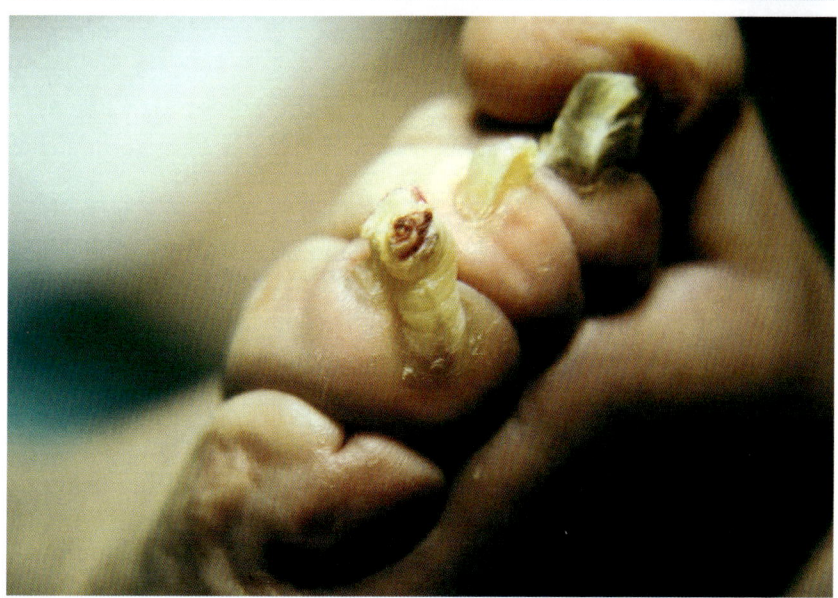

59 90 Jahre alte Frau aus einem Pflegeheim mit sonst gutem Zustand der Füße. An der 4. Zehe bildet der Nagel zusammen mit dem Hühnerauge ein Konglomerat.

Weitere Nagelveränderungen

60 Unguis convolutus der 1. und 2. Zehe bei einer 52-jährigen Patientin ohne Schmerzen.

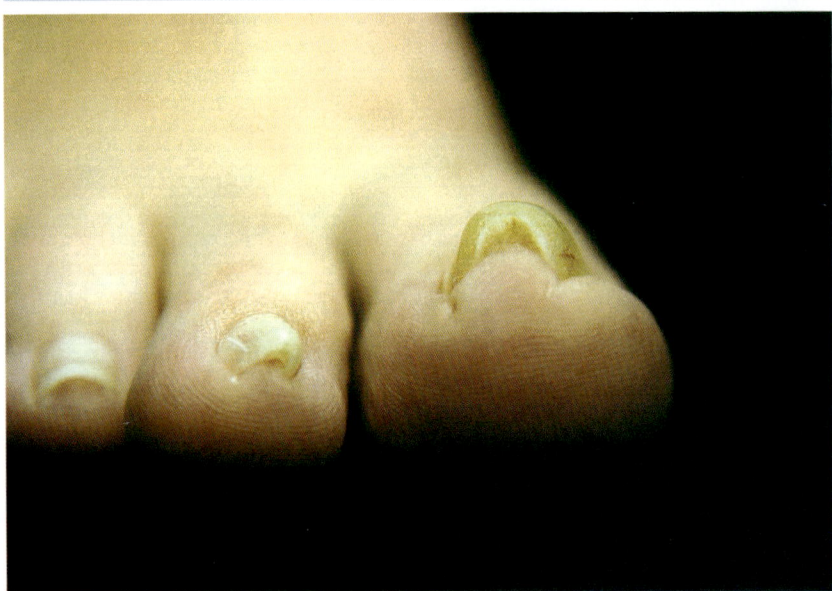

Behandlung zu ☎ 60

♦ Nagelplatte abschleifen und verdünnen.
♦ Vorsichtiges Kürzen des Nagels mit einer feinen Eckenzange.
♦ Feinarbeit mit dem Incarnator.
♦ Nagelfalztamponade oder Nagelkorrekturspange nach Bedarf.
♦ Die Guttapercha-Technik kann ebenfalls angewendet werden.

61 Unguis convolutus. Die Nagelränder wurden von der Kosmetikerin jahrelang »zu vollständig« herausgeschnitten und gefräst. Dadurch entstand eine verkümmerte Nagelform mit deutlicher Rückbildung des Nagelfalzes.

Behandlung zu ☎ 61

♦ Behandelt wird wie im oben geschilderten Fall (☎ 60).
♦ Anschließend Verband mit Hautpflegesalbe.

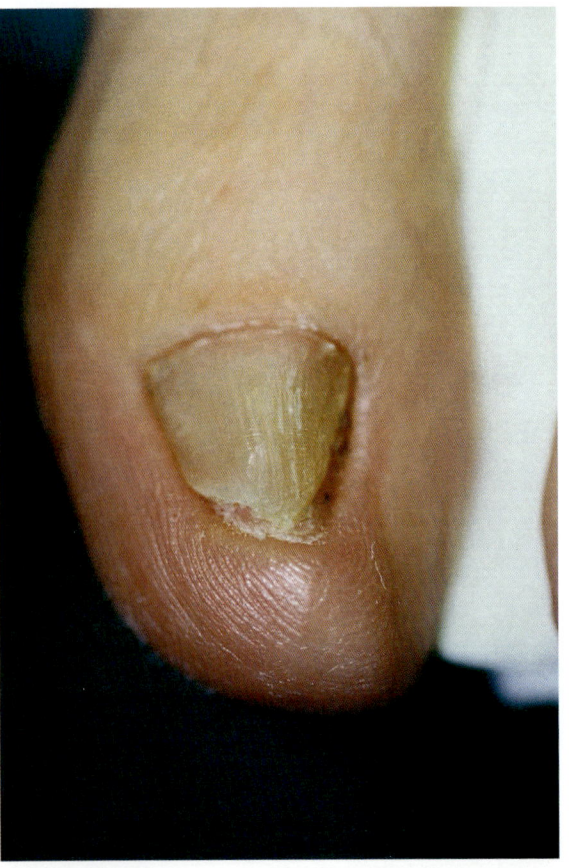

Behandlung zu ☎ 63 a + 63 b

♦ Behandelt wird wie bei ☎ 60 beschrieben.
♦ Jedoch bekommt der Patient nach dem Abschleifen Octenisept® zur täglichen Anwendung verordnet.

Behandlung zu ☎ 62

♦ Vorsichtiges Abschleifen mit der Turbine oder Mikromotor mit feinem Kugelfräser (Diamantkörnung).

♦ Feinarbeit mit dem Medihalter (Klingengröße 1 bis 3).

62 Pterygium der Kleinzehe bei einer 48-jährigen Patientin, die beim Tragen hochhackiger Schuhe Schmerzen hat. Die Cuticula ist vorgewachsen und es liegt eine durch Druck verursachte Nagelwachstumsstörung vor.

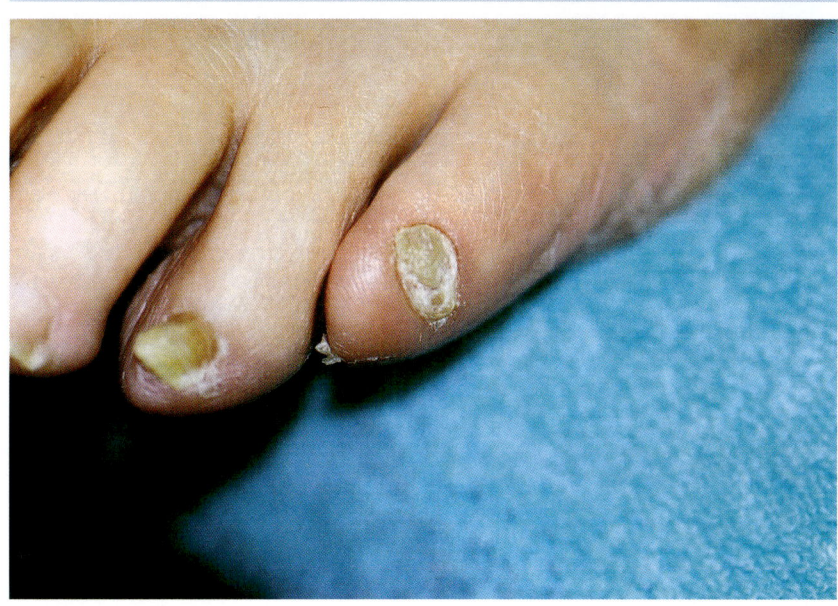

Pachyonychie und Mykose

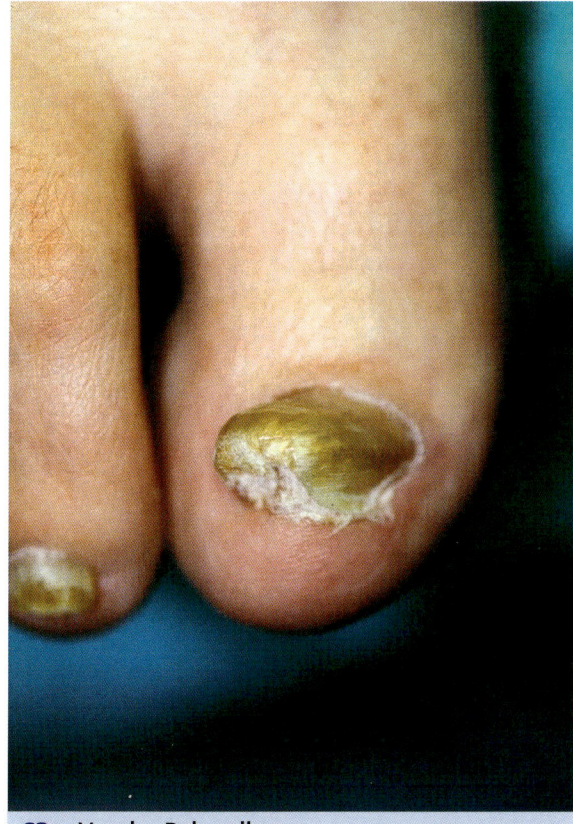

63a Vor der Behandlung.

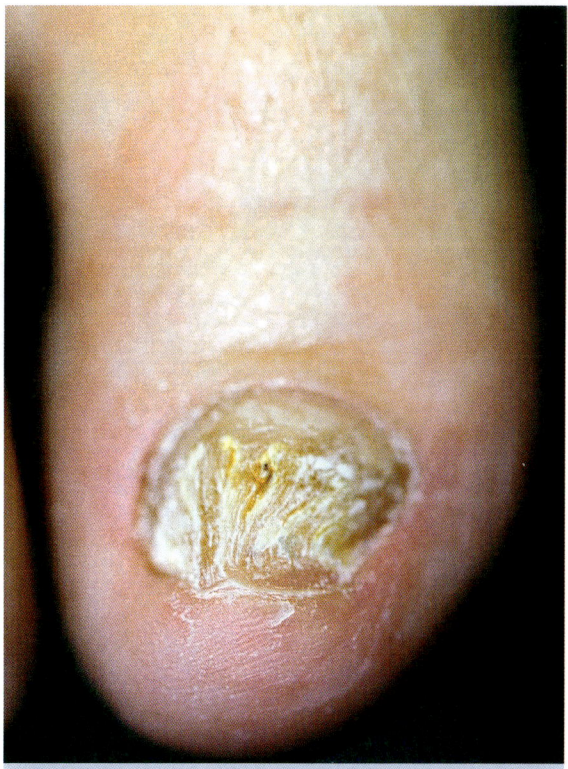

63b Zustand nach Abschleifen der krankhaft veränderten Nagelsubstanz mit einem pappelförmigen Diamantschleifer.

64a Bei dieser 35-jährigen Patientin kam es durch unsachgemäße Fuß-pflege zu einer Nagelverwachsung an der 3. Zehe. Die Patientin meldete sich erst in der Fußpflegepraxis, als die Zehe schmerzte.

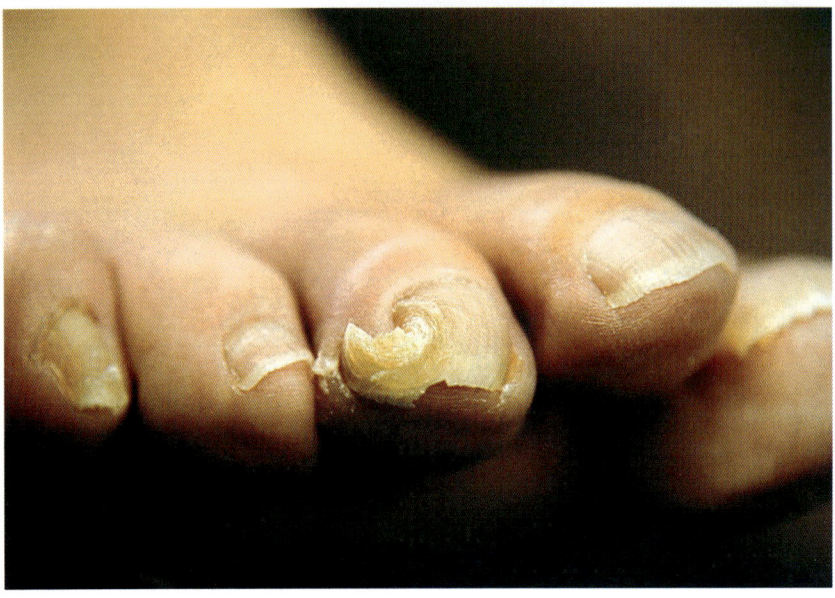

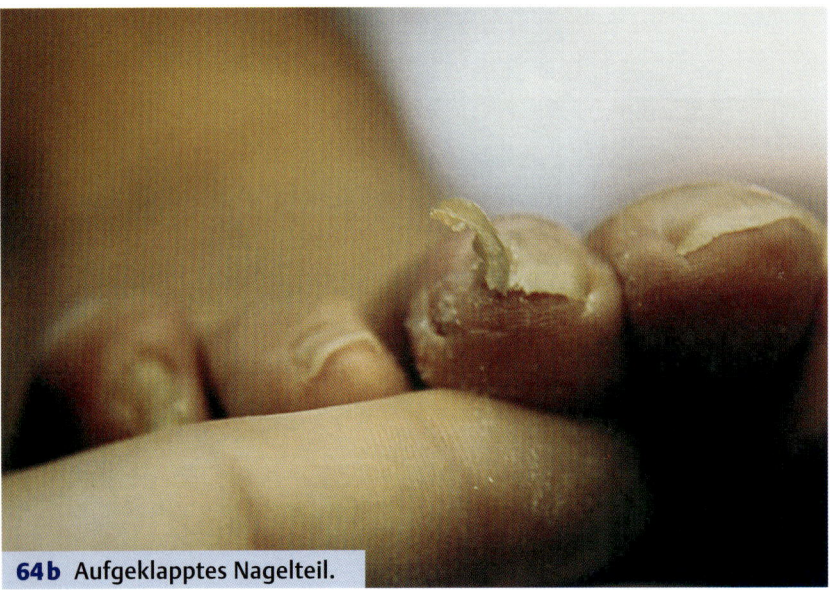

64b Aufgeklapptes Nagelteil.

Behandlung zu ☎ 64a

♦ Die Nagelverwachsung wird mit einer feinen Eckenzange entfernt.
♦ Anschließend Feinarbeit mit dem Incarnator.
♦ Glättung von Nagelrand und Haut mit zylindrischem Diamantschlei-fer.
♦ Anlegen eines Salben-Druckschutz-Verbandes an der 2. Zehe (mit Mirfulan und 2nd Skin).

65 Geschädigter Großzehennagel nach mehrfacher Nagelextraktion.

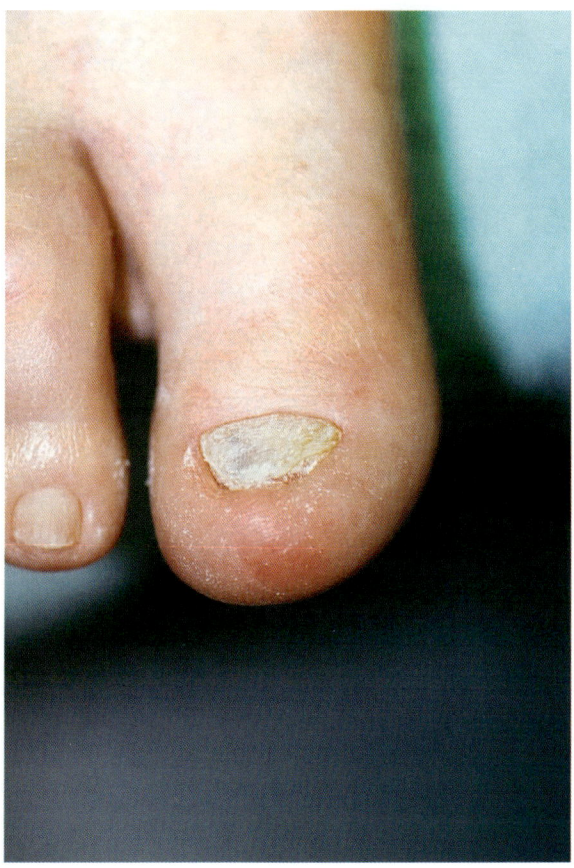

66 Leuconychia longitudinalis bei einer 54-jährigen Patientin. Verhornungen im Nagelfalz mit weißen Längsstreifen des Nagels.

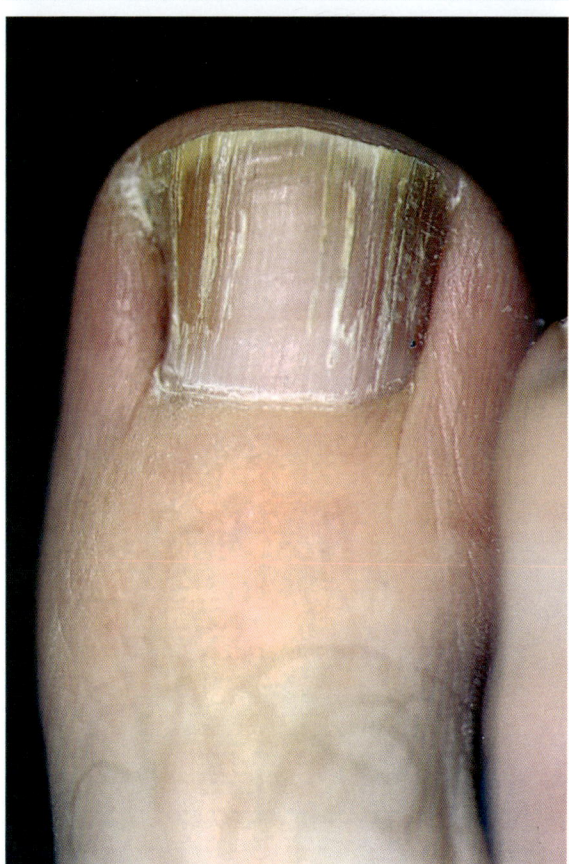

Behandlung zu ✆ 65

♦ Sondierung und Säuberung des Falzes mit einem doppelendigen Tamponadehäkchen.
♦ Feinarbeit an der Form des Nagels mit dem Incarnator (Klingengröße 61) und mit dem Medihalter (Klinge 1 bis 2).

Behandlung zu ✆ 66

♦ Kürzen des Nagels mit einer feinen Nagelzange.
♦ Nagelfalzbehandlung mit Medihalter (Klingengröße 1 bis 3).
♦ Anschließend Tamponade beider Nagelfalze mit der Guttapercha-Technik oder mit Gaze, die zuvor in Propolis-Lösung getränkt wurde.
♦ Die Patientin kann die Propolis-Lösung zu Hause einmal täglich in den Falz träufeln.

68-jährige Patientin, bei der mehrfach die Großzehennägel gezogen wurden. Die Patientin ist leidenschaftliche Bergwanderin. Durch das Abwärtsgehen werden beide Nägel stark gestaucht.
An der rechten Großzehe Teilonycholyse mit freiem distalem Nagelbett. Bulbös aufgetriebene Zehenkuppe.

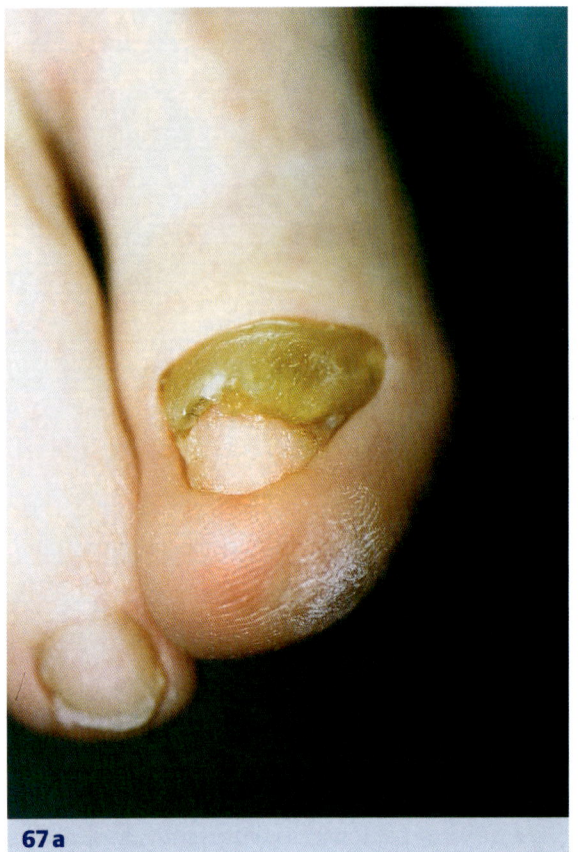

67 a

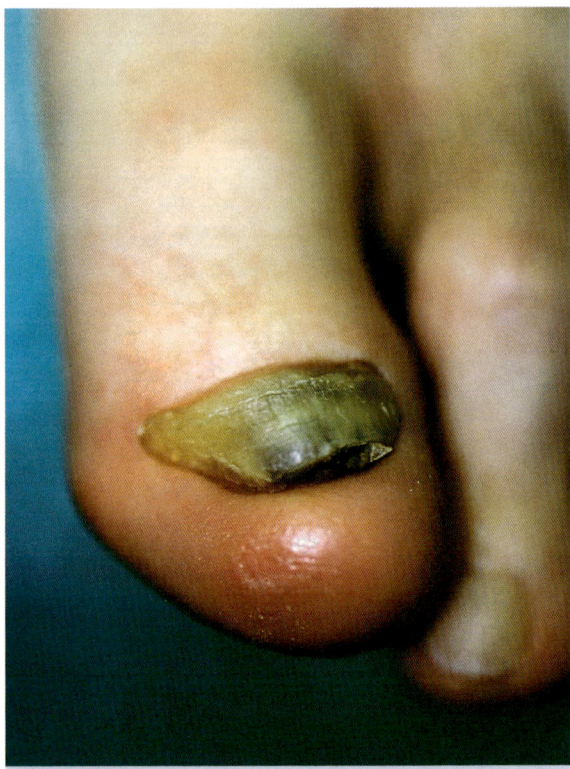

67 b An der linken Großzehe Nagelverdickung (Onychoauxis) mit subungualem Erguss und subungualer Hyperkeratose.

Behandlung zu 🔎 67 a und 67 b

◆ Lose Nagelteile mit dem Fräser, Schleifer oder einer feinen Nagelzange entfernen.

◆ Feinarbeit am Nagel und an der Umgebung mit dem Medihalter und dem Incarnator.

◆ Anlegen von TG-Schlauchverbänden an beiden Großzehen. Die Verbände für etwa 2 Tage belassen.

◆ Der Patientin wird empfohlen, vor Wanderungen über jede Großzehenkuppe einen Silopad-Schlauch zur Druckentlastung zu ziehen. Die Silopad-Schläuche sollen nur bei Belastung und nicht den ganzen Tag getragen werden. Sonst besteht die Gefahr der Feuchtigkeitsbildung und Hautreizung.

68 Fleckförmige Weißfärbung (Leuconychia maculosa) des Nagels. Die Leukonychie kann angeboren, aber auch erworben (z. B. durch Mikrotraumen) sein.

69 Mees-Querstreifen am Großzehennagel, die auf eine infektiöse oder chemische Schädigung der Nagelmatrix hinweisen können.

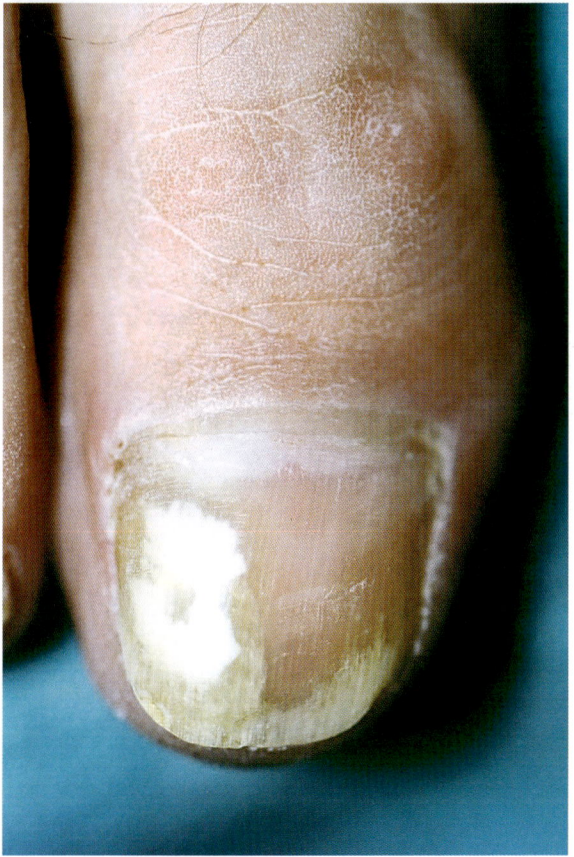

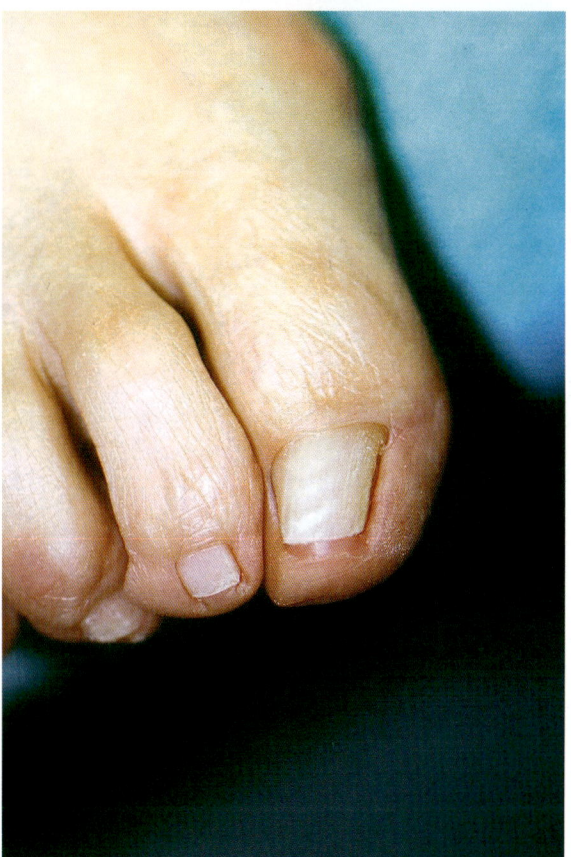

Behandlung zu ☎ 68

♦ Falls keine Beschwerden bestehen, ist keine Behandlung erforderlich.
♦ Stört die Weißfärbung den Patienten, wird der weiße Nagelteil ausgeschliffen und eine Nagelteilergänzung angefertigt.

70 Subunguale Knochenexostose der Großzehe, die zu einer Verhornung und Clavusbildung unter dem Nagel führte.

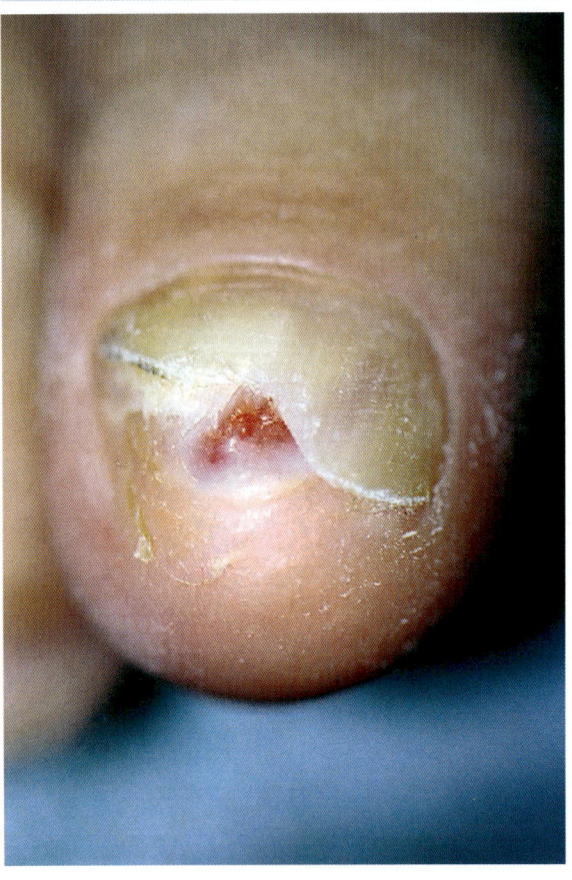

Behandlung zu ◎ 70

◆ Abschleifen der Nagelplatte im medialen, schmerzhaften Bereich mit der Nasstechnik (geringe sensible Belästigung) und dem Diamantschleifer.

◆ Evtl. mit der Turbine tiefere Gewebsschichten hervorheben.

◆ Desinfektion des Nagels.

◆ Nach der Behandlung Mirfulan-Salbe auftragen, 2nd Skin auflegen und einen TG-Schlauchverband für ca. 2 Tage anlegen.

◆ Wiedervorstellung in 2 Tagen.

◆ Beratung über Druckentlastung mit einem Silopad-Schlauch.

◆ Vorstellung beim Orthopädie-Schuhtechniker empfehlen.

71 Infektion unter der Nagelplatte mit Onycholyse.

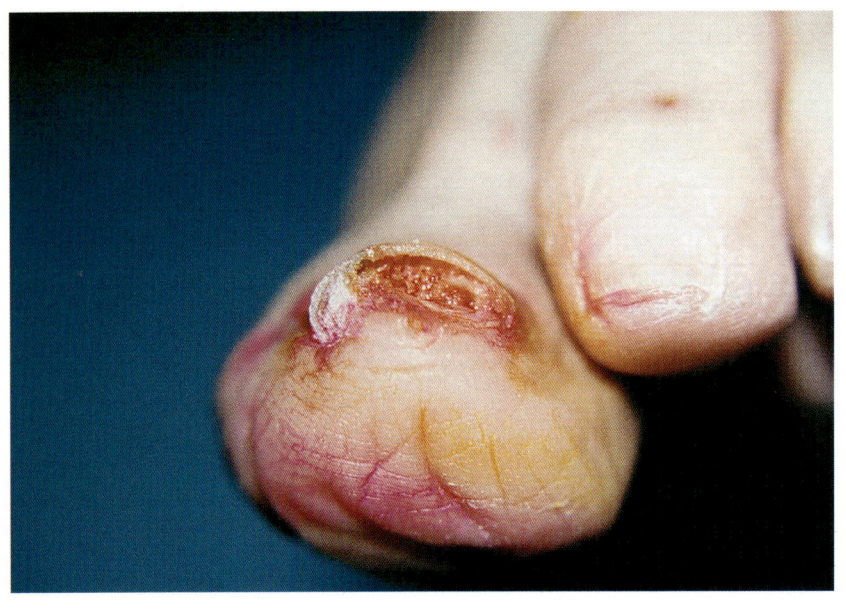

Behandlung zu ◎ 71

◆ Vorsichtige Abnahme der Nagelplatte.

◆ Desinfektion.

◆ Heilsalbenverband für ca. 3 Tage.

◆ Wiedervorstellung je nach Befund.

◆ Octenisept® zur täglichen Anwendung zu Hause verordnen.

72 Onychomykose des Großzehennagels. Nagelpilzinfektionen sind auch auf S. 49ff. beschrieben.

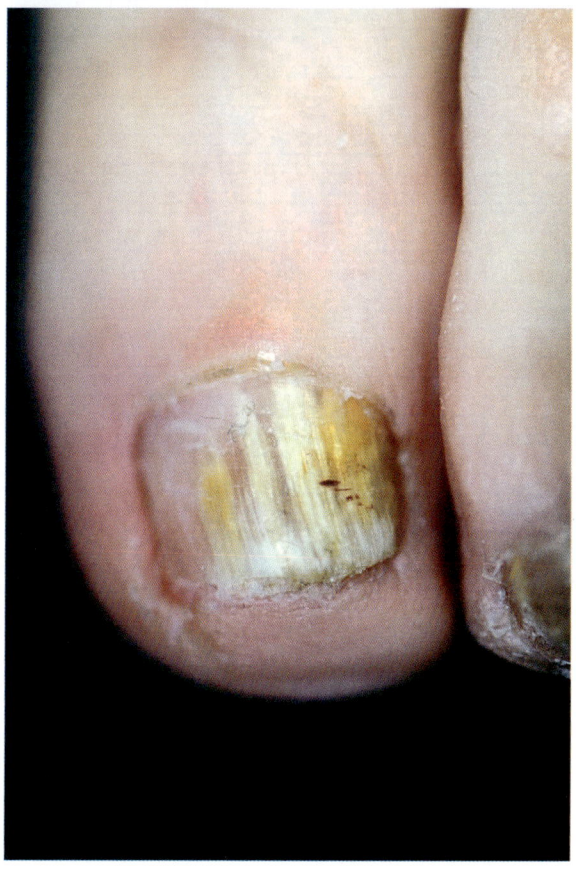

73 28-jähriger Patient mit traumatischer Ablösung des Großzehennagels (Fußballspiel).

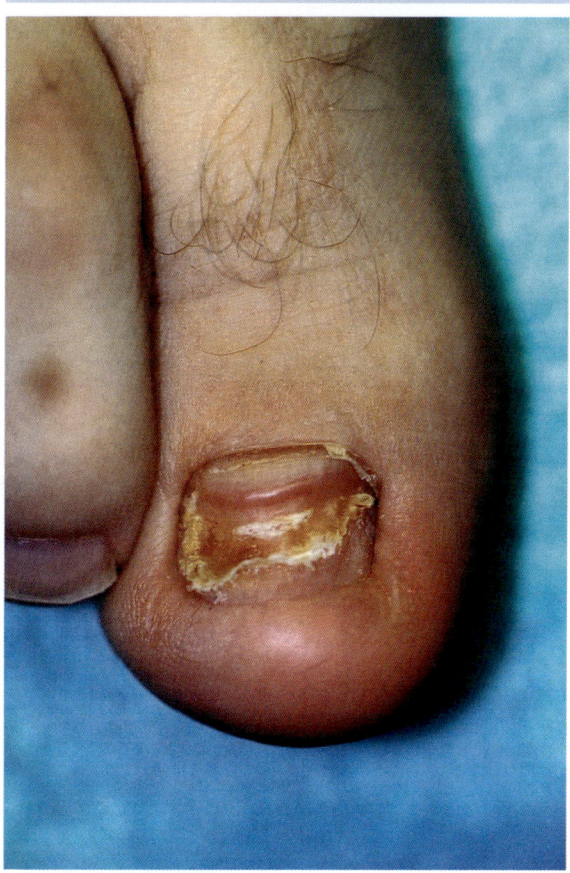

Behandlung zu ☞ 72

◆ Umgebung des mykotischen Nagels mit Kodan®-Tüchern abdecken.
◆ Hier haben sich Stahlfräser aus Hartmetall und mit Kreuzverzahnung (Busch) bestens bewährt. In diesem Behandlungsfall sind die formen 429X/031 und 425GX/060 (s. S. 50) sehr effektiv.
◆ Nach Ausschleifen der mykotischen Nagelmasse den Nagel mit Spray desinfizieren.
◆ Verband für ca. 3 bis 5 Tage mit Yavatop-Desinfektionscreme.
◆ Nach der Abnahme des Verbandes soll der Patient den Nagel täglich mit Octenisept® einsprühen.

Behandlung zu ☞ 73

◆ Beschleifen des Restnagels und Entfernen von lockerer Nagel-Hornmasse.
◆ Desinfektion.
◆ Bei Bedarf Nagelaufguss (schnellste und preisgünstigste Möglichkeit des Nagelersatzes).
◆ Alternativ kommt eine Nagelvollprothese nach Eckle in Frage, die aufwendiger und professioneller ist.

74 75-jährige Patientin mit traumatisch bedingter Onycholyse des Großzehennagels.

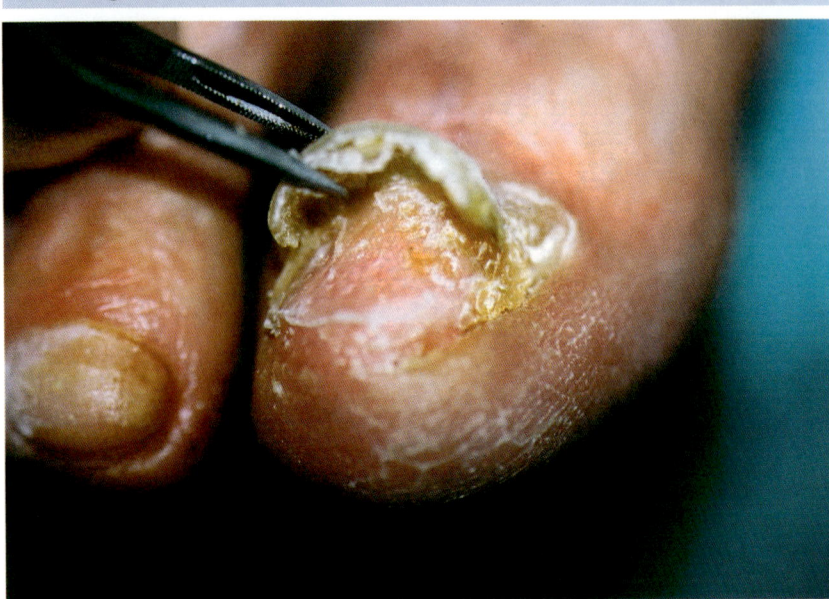

Behandlung zu ☞ 74

♦ Abheben des freien, flexiblen Nagelrandes mit einer Splitterpinzette.
♦ »Abzwicken« mit der feinen Nagelzange.
♦ Bearbeitung des Nagelbetts mit pappelförmigem Diamantschleifer in Nass- oder Trockentechnik.
♦ Desinfektion.
♦ Verband mit desinfizierender Heilsalbe und TG-Schlauchverband.

75 Subunguales Hämatom bei einer 52-jährigen Patientin, hervorgerufen durch einen schweren Gegenstand, der auf die Großzehe fiel. Der Bluterguss wächst von proximal nach distal heraus.

Tipp
♦ Ein altes Hämatom kann nicht mehr angebohrt werden. Ein Bohrloch bringt nur bei einem frischen Erguss Entlastung.
♦ Das Hämatom wächst problemlos von proximal nach distal mit dem Nagel heraus.

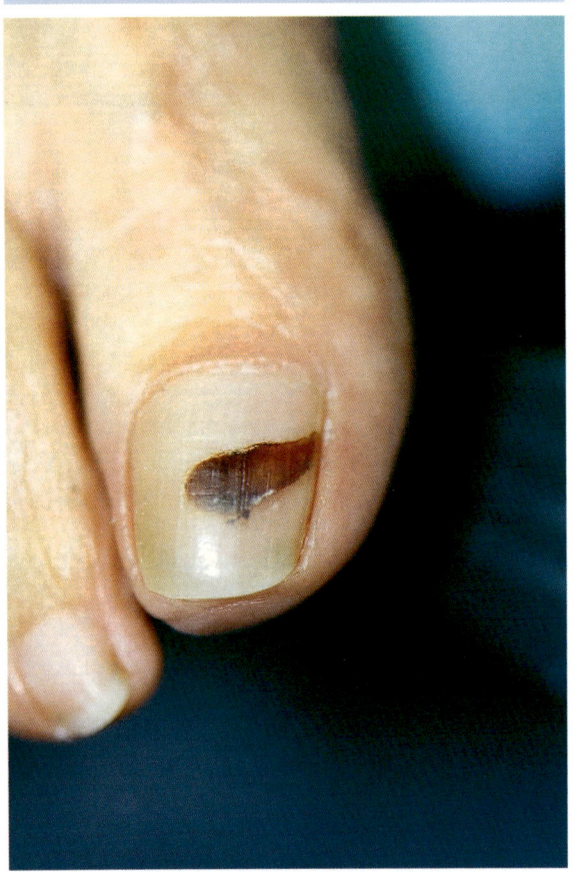

Dieser Patient hat sich beim Bergwandern ein subunguales Hämatom an der Großzehe zugezogen.

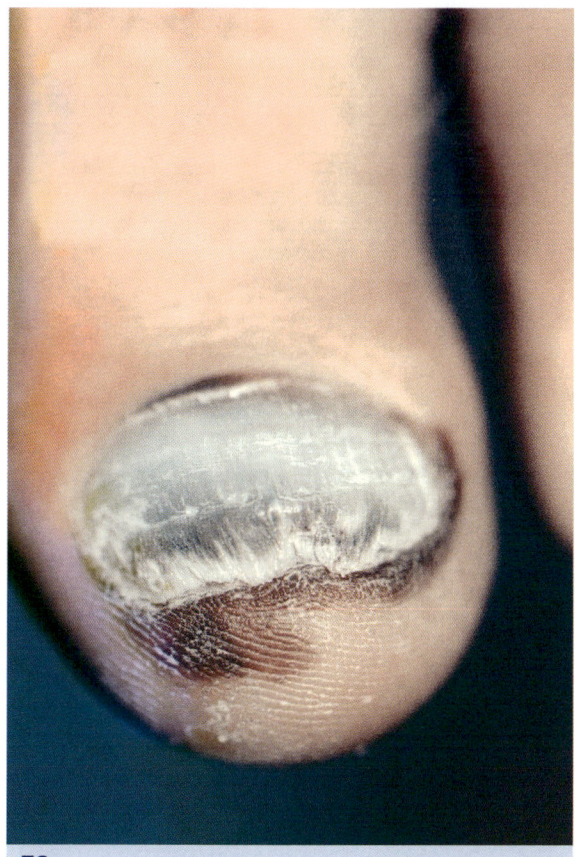

76 a

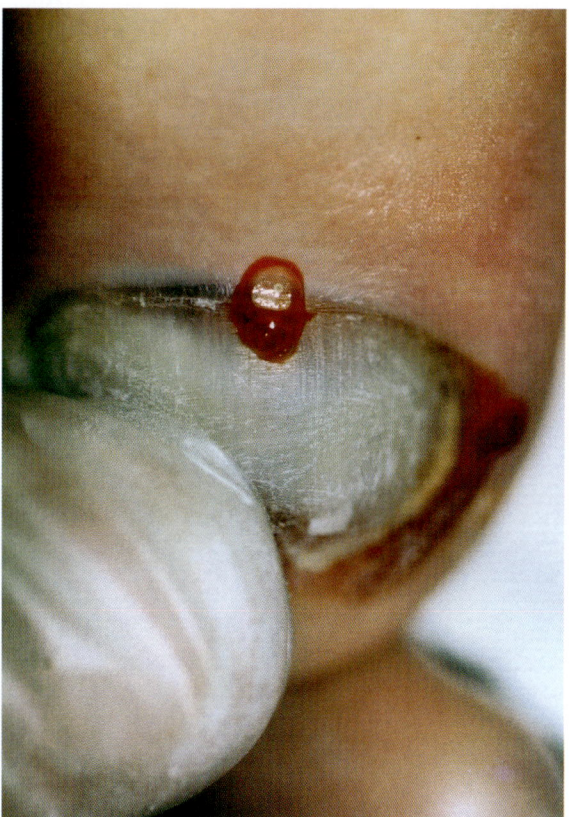

76 b Mit der Turbine wird ein Bohrloch gesetzt und das Hämatom entleert sich nach außen.

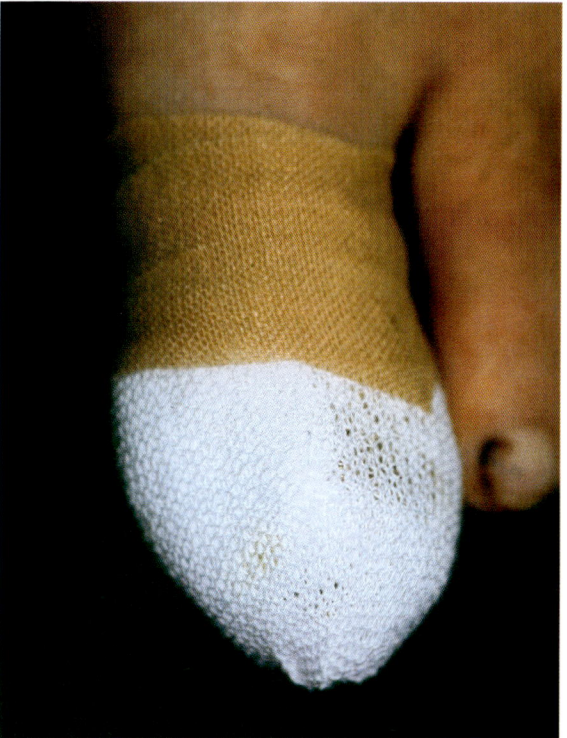

76 c Anlegen eines TG-2-Verbandes mit proximalem Fixationsstreifen aus Hapla-Band. Wiedervorstellung und Inspektion nach ca. 3 Tagen.

77a 42-jährige Patientin, die sich beim Bergwandern die Nagelmatrix stauchte. Es hat sich beidseits ein Hämatom gebildet. Durch die zu langen Nägel und den auf sie einwirkenden Druck beim Abwärtsgehen kam es zu einer massiven Schädigung der Matrix.

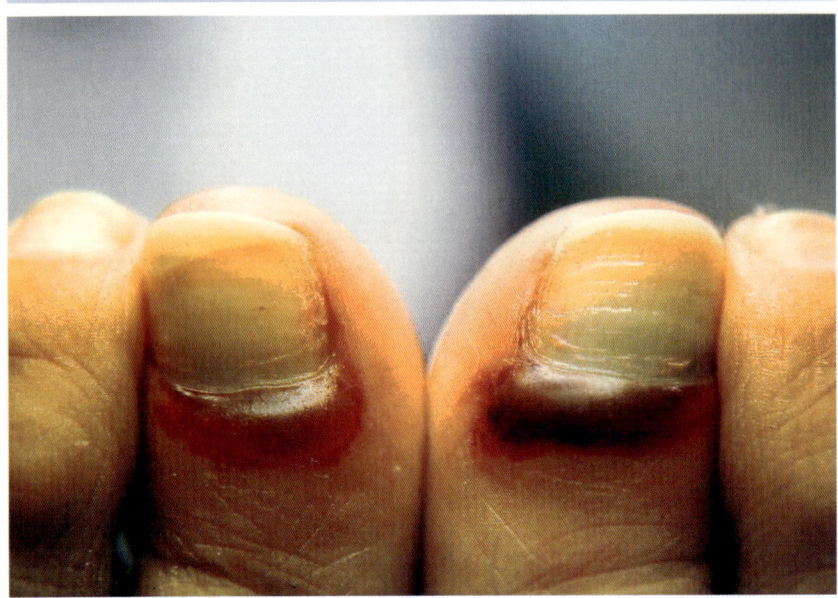

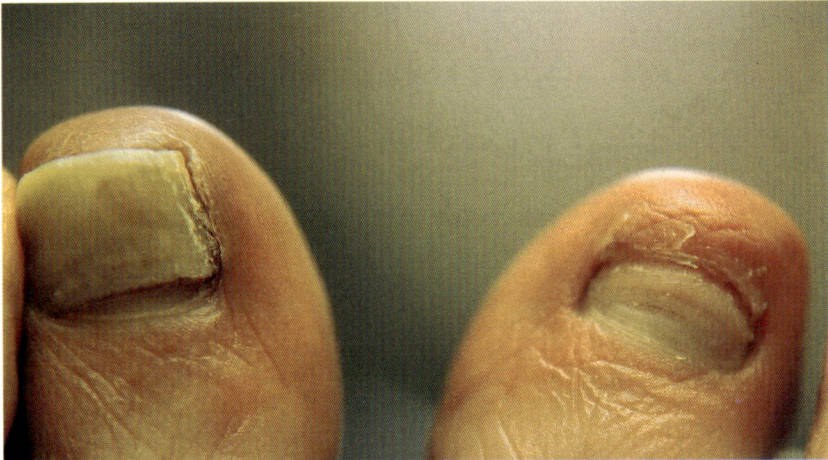

77b Nach einer Woche löst sich der Nagel an der rechten Großzehe bereits völlig ab. Der linke Großzehennagel sitzt nur noch locker auf dem Nagelbett und wird sich bald ablösen. In diesem Fall ist eine Vollnagelprothese nach Eckle indiziert (s. S. 131 ff.).

78 Onycholyse durch traumatische Einwirkung von außen. Altes Hämatom mit Lufteinschlüssen.

79 Gelegentlich behandeln wir auch an der Hand. Dieser Patient hat sich die Finger in der Autotür eingeklemmt - subunguale Hämatome sind die Folge.

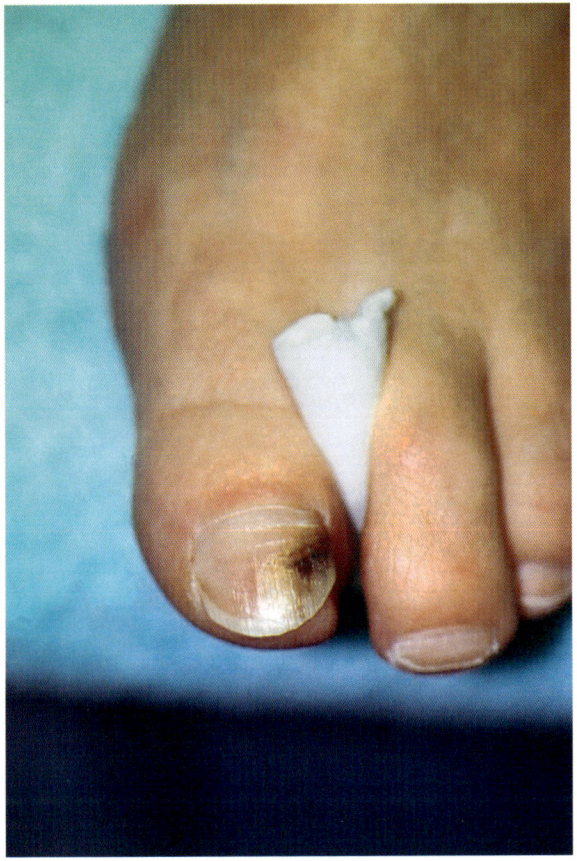

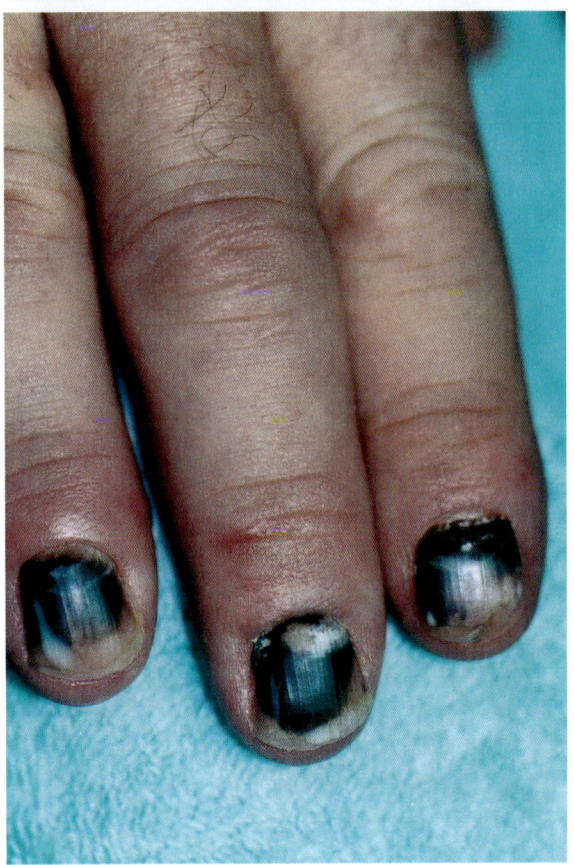

Behandlung zu ◎ 79

♦ Hand mit Octenisept® desinfizieren.
♦ Mit der Turbine an jedem Nagel proximal ein Entlastungsbohrloch anbringen.
♦ Jeden Finger einzeln mit einem sterilen Wundsalbenverband versorgen.
♦ Kontrolltermin am folgenden Tag.

80 Vorsicht, hier handelt es sich nicht um ein Hämatom, sondern um ein malignes Melanom mit partieller Onycholyse im distalen Nagelbett. Dieser 64-jährige Patient muss sich sofort ärztlich behandeln lassen.

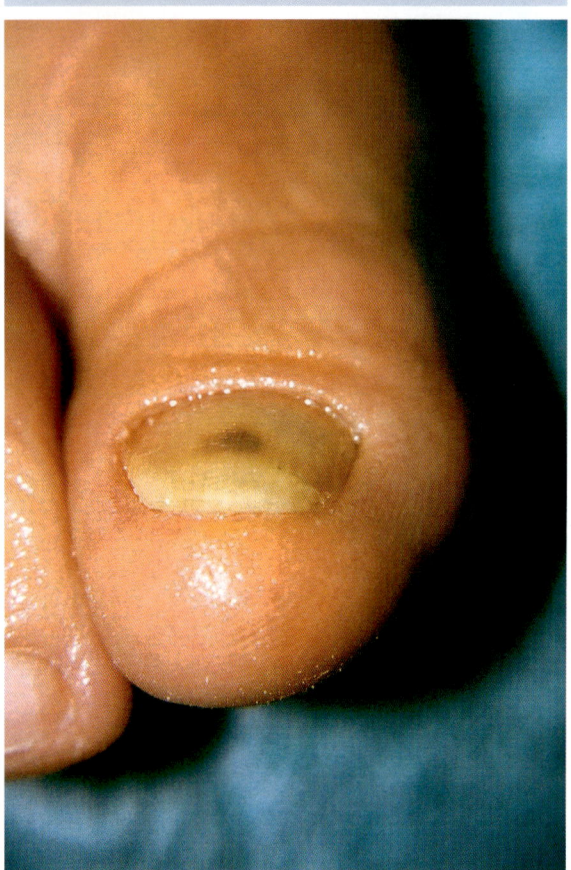

Hautveränderungen

Hautkrankheiten wie Schuppenflechte (Psoriasis), Neurodermitis und Ekzeme können sich auch am Fuß manifestieren. Häufig führen diese Hauterkrankungen auch zu Nagelveränderungen: So sind Tüpfelnägel bei Psoriasis und Alopecia areata (kreisrundem Haarausfall) zu beobachten, bei Hautekzemen tritt oft gleichzeitig eine lamellenartige Absplitterung von Nagelschichten auf und bei Neurodermitis findet man gelegentlich Nageldystrophien. Auch gut- und bösartige Hauttumoren können sich auf der Fußhaut bilden. All diese Erkrankungen erfordern eine ärztliche Behandlung.

Behandlung zu ☏ 81

◆ Ideal sind in diesem Fall pappelförmige Diamantfräser (Busch), die die Keratosen entfernen und die Haut glätten.
◆ Die zylindrische Schleiferform eignet sich zum Abflachen der distalen Nagelplatte.
◆ Der Patient sollte die Zehe zweimal täglich mit harnsäurehaltigem Cremeschaum (10 %) einreiben. Nach ca. 4 bis 6 Wochen auf 5 %igen Schaum umsteigen.

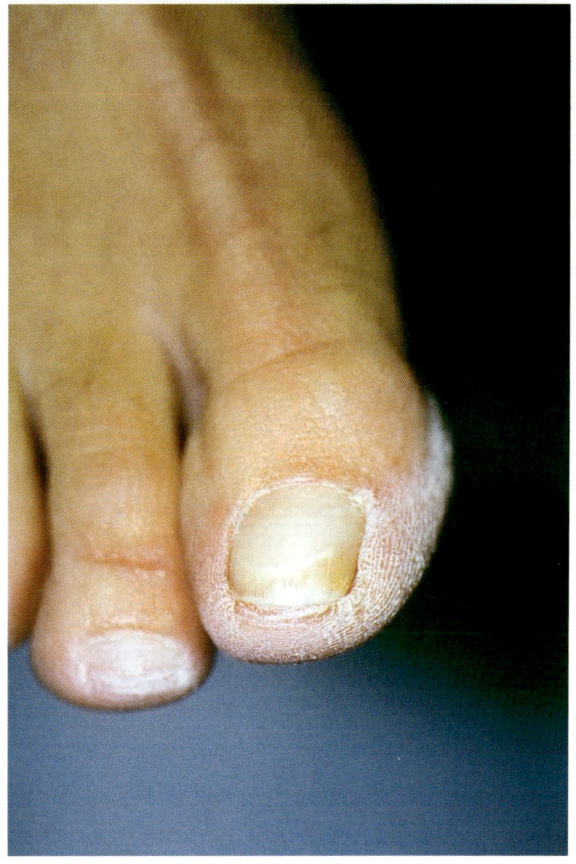

81 Periunguale Keratose bei einem 42-jährigen Neurodermitiker.

82 Hyperkeratosen auf den Fußsohlen eines Neurodermitikers.

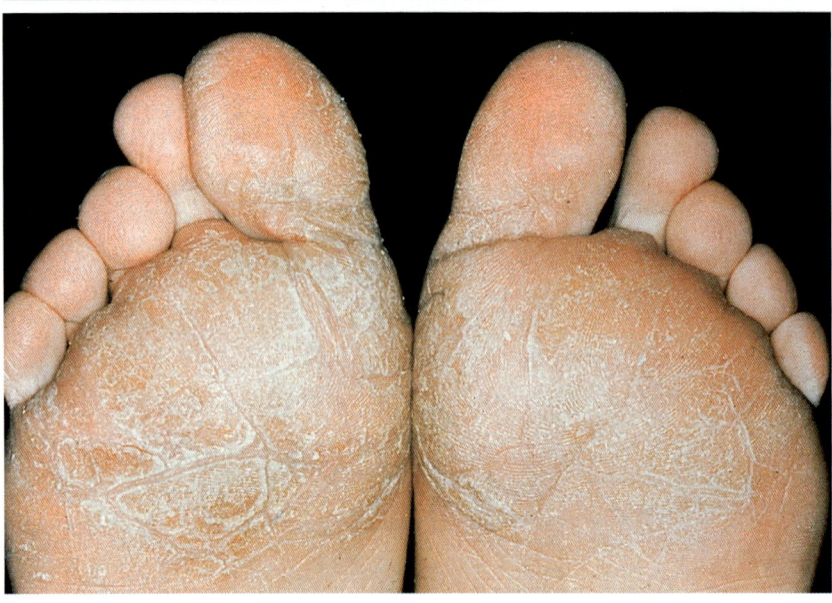

Behandlung zu ☎ 82

♦ Zunächst vorsichtige Entfernung der Hyperkeratosen mit dem Dia-Twister.

♦ Dann mit dem pappelförmigen Diamantschleifer die Feinbearbeitung der Rhagaden vornehmen.

83 Schuppenflechte (Psoriasis), starker Befall der Fußsohlen. Bei der Schuppenflechte kommt es infolge mechanischer, chemischer oder anderer Reize zu einer gesteigerten Proliferation der Epidermis und zu starker Schuppenbildung. Ellenbogen, Knie, behaarte Kopfhaut und Fußsohlen sind besonders häufig von der Psoriasis betroffen.

84 Keratoderma palmoplantare: Bei dieser dominant vererbten Hauterkrankung verhornen Hautbereiche an den Handtellern und Fußsohlen so stark, dass die Beweglichkeit leiden kann. Schmerzhafte Rhagaden sind keine Seltenheit.

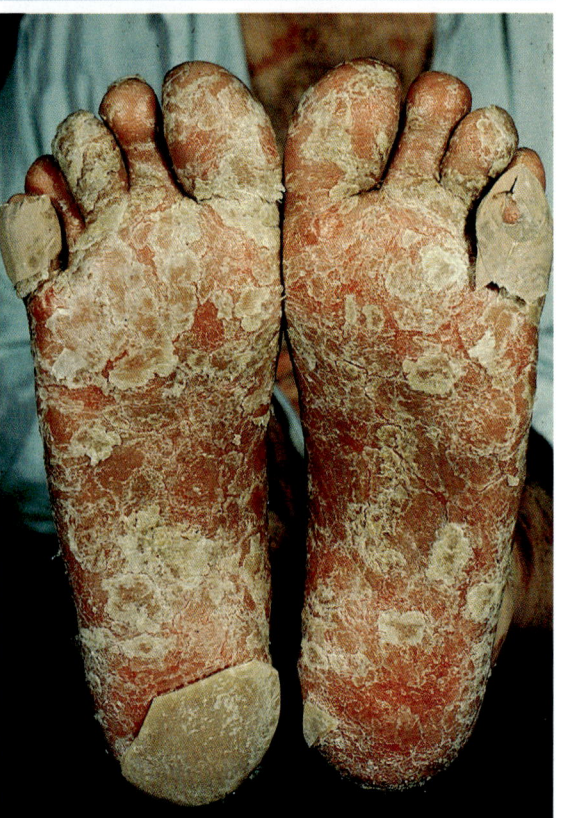

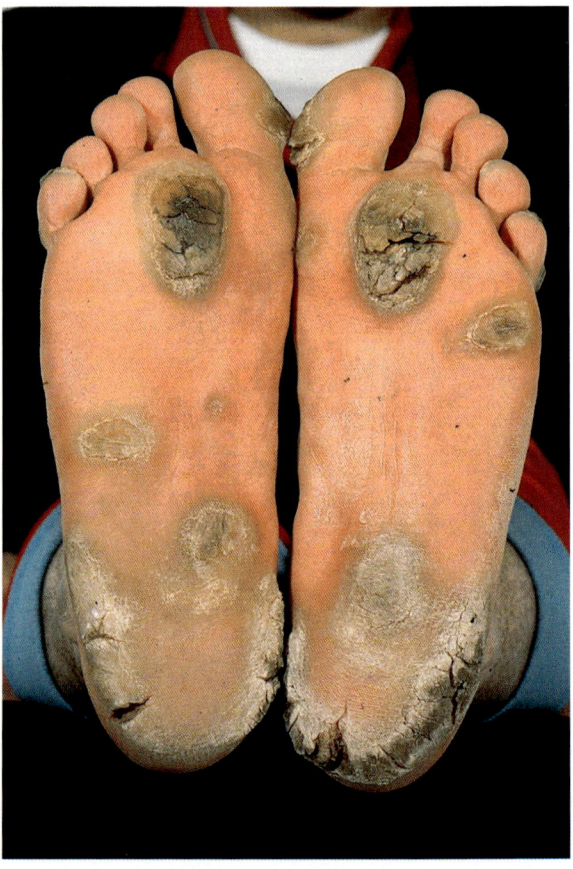

85 Dass das Keratoderma palmoplantare vererbt wird, belegt dieses Beispiel: Die Fußsohlen der Mutter weisen starke Verhornungen auf und auch beim Kind machen sich erste Veränderungen bemerkbar.

86 Typisches Merkmal der Pachyonychia congenita (s. S. 73) sind stark verdickte Nagelplatten von oft auffälliger Form und Größe. Zusätzlich kann es, wie bei diesem Patienten, zu Keratosen an den Handflächen und Fußsohlen kommen.

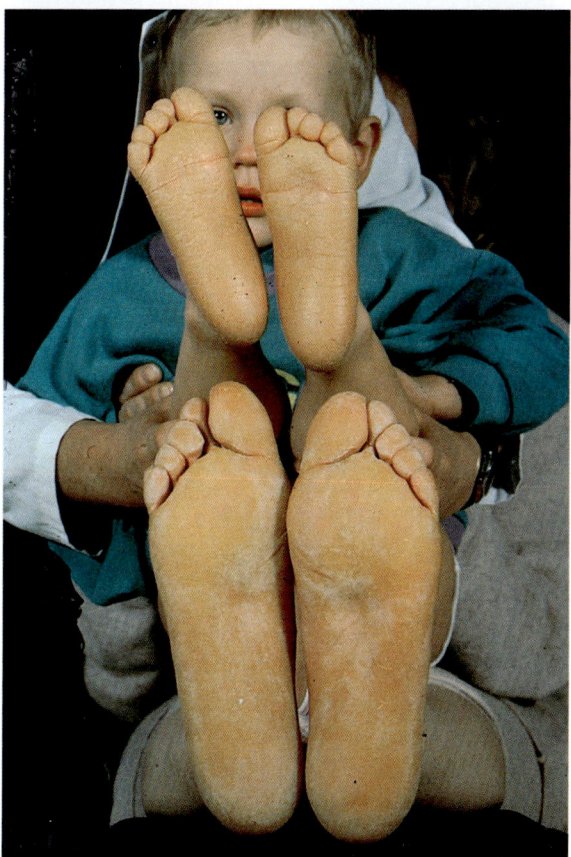

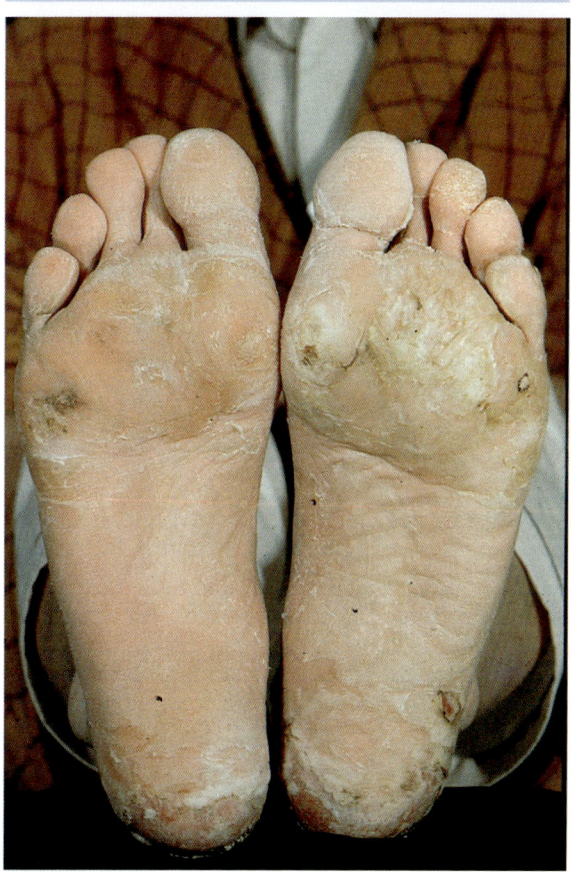

87 Podopompholyx: Hier handelt es sich um eine Dyshidrose (juckende Knötchen) der Fußsohle, die sehr schmerzhaft sein kann, wenn sie bakteriell besiedelt wird.

88 Die starke Rötung der Zehen, die auf den Vorfuß übergreift, ist Zeichen eines hochakuten entzündlichen Prozesses. Bei diesem Patienten lag eine Infektion mit gramnegativen Bakterien vor. Ein Patient mit einem so ausgeprägten Befund benötigt ein Antibiotikum und gehört in sofortige ärztliche Behandlung.

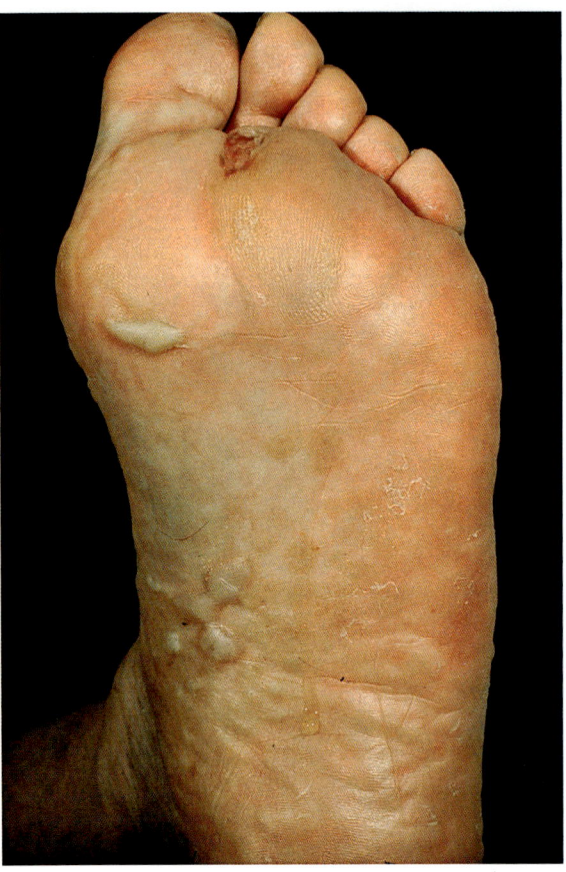

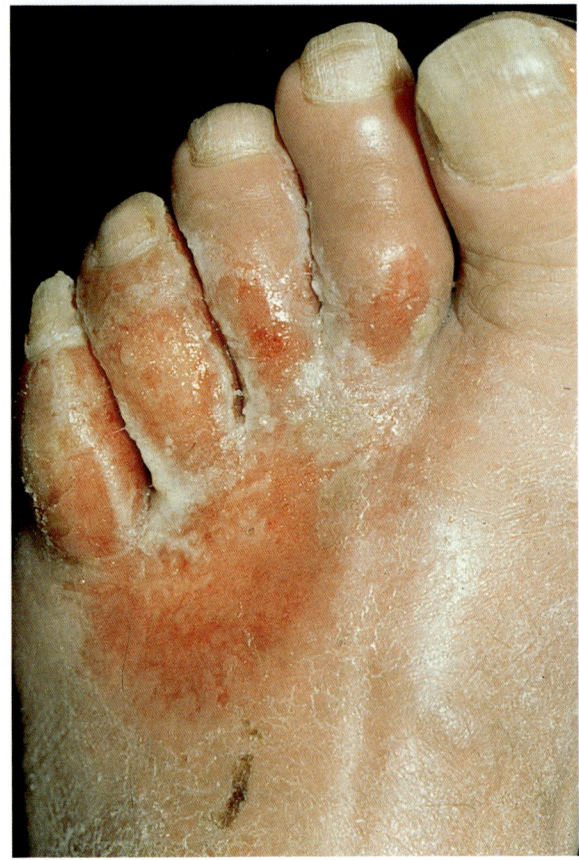

89 Auch maligne Lymphome können sich am Fuß manifestieren, hier ein Patient mit einer Mycosis fungoides. Bei diesem Krankheitsbild handelt es sich um ein chronisch verlaufendes, kutanes T-Zell-Lymphom, das in fortgeschrittenen Stadien Lymphknoten und innere Organe befällt und tödlich endet.

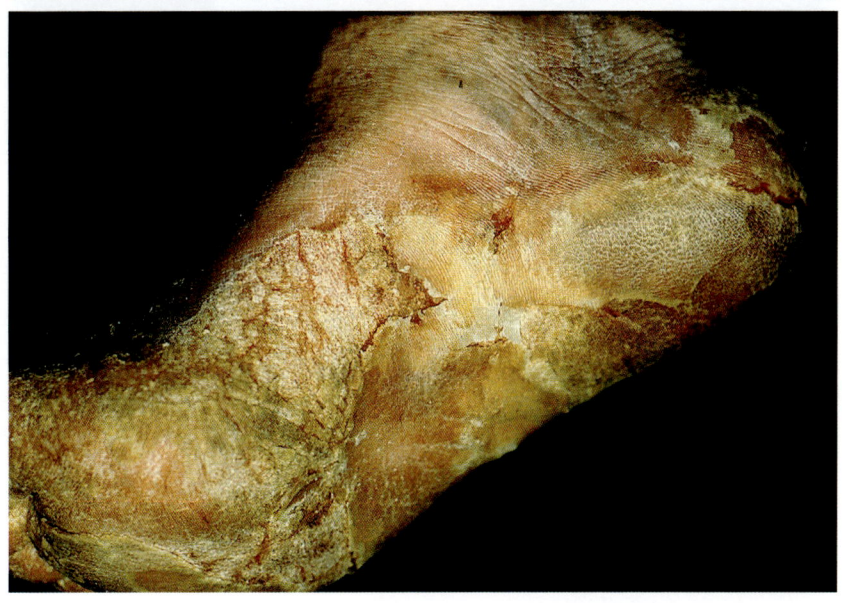

90 Großes Spinaliom (Stachelzellkarzinom) an der Fußsohle.

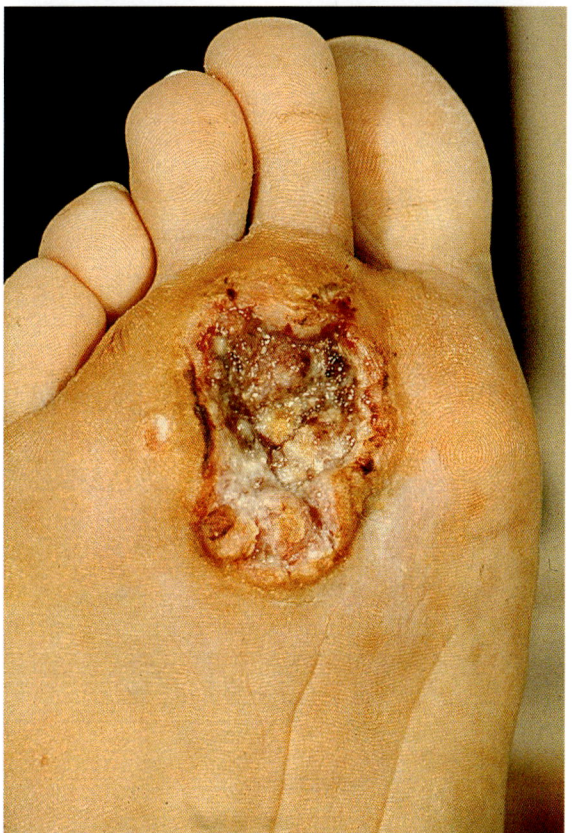

91 Malignes Melanom an der Großzehe mit typischer unregelmäßiger Pigmentierung.

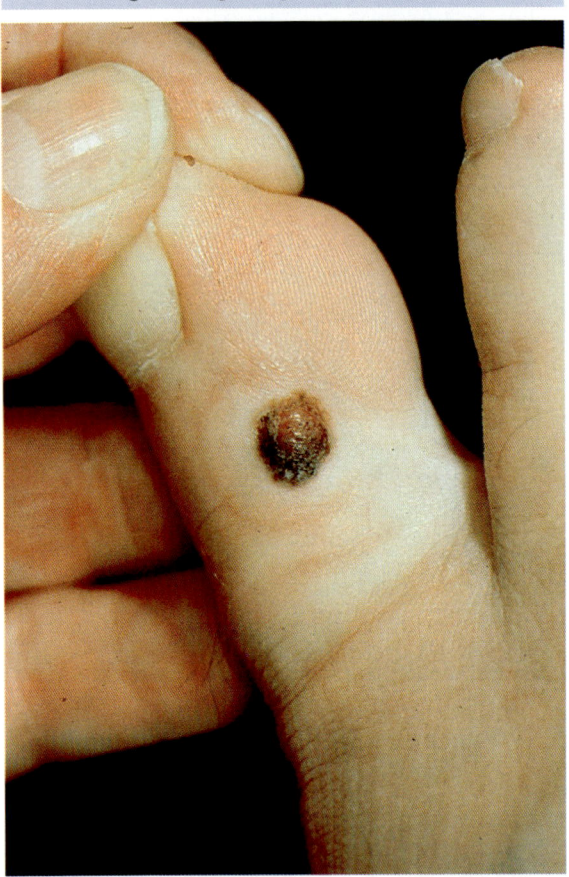

92 Weit fortgeschrittenes malignes Melanom an der Fußsohle.

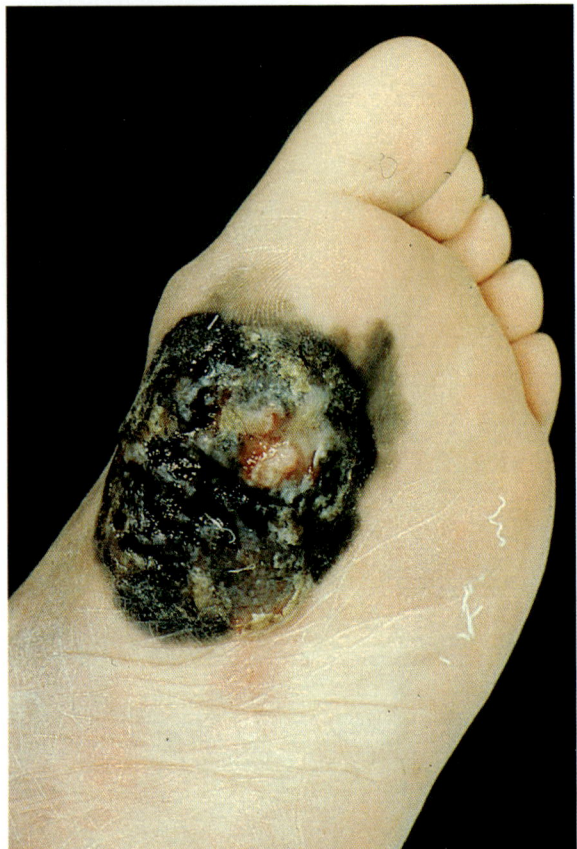

Hyperhidrosis und Bromhidrosis

Übermäßiges Schwitzen (Hyperhidrosis) und die Absonderung übelriechenden Schweißes (Bromhidrosis) ist ein sehr lästiges Problem, mit dem der Fußpfleger häufig konfrontiert wird. Die Ursachen des übermäßigen Schwitzens sind vielfältig (Schilddrüsenfunktionsstörungen, psychisch, hormonell, Einnahme bestimmter Medikamente etc.) und lassen sich nicht immer ausschalten. Man kann aber sehr wohl etwas gegen den üblen Geruch tun: In der Praxis zeigt sich immer wieder, dass hygienebewusste Patienten trotz starker Schweißabsonderung nicht unbedingt schlecht riechen. Der »Stinkefuß« entsteht erst bei mangelhafter Hygiene, wenn sich der Schweiß bakteriell zersetzt. **Mazerationen** (weißlich aufgequollene Haut), vor allem zwischen den Zehen, sind zwar nicht generell pilzbesiedelt, ebnen jedoch einer Mykose den Weg. Bei Hyperhidrosis ist die Widerstandskraft der Haut herabgesetzt. Oft finden sich **Blasen** und **Erosionen**.

Wichtigste Aufgabe des Fußpflegers bei der Hyperhidrose/Bromhidrose ist die **Patientenberatung:**

♦ Enge, luftundurchlässige Schuhe (Turnschuhe, Gummistiefel) sind zu meiden.
♦ Socken aus Baumwolle oder Wolle sind günstig, Kunstfasersocken können den Schweiß nicht aufnehmen.
♦ Socken und Schuhe müssen mehrmals täglich gewechselt werden.
♦ Unhygienisch und grundsätzlich schlecht ist es, barfuß in Schuhe zu schlüpfen.
♦ Häufige Fußbäder mit Zusatz von Aluminiumsalzen haben sich bewährt. Vorteilhaft sind auch (adstringierende) Badezusätze wie Eichenrinde, Rosskastanie, Kamillenextrakt etc.
♦ Föhnen der Zehenzwischenräume.
♦ Saugeinlagen auf Kohlebasis absorbieren den Schweiß.
♦ Bei emotional ausgelöstem Schwitzen kann autogenes Training helfen.

Als physikalisch-therapeutische Maßnahme hat sich die **Leitungswasser-Iontophorese** bewährt: 3 bis 5 Sitzungen in einem Gleichstrom-Wasserbad (15 bis 20 mA) bei einer Dauer von etwa 20 Minuten pro Sitzung. Das Wasser sollte etwa 1,5 bis 2 cm hoch stehen. Die Therapie muss individuell gehandhabt werden. Eine deutliche Einschränkung der Schweißbildung kann sich schon nach 1 bis 2 Wochen einstellen.

45-jährige Kellnerin mit Mazeration der Fußhaut bei Hyperhidrosis und ungenügender Fußhygiene.

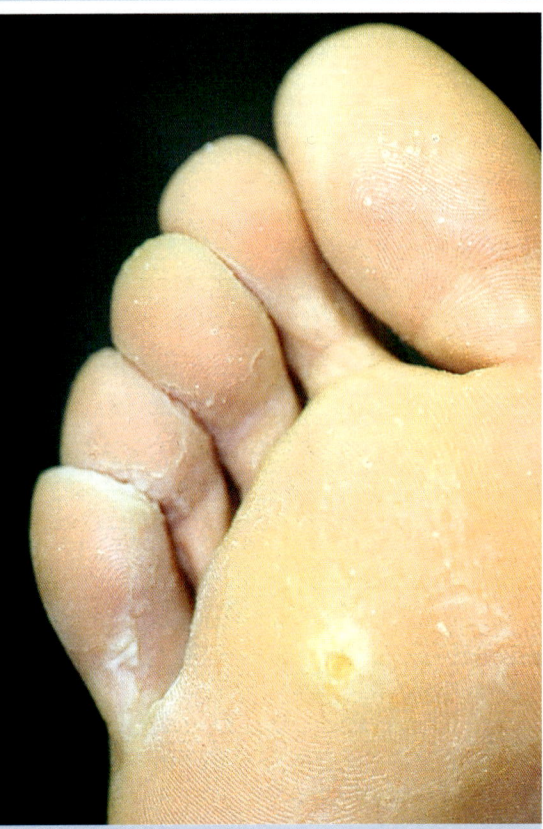

93 a

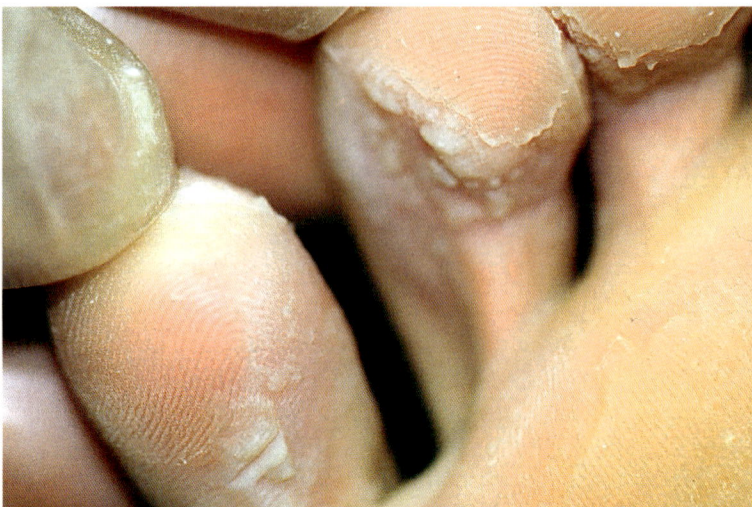

93 b Besonders interdigital ist die Hautmazeration stark ausgeprägt.

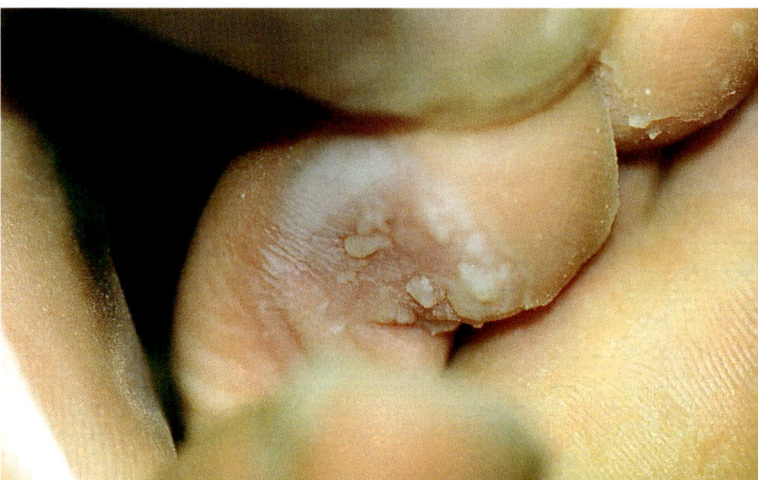

93 c Bei einer so ausgeprägten Mazeration kann eine Bromhidrosis dazukommen. Hier muss unbedingt eine Hygieneberatung erfolgen.

Behandlung zu ☞ 93 a, b, c

◆ Leitungswasser-Iontophorese wie auf S. 91 beschrieben.

◆ Die Patientin sollte ihre Zehenzwischenräume nach dem Fußbad föhnen. Abtrocknen mit dem Handtuch genügt nicht!

◆ Strümpfe mehrmals täglich wechseln.

◆ Ebenso Arbeitsschuhe mehrmals täglich wechseln, wenn sie warm und feucht sind.

◆ Fußpuder auf die Haut und in die Strümpfe und Schuhe geben.

94a 18-jähriger Mann mit Zehenanomalien. Die sehr enge Zehenstellung und die ungenügende Körperhygiene sind verantwortlich für das feucht-warme Milieu.

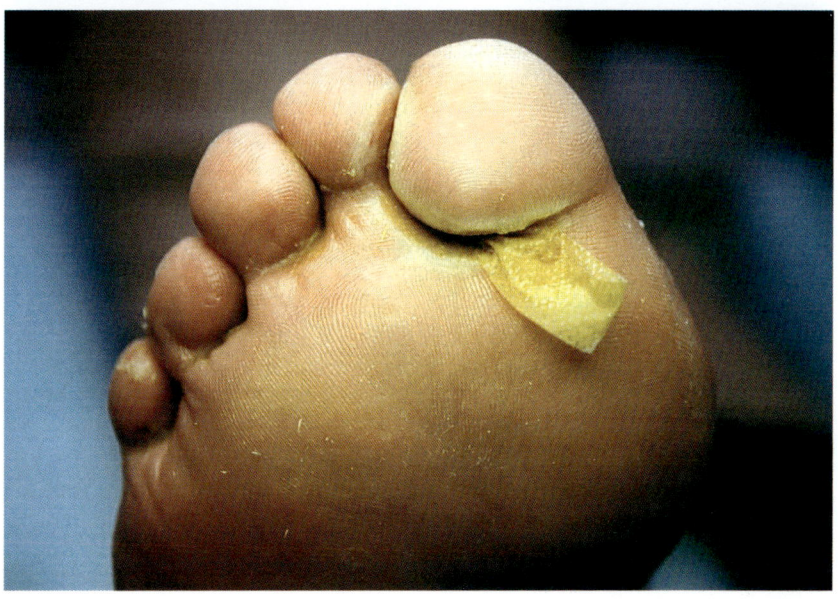

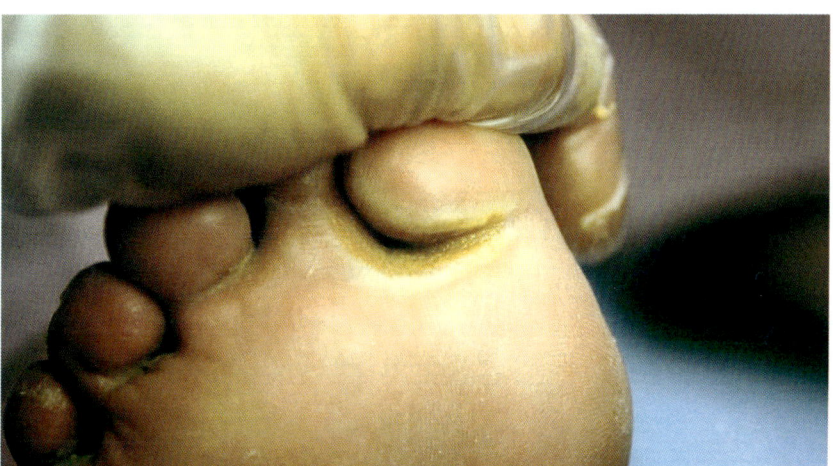

94b Wichtig ist die Desinfektion der Hautfalten. Man kann sterile Gaze-streifen mit einem Desinfektionsmittel tränken oder Kodan®-Tücher zur Hautdesinfektion verwenden (zwischen den Zehen von oben nach unten im Wechsel durchziehen). Behandlung wie auf S. 92 beschrieben.

Eingewachsene Fußnägel

Auch Sie können Ihren Patienten mit der 3TO-Spange® helfen

- **schnell**
  - kein Silikonabdruck
  - kein Gipsmodell
  - sofort einsetzbar

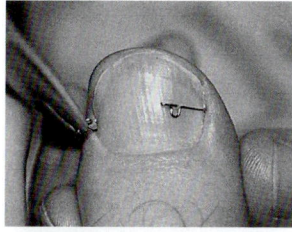

- **effektiv**
  - schnelle Entlastung
  - Langzeitwirkung
  - für alle Fälle anwendbar

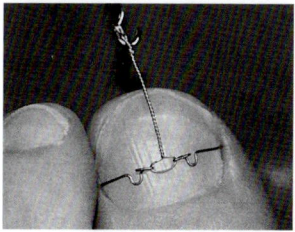

- **wirtschaftlich**
  - gute Verdienstmöglichkeiten für Sie
  - kein Krankenstand für Ihre Patienten

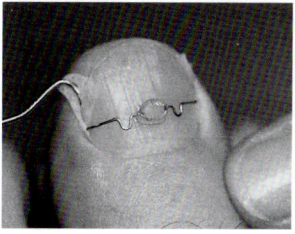

3TO - das komplette Orthonyxiesystem aus einer Hand

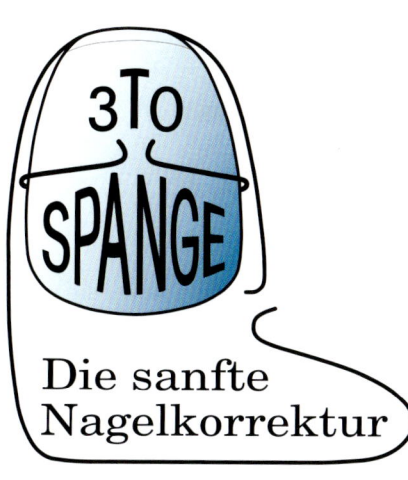

Die sanfte Nagelkorrektur

- 3TO-Spange®
- Zubehör
- bundesweite Schulungen
- Serviceleistungen

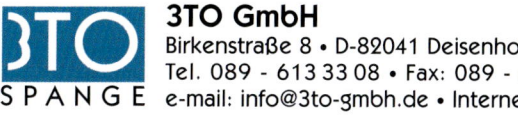

3TO GmbH
Birkenstraße 8 • D-82041 Deisenhofen
Tel. 089 - 613 33 08 • Fax: 089 - 613 56 34
e-mail: info@3to-gmbh.de • Internet: www.3to-spange.de

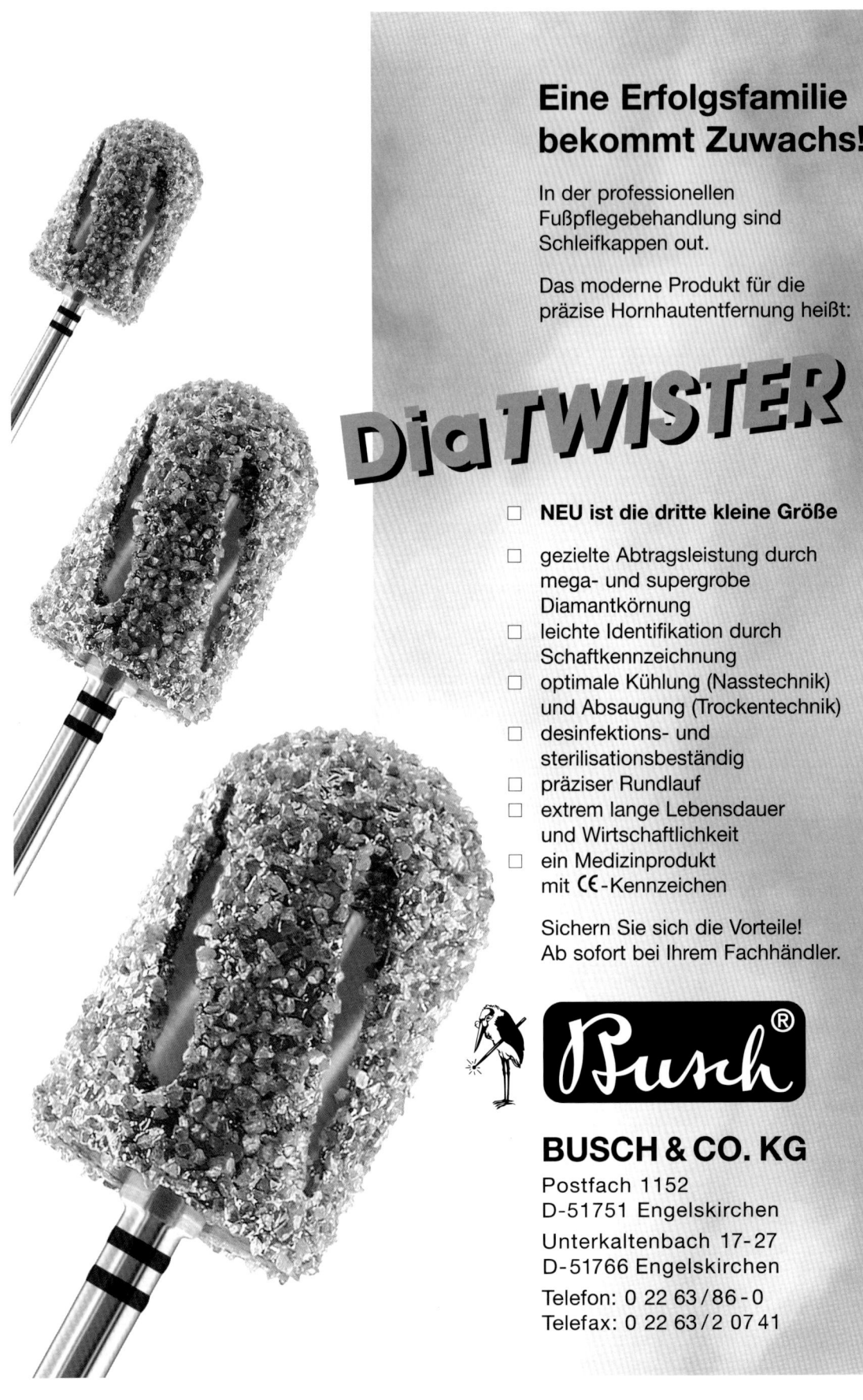

Venen- und Lymphgefäßerkrankungen

Wenn Erkrankungen der Arterien, Venen und Lymphgefäße primär auch in ärztliche Behandlung gehören, so sollte der Fußpfleger doch über das Erscheinungsbild der verschiedenen Gefäßerkrankungen Bescheid wissen und sie richtig einordnen können. Rund 15% der Bevölkerung leiden an Krampfadern – der Fußpfleger wird also gerade mit dem venösen Beinleiden besonders häufig konfrontiert.

Einige Hinweise auf Gefäßerkrankungen

◆ So genannte Besenreiservarizen (kleine, intradermale Venenerweiterungen), netzartige, erweiterte Venen in der Subkutis oder dicke, geschlängelte Venen, die deutlich über dem Niveau der umgebenden Haut liegen, sind Zeichen eines Venenleidens.

◆ Hautveränderungen und Wundheilungsstörungen können bei Erkrankungen der Arterien, Venen und Lymphgefäße auftreten.

◆ Ödeme sind meist schmerzlose Ansammlungen von seröser Flüssigkeit, die aus dem Gefäßsystem ausgetreten ist. Wenn man auf die geschwollene und gespannte Haut mit dem Finger drückt, entsteht eine Delle, die sich nur langsam wieder zurückbildet. Ödeme beobachtet man bei Venen- und Lymphgefäßerkrankungen, aber auch bei internistischen Erkrankungen.

◆ Sind die Fußpulse am Fußrücken bzw. unterhalb des Innenknöchels nicht tastbar, spricht das für eine arterielle Verschlusskrankheit. In diesem Fall geben die Patienten auch oft an, nur noch kurze Gehstrecken schmerzfrei bewältigen zu können.

Venöses Beinleiden

Man unterscheidet am Bein ein tiefes und ein oberflächliches Venensystem, die durch Verbindungsvenen miteinander kommunizieren. Venen transportieren das Blut aus der Körperperiphere zurück zum Herzen, sie arbeiten also gegen die Schwerkraft. Damit das Blut nicht zurückfließt, sind Venen mit Klappen ausgestattet. Normalerweise gelangt das Blut aus den oberflächlichen in die tiefen Beinvenen. Schließen die Venenklappen nicht mehr dicht, kommt es zur Stromumkehr: Das Blut fließt vermehrt in die Subkutanvenen, die sich erweitern und deutlich sichtbar unter der Haut schlängeln (Krampfadern, Varizen).

Man unterscheidet die primäre von der sekundären Varikosis. Die **primäre Varikosis** entsteht aufgrund von Veranlagung, wobei aber auch weitere Faktoren wie Übergewicht, Alter, Stehberuf und Schwangerschaft eine Rolle spielen. Von einer **sekundären Varikosis** spricht man, wenn sich die Venen erweitern, weil z.B. eine Thrombose (Blutgerinnsel) das tiefe Venensystem verlegt.

Krampfadern stören nicht nur kosmetisch, sie können auch zu sehr unangenehmen Komplikationen wie Schwere- und Spannungsgefühl, Schmerzen, Juckreiz und Missempfindungen oder zu nächtlichen Wadenkrämpfen führen (daher der Name »Krampfader«!). Hautveränderungen wie infizierte Ekzeme, Ödeme und Unterschenkelgeschwüre sowie Blutungen aus Varizenknoten sind weitere mögliche Folgen des Krampfaderleidens. Besonders gefürchtet ist die Entstehung einer **Venenthrombose,** denn wenn sich das Blutgerinnsel von der Venenwand ablöst, kann es zur Lungenembolie kommen, die nicht selten tödlich endet.

Die primäre Varikose kann – je nach Ausprägungsgrad - konservativ mit individuell angepassten **Kompressionsstrümpfen** behandelt werden. Durch den Druck wird das Gewebe entstaut und eine Thromboseprophylaxe erreicht. Der Arzt kann Krampfadern aber auch **veröden** oder **operativ entfernen.** Allerdings sind Rezidive gerade nach der Verödungstherapie keine Seltenheit.

Venenpatienten sind in der Fußpflegepraxis mit besonderer Sorgfalt und Vorsicht zu behandeln.

Vor der Behandlung Füße und Beine genauestens inspizieren!

Tipp

Es ist grundverkehrt, neue Patienten vor der Behandlung generell ein warmes Fußbad machen zu lassen (Emboliegefahr!). Die Wärme wirkt gefäßerweiternd, was die Symptome bei Venenpatienten zusätzlich verschlimmert. Auch Ödeme nehmen bei Wärmeapplikation zu!

Vor Massagen und hyperämisierenden (durchblutungsfördernden) Einreibungen sei ebenfalls gewarnt. Denn wir müssen bei Krampfader-Patienten damit rechnen, dass irgendwo in den erweiterten Gefäßen möglicherweise ein Blutgerinnsel sitzt, das wir durch allzu aktive Behandlung zur Ablösung von der Gefäßinnenwand bringen könnten.

95 Venöse Rückflussstörung mit Besenreiservarizen rund um das Fußgelenk.

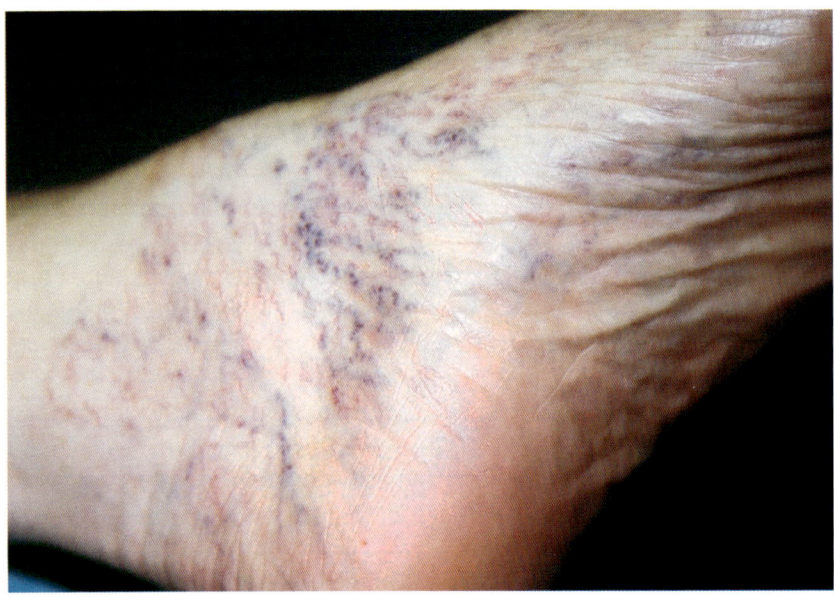

Beide Aufnahmen zeigen kleine, gestaute Hautvenen, die aber nicht harmlos sind: Werden sie verletzt, kommt es zu anhaltenden Blutungen, die nur mit speziellen Blutstillern und einem sterilen Druckverband zum Stehen gebracht werden können.

Besonders bei Kompressionsstrumpfträgern kann es beim An- und Ausziehen der Strümpfe leicht zur versehentlichen Gefäßverletzung kommen. Unser Tipp: An solchen Hautstellen keine Massage, nicht mit langen Fingernägeln arbeiten. Keine Ringe oder Armbänder tragen, da sonst z. B. beim Anlegen eines Verbandes Verletzungsgefahr besteht und sich ein springbrunnenähnlicher, dünner Blutstrahl entleeren kann. Erste-Hilfe-Maßnahmen immer wieder üben und auffrischen!

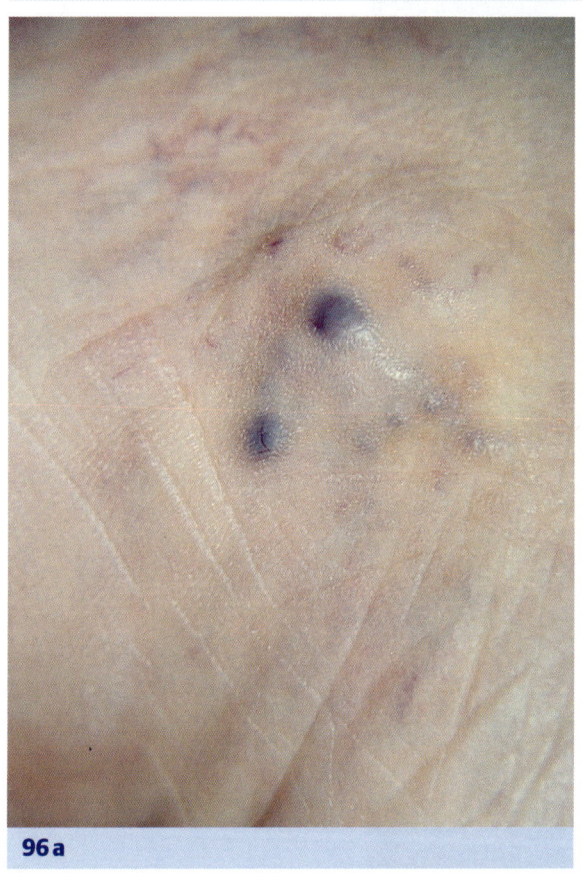

96 a

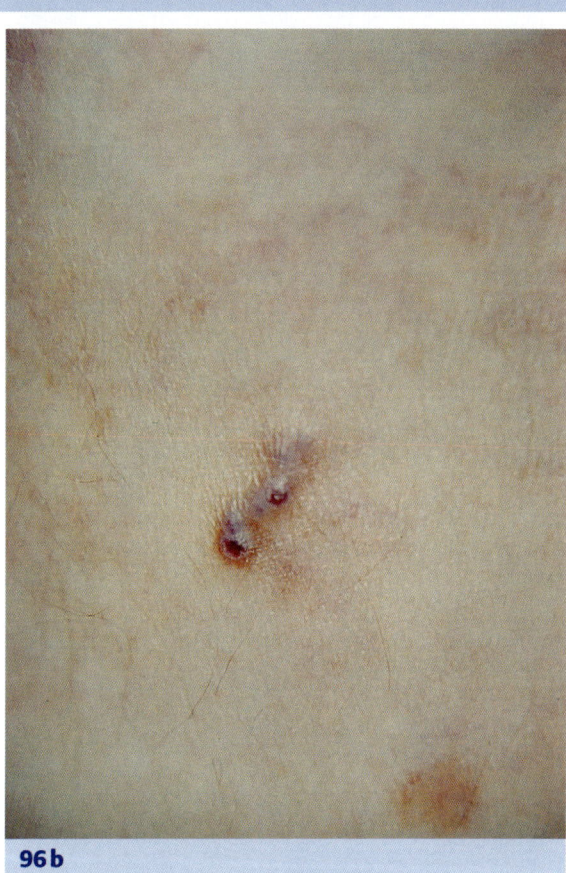

96 b

97a Patient mit chronisch-venöser Insuffizienz. Auffallend sind die starken Pigmenteinlagerungen und ein ganz oberflächlich liegender Varizenknoten.

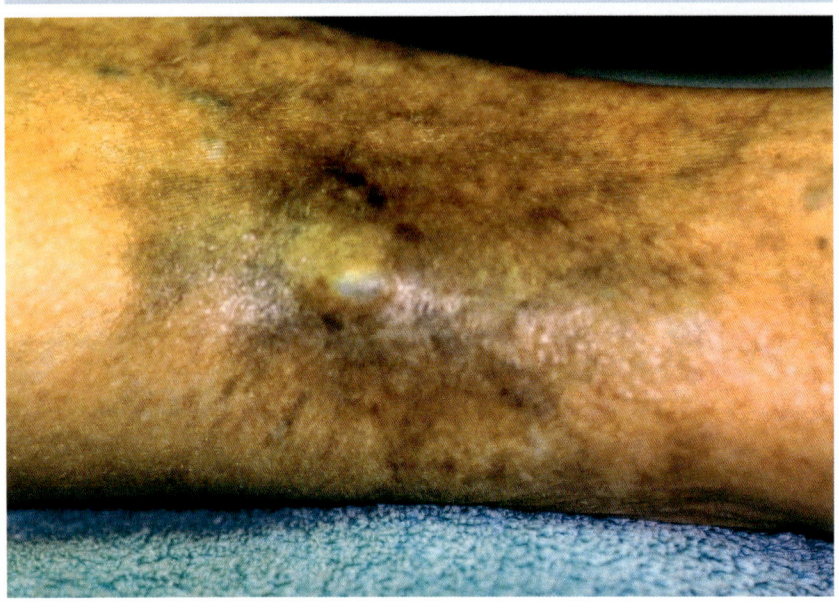

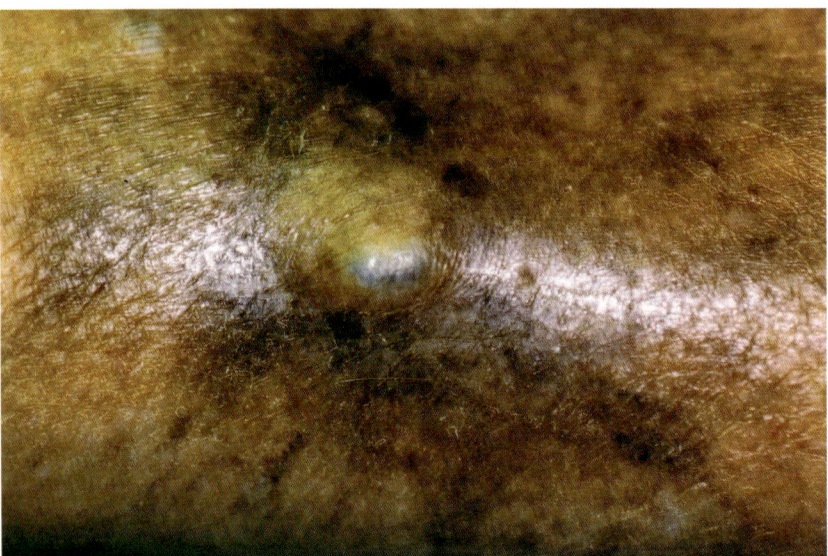

97b Detailaufnahme des Varizenknotens: Bei einem solchen Befund sind warme Fußbäder, Einreibungen und Massagen streng kontraindiziert. Die Gefahr, dass durch die Behandlung die dünne Gefäßwand verletzt wird, ist groß, eine starke Blutung wäre die Folge.
Auch könnte im Varizenknoten ein Blutgerinnsel sitzen, das durch entsprechende mechanische Manipulation abgelöst werden könnte: Emboliegefahr!

98a 78-jähriger Diabetiker mit venösem Beinleiden und Unterschenkelgeschwür (Ulcus cruris). Aufgrund der Stoffwechselstörung heilen Geschwüre bei Diabetikern besonders schlecht. Hier ist der Unterschenkel nach rund vierwöchiger Behandlung (Salben und Verbände) zu sehen.

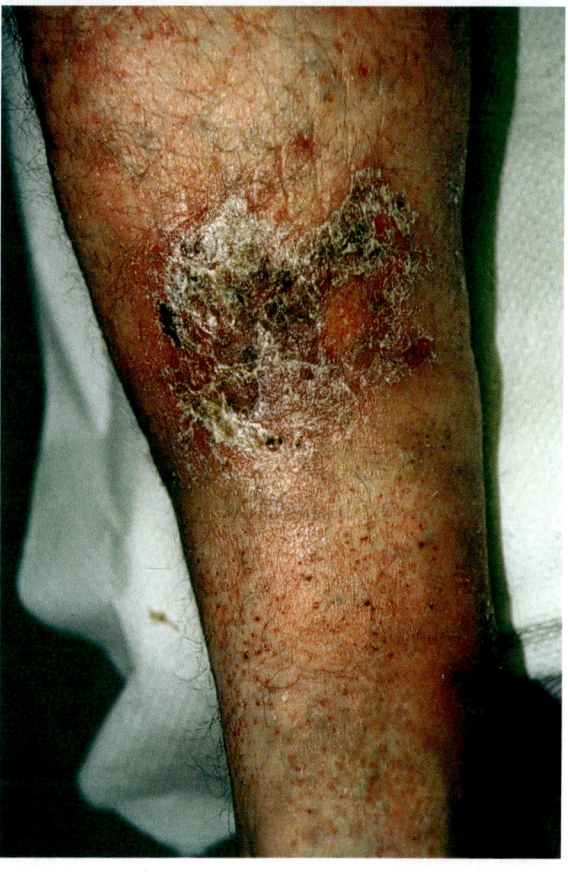

Tipp

♦ Bei ausgetrockneten Wunden findet Hydrosorb® Anwendung.

♦ Liegen nässende Areale vor, verwendet man Syspur-derm® oder Hydrocoll®.

♦ Tiefere sezernierende Wunden werden mit Sorbalgon® austamponiert.

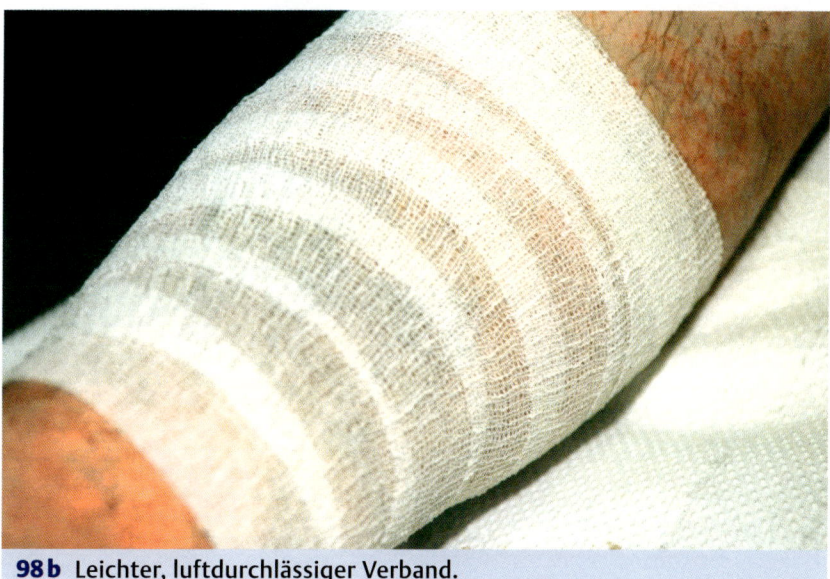

98b Leichter, luftdurchlässiger Verband.

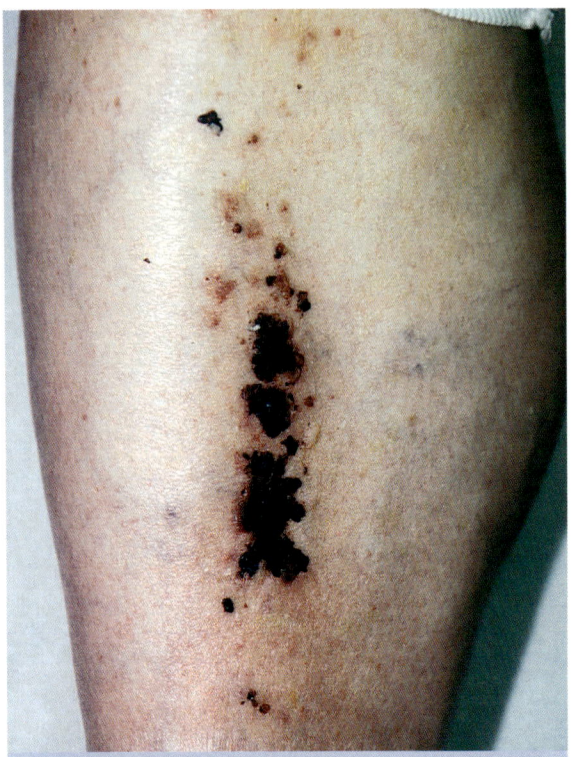

98 c Zustand nach weiteren 3 Wochen. Es liegen noch dicke, harte Krusten vor.

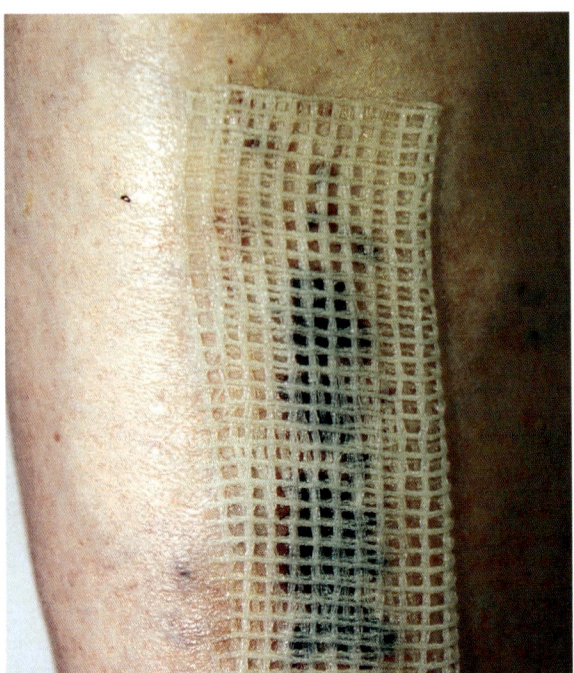

98 d Zur unterstützenden natürlichen Wundbehandlung wurde Propolis-Lösung in die Therapie miteinbezogen. Als Abdeckung eignet sich ein granulationsförderndes Wundnetz (Branulind N) oder Hydrosorb® (Hartmann).

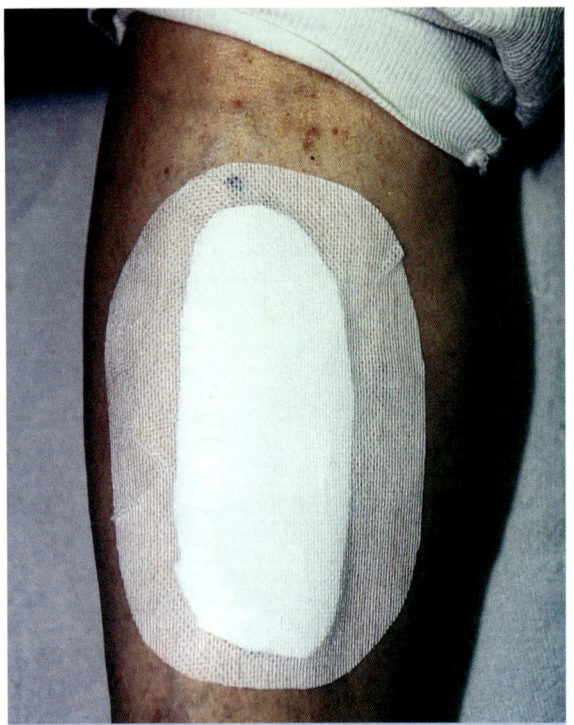

98 e Eine sterile Wundauflage und ein Fixationspflaster runden die Verbandstechnik ab. Wiedervorstellung des Patienten nach 3 Tagen.

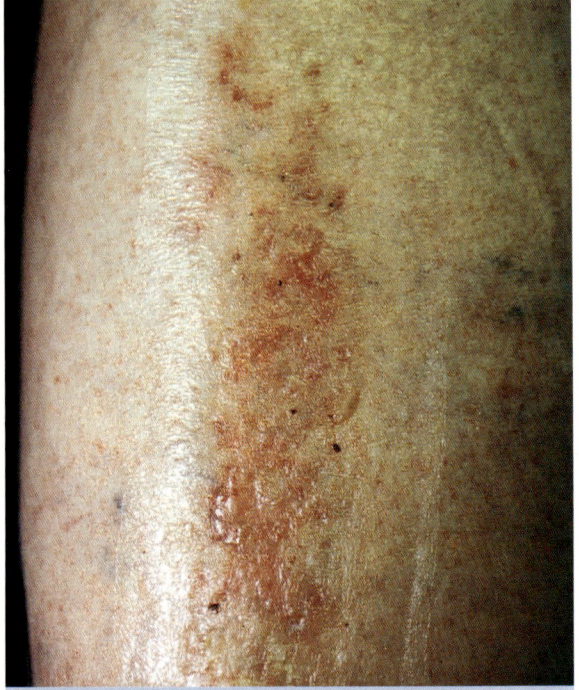

98 f Zustand nach Abnahme des Verbands. Die dicke Kruste ließ sich mit der Splitterpinzette einfach ablösen. Jetzt wird das neue Gewebe nur noch mit einer Wundsalbe (z.B. Mirfulan) gepflegt.

Lymphödeme

Hauptaufgabe des Lymphsystems ist es, Flüssigkeit und gelöste Stoffe aus dem Interstitium (Zwischenzellraum) aufzunehmen und in den Blutkreislauf zurückzuführen. Fällt z. B. aufgrund einer Venenthrombose oder einer Herzinsuffizienz zu viel Gewebsflüssigkeit an, kann das Lymphgefäß mit dem Abtransport überfordert sein und es entsteht ein Ödem (**lymphodynamisches Ödem**).

Zu einem Ödem kommt es auch, wenn eine Störung im Lymphgefäßsystem vorliegt (**lymphostatisches Ödem**). Dafür kommen verschiedene Ursachen in Frage: Die Lymphgefäße können von Geburt an zu spärlich angelegt sein oder es wurden Lymphgefäße bei einer Verletzung oder Operation durchtrennt. Weitere Störquellen sind Infektionen oder Tumoren, die Lymphgefäße verlegen oder überdehnte Lymphklappen, die nicht mehr richtig schließen und die Lymphflüssigkeit zurückfließen lassen.

Bei einem Lymphödem ist die betroffene Extremität geschwollen und die Haut gespannt. Mit dem Finger kann man eine Delle ins Gewebe drücken, die sich nur langsam zurückbildet.

> *Lymphödeme sollten möglichst umgehend vom Arzt abgeklärt und behandelt werden.*

Bestehen Lymphödeme über längere Zeit, verhärtet sich die Haut und Fuß und Bein bzw. Hand und Arm können grotesk anschwellen bis hin zur so genannten **Elephantiasis.** Dieses Stadium der Erkrankung ist schwierig zu behandeln und der Patient ist durch die Erkrankung in seiner Beweglichkeit stark eingeschränkt.

Erstes Ziel der Behandlung muss es sein, die Ursachen des Ödems möglichst zu beseitigen. Geht das nicht, helfen manuelle oder apparative Lymphdrainagen, eine Kompressionstherapie und eventuell eine unterstützende medikamentöse Behandlung.

Wärmeanwendungen sind kontraindiziert!

Tipps für Patienten mit Beinlymphödem

♦ Wärmeanwendungen verschlimmern das Lymphödem. Sauna, Solarium und Sonnenbäder meiden.

♦ Schweißtreibende Sportarten sind ungünstig. Geeignet ist ruhiges Schwimmen im nicht zu warmen Wasser.

♦ Beine im Sitzen nicht übereinanderschlagen!

♦ Übergewicht möglichst abbauen, auf ausgewogene, vollwertige Ernährung achten und Salz nur sparsam verwenden.

♦ Einengende Kleidung ist tabu! Keine knappe Unterwäsche mit engen Bündchen und Beinabschlüssen und keine stramm sitzenden Gürtel tragen.

♦ Auf bequeme, flache, nicht einengende Schuhe achten! Im Winter warme Socken und Schuhe tragen, um Frostschäden vorzubeugen.

♦ Barfußgehen ist wegen der Verletzungsgefahr außerhalb der Wohnung nicht erlaubt. Bei der Fußpflege darauf achten, dass es nicht zu Verletzungen (v. a. im Nagelfalz) kommt.

♦ Das betroffene Bein nachts hochlagern oder einen Kompressionsstrumpf tragen.

♦ Injektionen ins gestaute Bein sind zu meiden, ebenso die Anwendung von Akupunktur.

♦ Bei Entzündungszeichen (Rötung, Überwärmung, Fieber) und bei Hinweisen auf Fußpilz (Hauteinrisse zwischen den Zehen, verfärbte, brüchige Nägel) sofort zum Arzt!

99 a 78-jährige Patientin mit venösen Durchblutungsstörungen und Unterschenkelödem links. Bei einem solchen Befund verbieten sich Fußbad und Massage.

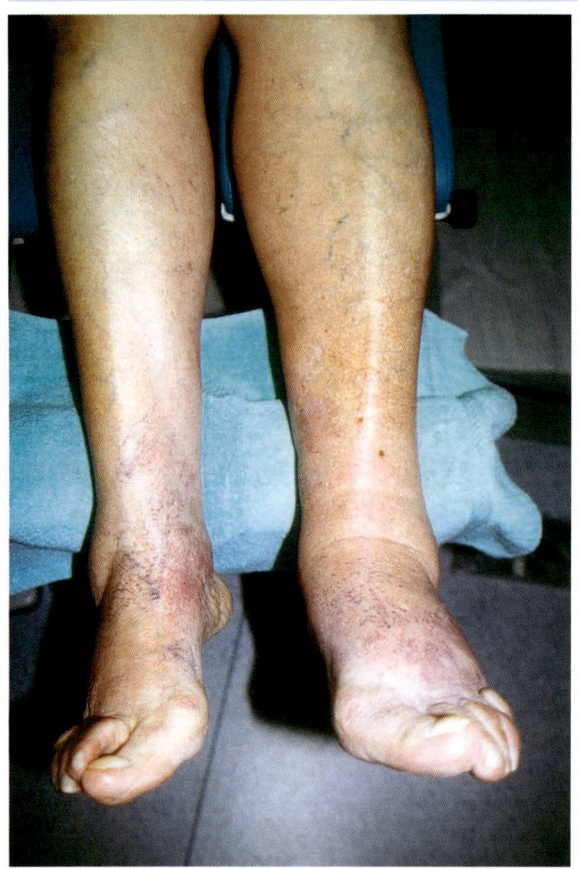

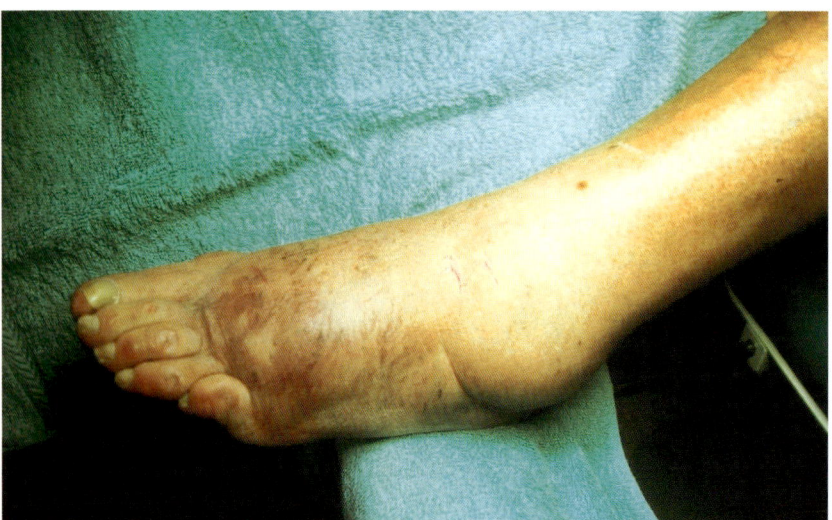

99 b Verstärkte Venenzeichnung und Hautpigmentierung am linken Fußrücken.

100a 65-jährige Patientin mit Beinlymphödem beidseits.

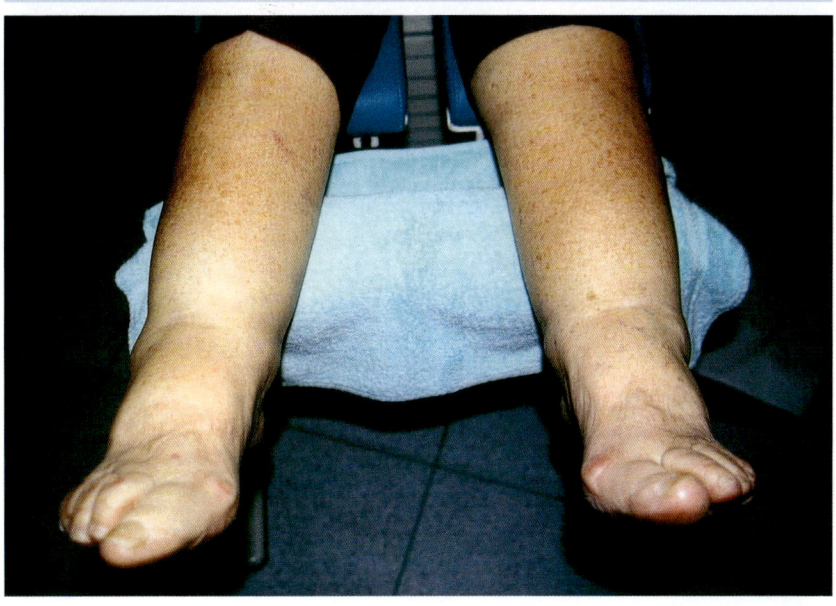

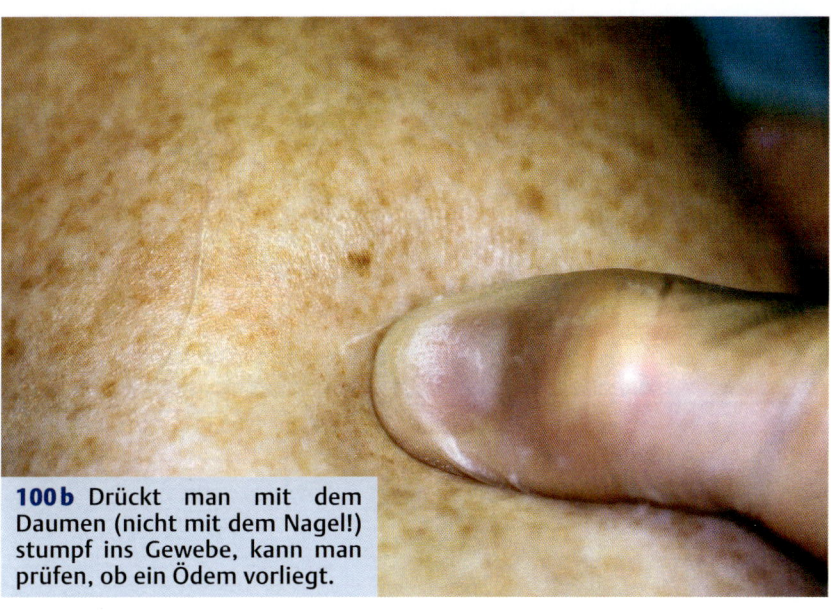

100b Drückt man mit dem Daumen (nicht mit dem Nagel!) stumpf ins Gewebe, kann man prüfen, ob ein Ödem vorliegt.

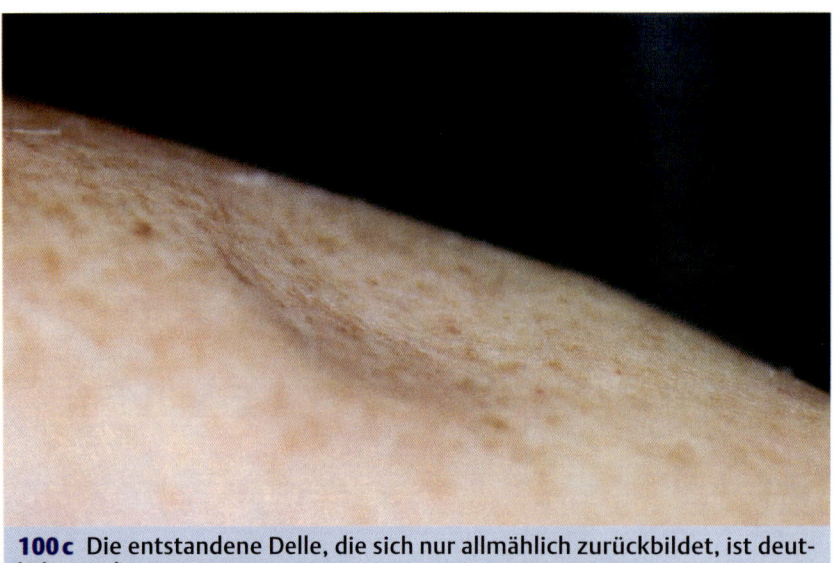

100c Die entstandene Delle, die sich nur allmählich zurückbildet, ist deutlich zu erkennen.

101 Ausgeprägtes Lymphödem des Fußrückens bei einer 70-jährigen Patientin.

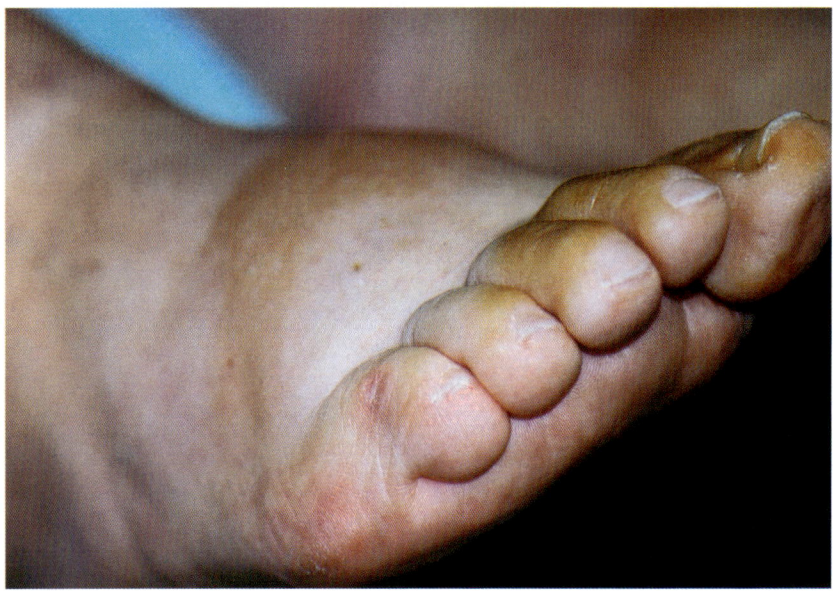

Tipp

Bei Arm- wie auch bei Beinlymphödem ist eine komplexe physikalische Entstauungstherapie (KPE) erforderlich. Sie besteht aus:

♦ Manueller Lymphdrainage.

♦ Wickelung der Extremitäten einschließlich der Zehenglieder.

♦ Geeigneter Gymnastik der Gliedmaßen.

Eine solche effektive Behandlung dauert über eine Stunde und ist nur von Lymphdrainage- bzw. Ödemtherapeuten durchzuführen.

Diabetischer Fuß

Der Diabetes mellitus ist eine komplexe Stoffwechselkrankheit mit chronisch erhöhten Blutzuckerspiegeln, die andere Stoffwechselprozesse stören und letzten Endes zu Schäden an verschiedenen Organsystemen führen. So kommt es unter anderem zu Durchblutungsstörungen (Mikroangiopathie und Makroangiopathie), zu Seh- und Gefühlsstörungen (diabetische Neuropathie).

Kennzeichen des diabetischen Fußes sind:

◆ Atrophische Haut, die bei Verletzungen ausgesprochen schlecht heilt.

◆ Juckreiz und Sensibilitätsstörungen, insbesondere eine Einschränkung des Vibrationsempfindens.

◆ Durchblutungsstörungen, schlecht tastbare Fußpulse.
◆ Anfälligkeit für Mykosen und bakterielle Infektionen.

◆ Schwellungen und Ödeme.

◆ Muskelatrophie.

◆ Fortschreitende Fußfehlstellungen.

◆ Gangrän (Gewebsuntergang), besonders an den Zehen.

◆ Entwicklung schlecht heilender Ulzera, die oft fortschreiten und nicht selten eine Zehen- oder Fußamputation notwendig machen. Der diabetische Fuß ist bei uns die häufigste Amputationsindikation!

Diese diabetischen Fußgeschwüre sind ein großes Problem und eine Herausforderung für den Therapeuten. Diabetiker bemerken aufgrund ihrer Gefühlsstörung (Neuropathie) kleine Verletzungen oft gar nicht, so dass sich ein Ulkus fast unbemerkt entwickeln und bedrohliche Ausmaße annehmen kann.

> *Diabetiker sollten ihre Füße täglich inspizieren – notfalls mit einem Spiegel!*

Aufgrund der gestörten Stoffwechsellage und der eingeschränkten Durchblutung heilen diabetische Fußulzera schlecht und infizieren sich leicht. Dazu kommen weitere Faktoren wie eine gestörte Biomechanik des Fußes und oft vorhandenes Übergewicht: Beides führt zu Fehlbelastungen und erheblichen Druckspitzen an Ferse, Mittelfuß und Metatarsalköpfchen, was die Ulkusentwicklung noch beschleunigt.

Um den diabetischen Fuß optimal zu behandeln, ist die Zusammenarbeit von Ärzten verschiedener Fachrichtungen (Internist, Dermatologe, Neurologe, Orthopäde und evtl. Chirurg) notwendig. Darüber hinaus kommt dem medizinischen Fußpfleger, dem Orthopädie-Schuhtechniker und dem Krankengymnasten eine große Bedeutung zu, denn alle können dazu beitragen, dass Operationen und Amputationen möglichst vermieden werden.

Es wäre wünschenwert, wenn die Krankenkassen die Kosten für eine qualifizierte podologische Behandlung bei Diabetikern übernehmen würden. Viele ältere Zuckerkranke sind aufgrund von Bewegungseinschränkungen oder diabetesbedingten Sehstörungen nämlich nicht mehr in der Lage, ihre Füße zu pflegen und ihre Fußnägel selbst in geeigneter Weise zu schneiden. Kommt es dann zu Verletzungen und schlecht heilenden Wunden, wird eine langwierige und teure Therapie notwendig.

Jeder medizinische Fußpfleger/Podologe sollte sich in Spezialfortbildungen mit der Behandlung des diabetischen Fußes vertraut machen und eine professionelle Wundpflege und Verbandstechnik sowie eine umfassende Beratung des Diabetikers anbieten können. Selbst die Stumpfpflege nach (Teil-)Amputationen sollte zum Leistungsspektrum einer Fachpraxis gehören.

Tipps für Diabetiker

◆ Jeder Diabetiker sollte seine Füße täglich genau anschauen und dazu bei Bedarf ruhig einen Spiegel zu Hilfe nehmen. Auf Rötungen, Druckstellen, Schwellungen und Hautrisse achten und die Haut zwischen den Zehen besonders sorgfältig untersuchen.

◆ Keine Hühneraugenpflaster in Eigenregie verwenden! Die darin enthaltenen Keratolytika können Hautschäden verursachen, die der Diabetiker aufgrund seiner Gefühlsstörung nicht wahrnimmt. In vielen Fällen waren zu lange auf der Haut belassene Hühneraugenpflaster schon der Auslöser für tiefe und hartnäckige diabetische Ulzera.

◆ Ein tägliches 5-minütiges Fußbad ist angezeigt. Die Temperatur sollte 37 °C nicht übersteigen – mit dem Badethermometer kontrollieren! Nur milde Badezusätze und weiche Waschlappen verwenden. Nach dem Bad die Füße mit einem weichen Tuch trockentupfen und anschließend die Zehenzwischenräume föhnen. Bürstungen sind verboten.

◆ Um Hautrissen vorzubeugen, sollten anschließend Ferse, Fußsohle und Zehenzwischenräume z. B. mit einem harnstoffhaltigen Cremeschaum (Allpresan®, 5 % oder 10 % Urea) behandelt werden.

◆ Der Diabetiker sollte niemals selbst zu scharfen Instrumenten greifen, um seine Hornhaut zu entfernen. Keine Rasierklingen, keine Hornhauthobel verwenden!

◆ Wegen der Verletzungsgefahr die Nägel weder mit einer Schere noch mit einer Zange kürzen. Am besten und schonendsten ist das wöchentliche Abfeilen mit einer desinfizierbaren Metallfeile oder mit einer Einmalfeile. Wenn eine Schere benutzt werden muss, dann nur eine mit abgerundeter Spitze. Kein Nagelhäutchen entfernen oder kürzen – es schützt die Nagelbasis vor dem Eindringen von Mikroorganismen.

◆ Auf gutes Schuhwerk achten. Schuhe, die Druckstellen verursachen, aussondern! Im Bedarfsfall können Maßschuhe zur Druckentlastung angefertigt werden.

◆ Jeder neue Schuh sollte vor dem Tragen mit den Fingern innen ausgetastet werden. Unbedingt auf Ledereinlagen und Lederschuhsohlen achten. Barfußlaufen und offene Schuhe sind ungünstig, weil man sich zu schnell einen spitzen Gegenstand in die Fußsohle treten kann bzw. weil Steinchen rasch in offene Schuhe gelangen und Druckstellen verursachen können, aus denen sich Hühneraugen entwickeln. Im Schwimmbad und am Strand Badeschuhe tragen.

◆ Strümpfe und Socken sollten aus Baumwolle sein und täglich gewechselt werden. Darauf achten, dass sie nicht »einlaufen« und den Fuß einengen.

◆ Günstig ist eine täglich durchzuführende adäquate Fußgymnastik.

◆ Zum Aufwärmen kalter Füße keine Heizdecken oder Wärmflaschen verwenden – die Gefahr von Hitzeschäden ist zu groß. Erlaubt sind Wollsocken oder Decken.

◆ Beim geringsten Anzeichen von Entzündungen oder Mykosen umgehend den Arzt aufsuchen!

87-jähriger Diabetiker mit ulzerösen Hautdefekten auf der Dorsalseite der 2. Zehe proximal und auf der Lateral-seite der 5. Zehe am Übergang des Metatarsus zum proximalen Interphalangealgelenk.

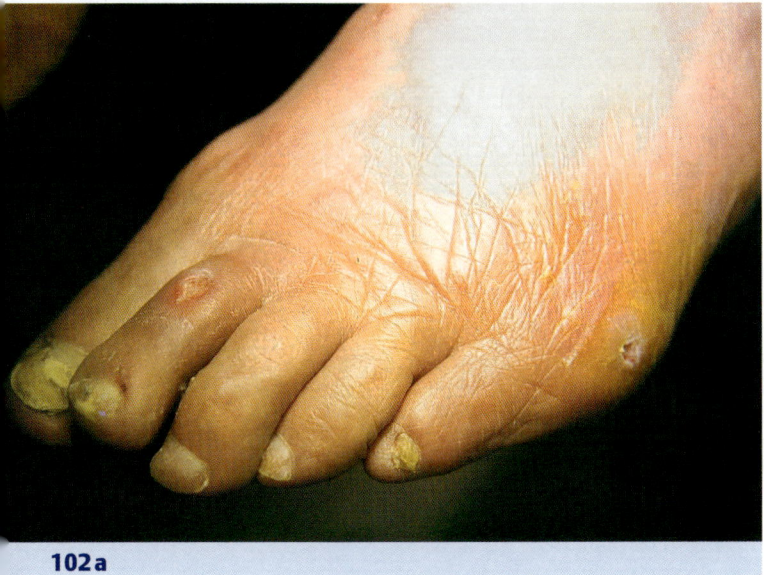

102a

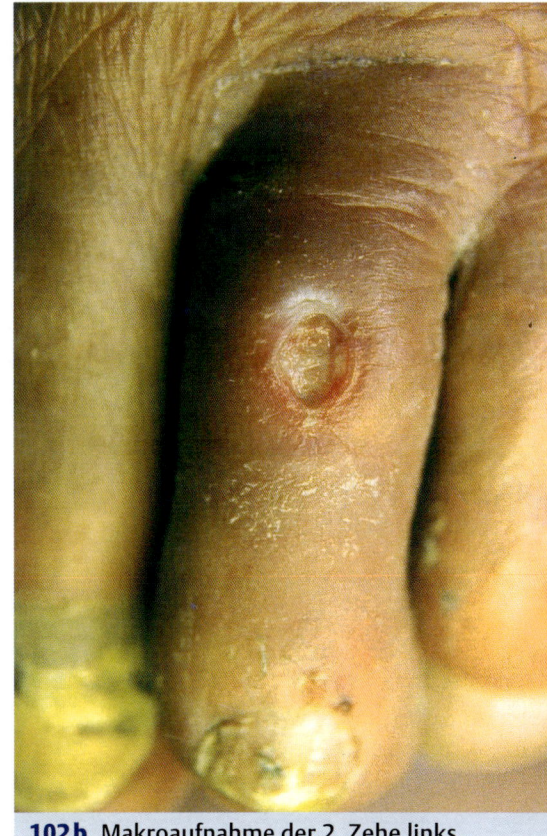

102b Makroaufnahme der 2. Zehe links.

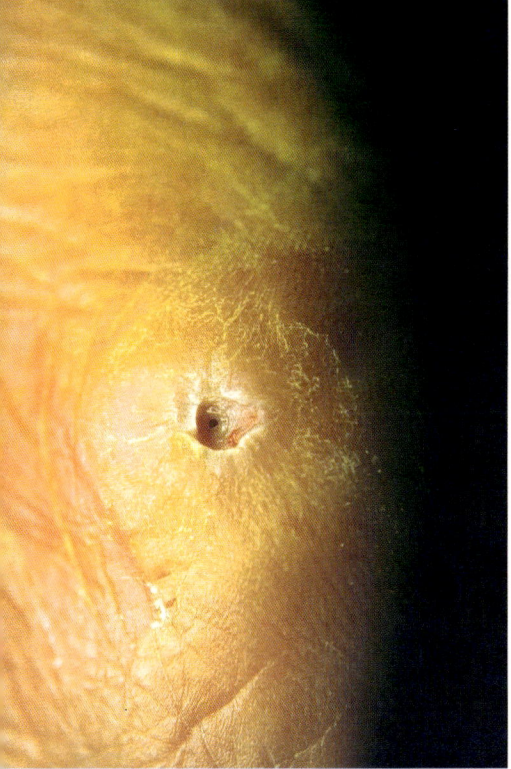

102c Makroaufnahme des Defekts an der Fußaußenkante.

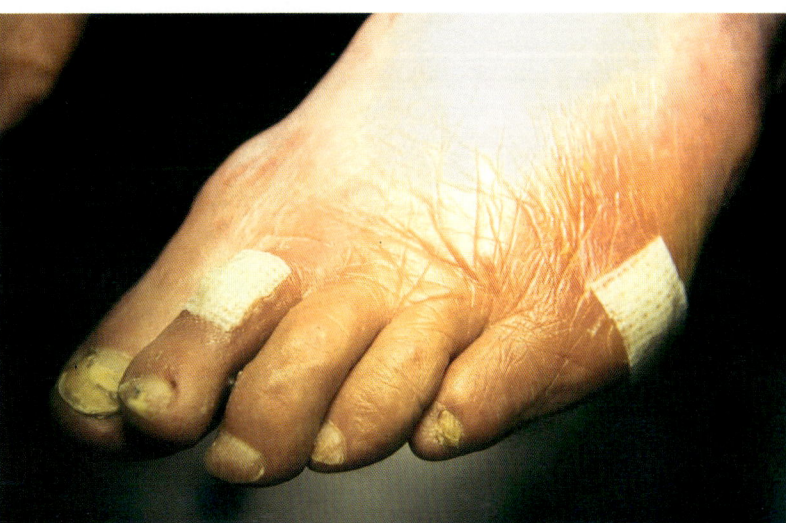

102d Nach vorheriger Desinfektion Auflage eines granulati-onsfördernden Wundnetzes (Branulind N).

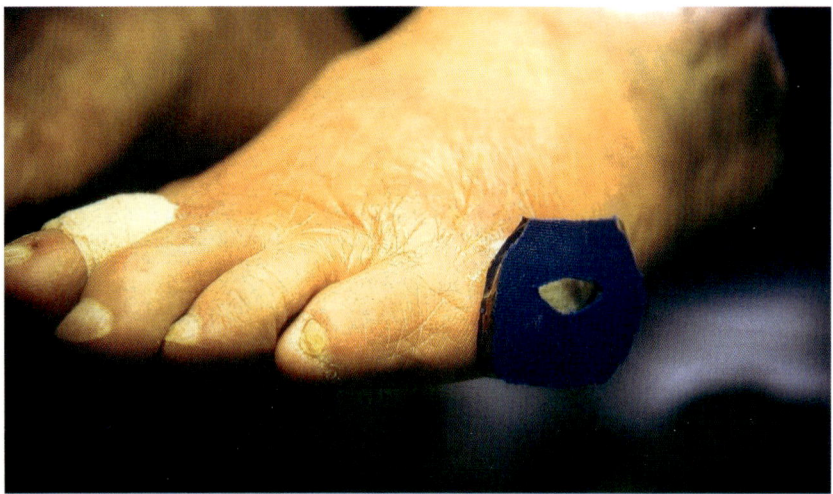

102e An der Fußaußenkante ist eine besondere Druckschutzmaßnahme erforderlich. Wir verwenden gerne ein Silikonpolster, das mit einem hautfreundlichen Mineralöl getränkt ist.

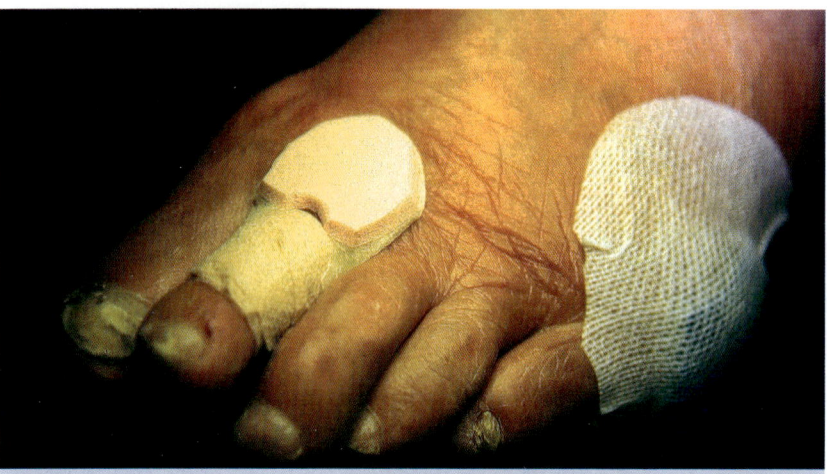

102f Das Druckschutzpolster wird mit Fixomull stretch (6 cm) fixiert, damit es nicht verrutscht. Aus Foam-o-felt 5 mm wird eine Druckentlastung für die 2. Zehe zurechtgeschnitten und proximal aufgeklebt. Die granulationsfördernde Wundauflage wird semizirkulär verschalt.

Tipp

♦ Eine gründliche Wundreinigung ist bei diabetischen Ulzera wichtig. Sehr effizient ist Syspur-derm. Bei sezernierenden Wunden kann auch Hydrocoll® eingesetzt werden.

♦ Bei ausgetrockneten Wundverhältnissen benutzt man Hydrosorb® oder Hydrosorb® comfort.

♦ Tiefere, sezernierende Wunden werden mit Sorbalgon® austamponiert.

103a 68-jähriger Diabetiker mit starker Hyperkeratose der linken Großzehe. Es besteht der Verdacht auf eine subdermale Ulzeration. Nach Rücksprache mit dem Hausarzt wurde die Verhornung durch Abschleifen mit dem pappelförmigen Diamantschleifer (mittlerer Körnung) fachmännisch entfernt. Hier findet die Trockentechnik ebenso Anwendung wie die Nasstechnik.

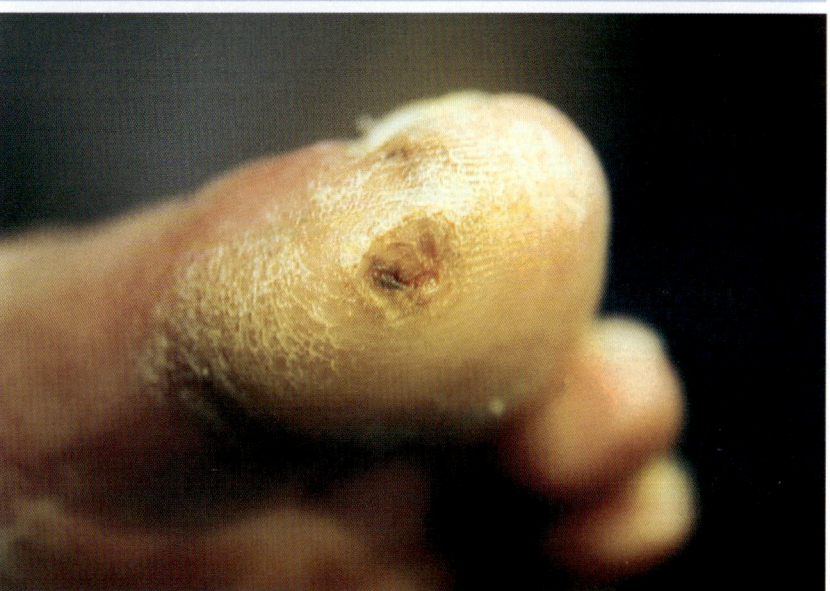

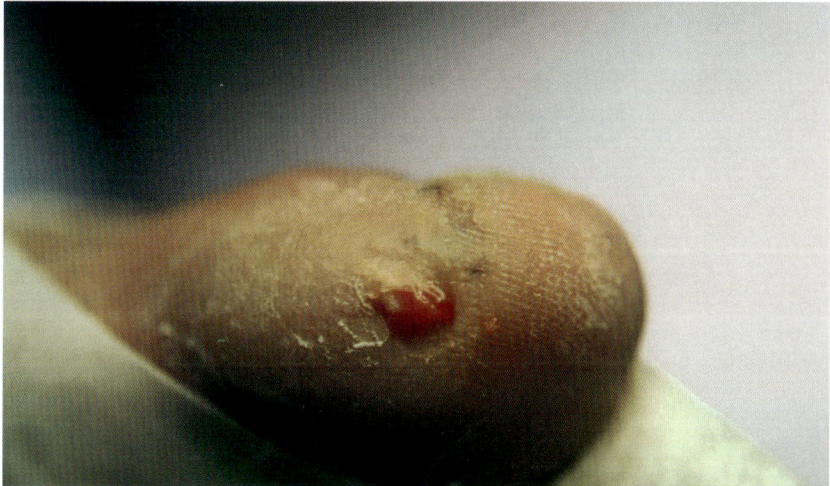

103b Mit einem desinfektionsmittelgetränkten Tuch (Kodan®-Tuch) wird die Zehenumgebung hygienisch abgedeckt und die Hornhautplatte abgehoben.

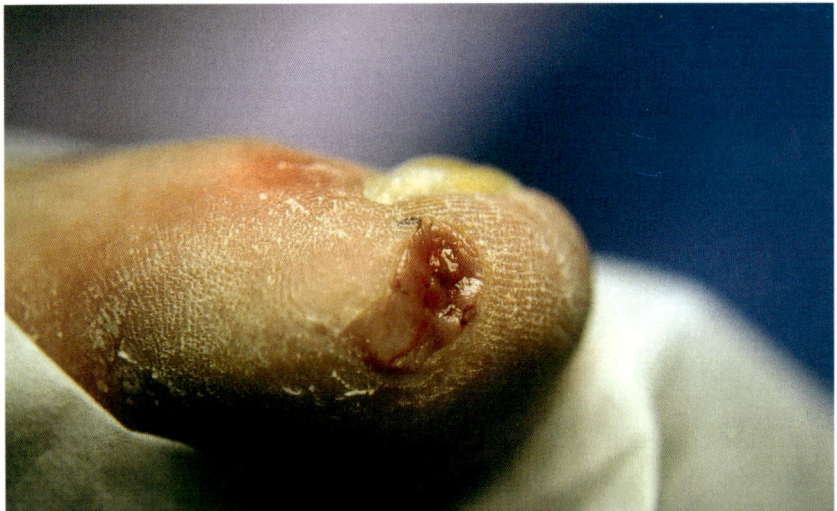

103c Zustand nach Desinfektion und Säuberung mit H_2O_2 (Wasserstoff-superoxid 3 %).

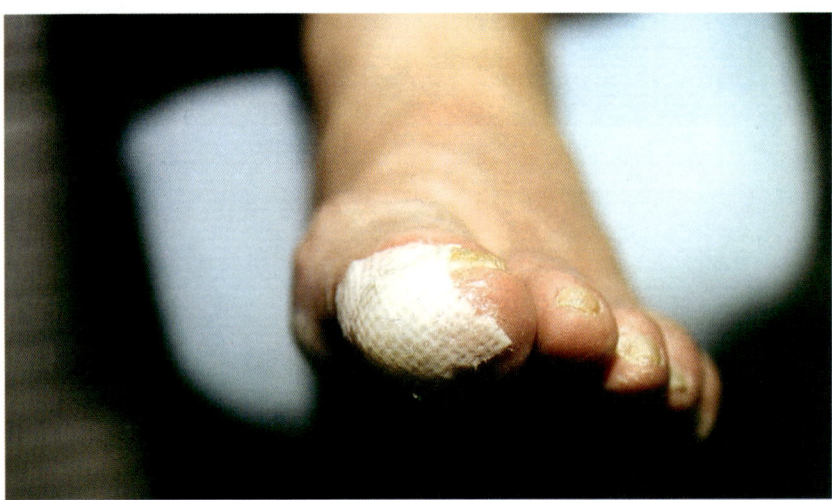

103d Branulind N, eine granulationsfördernde sterile Wundauflage, wird aufgelegt. Auch Tender Wet®, Syspur-derm® und Hydrocoll® (Hartmann) finden Anwendung.

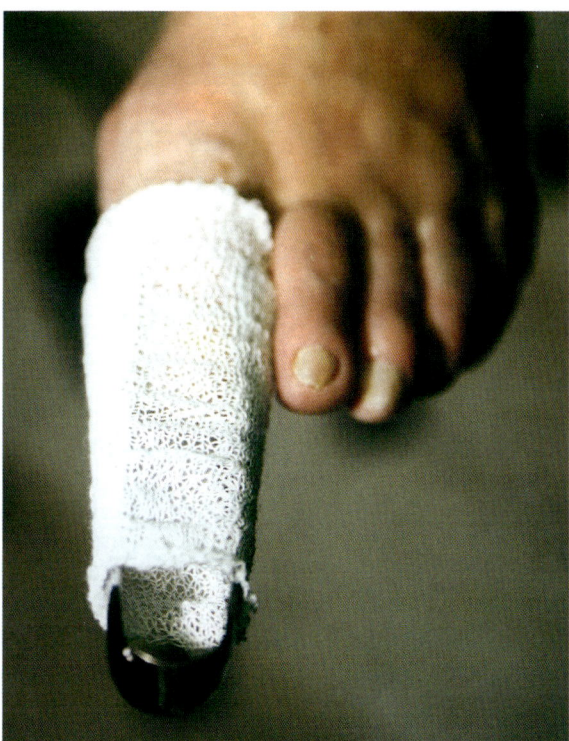

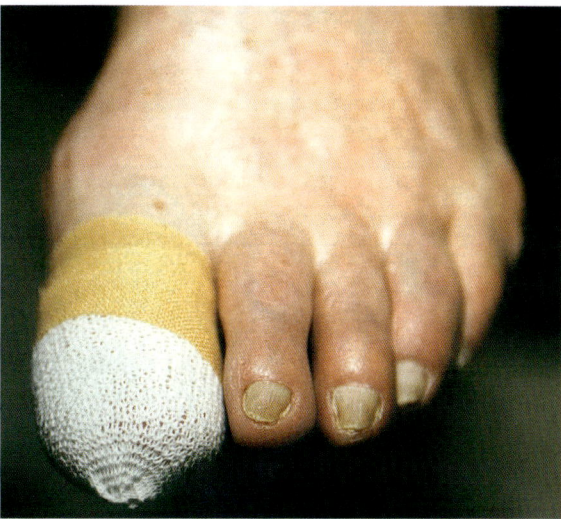

103f Mit einem Hapla-Band wird der proximale Stülpateil semiüberlappend fixiert.

103e Mit einem Applikator (MFF Lehrinstitut Bittig) wird ein Tubegazeschlauch Größe 2 angebracht. Damit an der Apex keine Tubegazeschlauch-Verdickung entsteht, den Applikator nur um eine halbe bis dreiviertel Umdrehung im Uhrzeigersinn drehen.

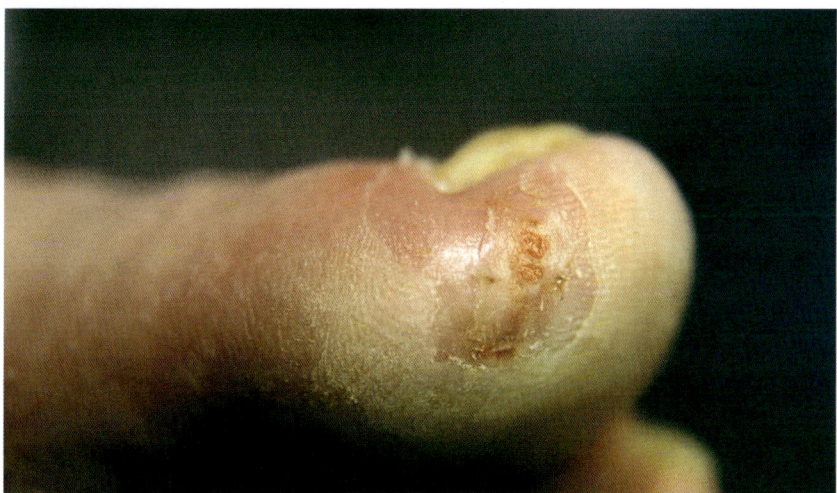

103g Zustand 8 Tage später nach täglichem Verbandswechsel. Nach dem 3. Tag wurde das Wundgebiet regelmäßig mit Propolis-Lösung und Propolis-Balsam unterstützend mitgepflegt.

38-jährige Diabetikerin mit Polyneuropathie (völlige Gefühllosigkeit der gesamten Fußsohle), die auf eine tägliche Inspektion ihrer Füße verzichtete. Auf der Basis einer Druckstelle entstand eine Ulzeration, aus der sich bei leichtem Druck mit der Sonde Sekret entleerte.

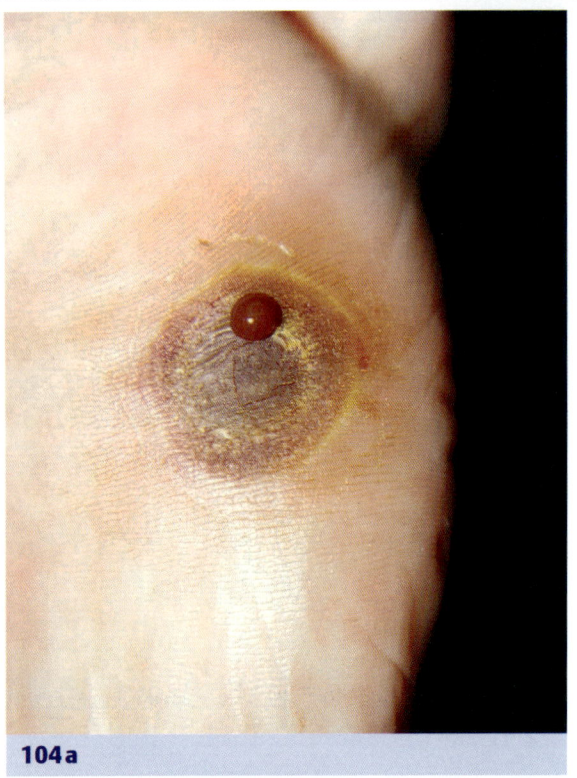

104a

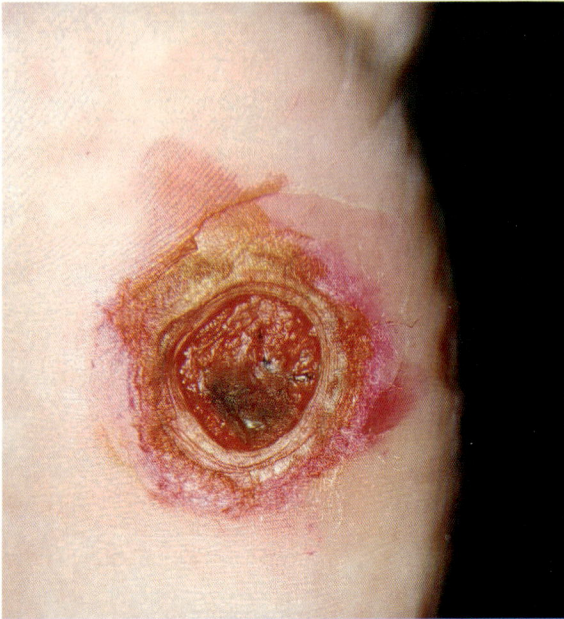

104b Zustand nach Desinfektion und Abtragung alten Hautgewebes. Spülung mit Ringerlösung. Anlegen von Tender Wet® für 12 Stunden, dann Verbandswechsel. Weiterbehandlung mit Syspurderm® oder Hydrocoll® (Hartmann).

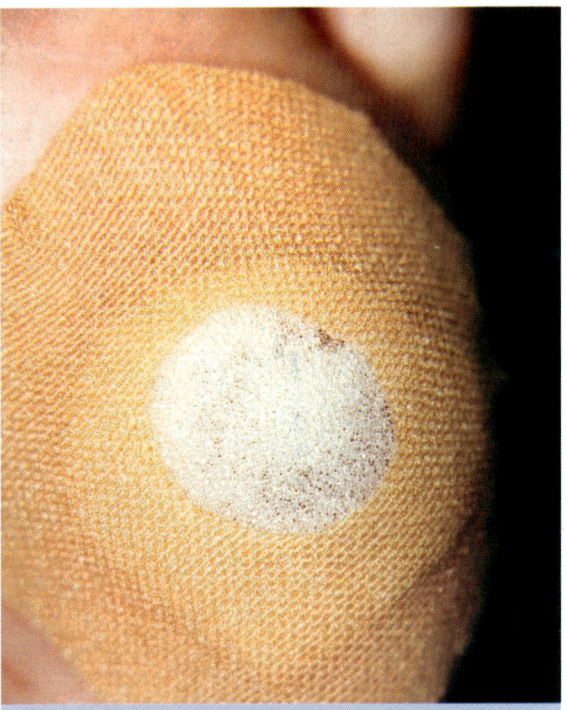

104c Anlegen eines Salbenverbandes mit Druckschutzentlastung.

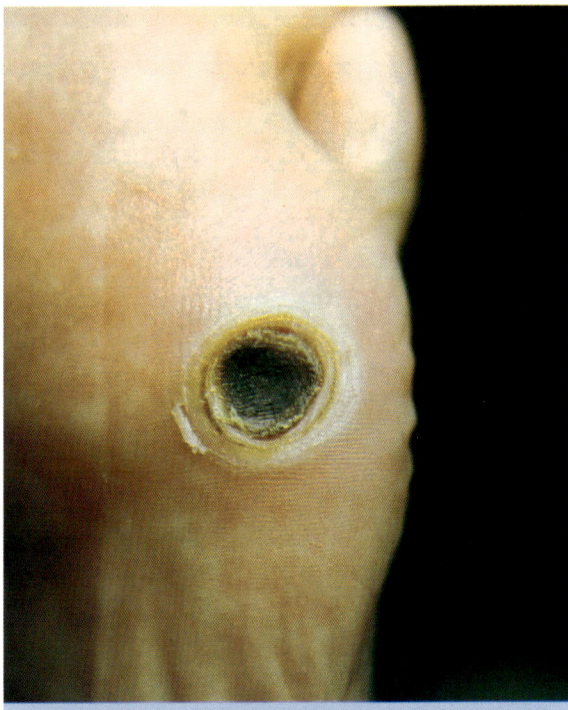

104d Zustand nach 5 Tagen bei täglicher Wundversorgung.

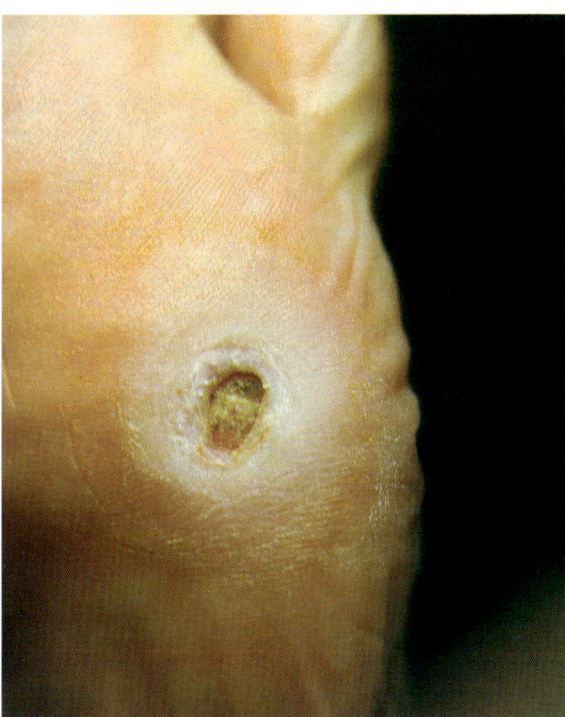

104e Nach 4-wöchiger Behandlung hat sich die Ulzeration deutlich verkleinert. Eine Druckentlastung ist weiterhin nötig. Zur Desinfektion und Wundheilungsförderung sollte Octenisept® verwendet werden.

105a 90-jähriger Diabetiker, dessen Großzehe im Krankenhaus lediglich durch tägliches Aufpinseln einer Desinfektionslösung behandelt worden war.

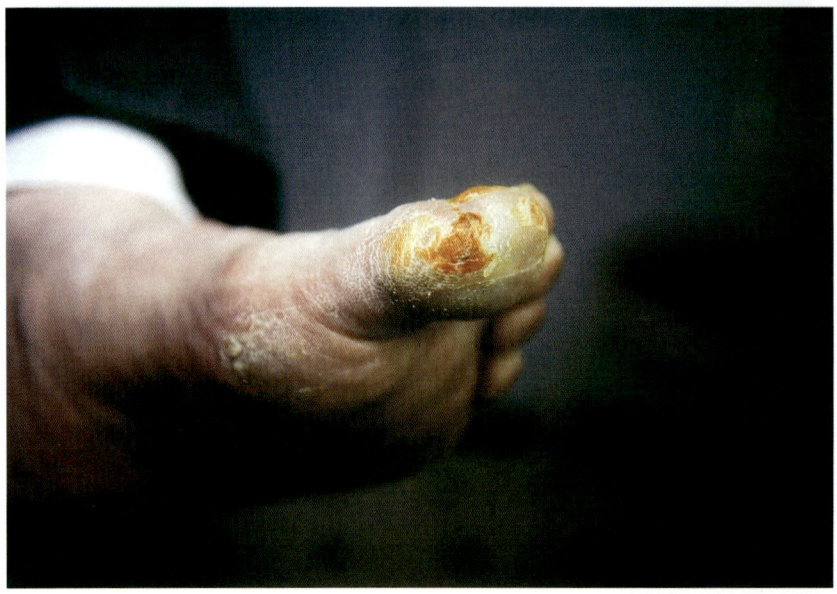

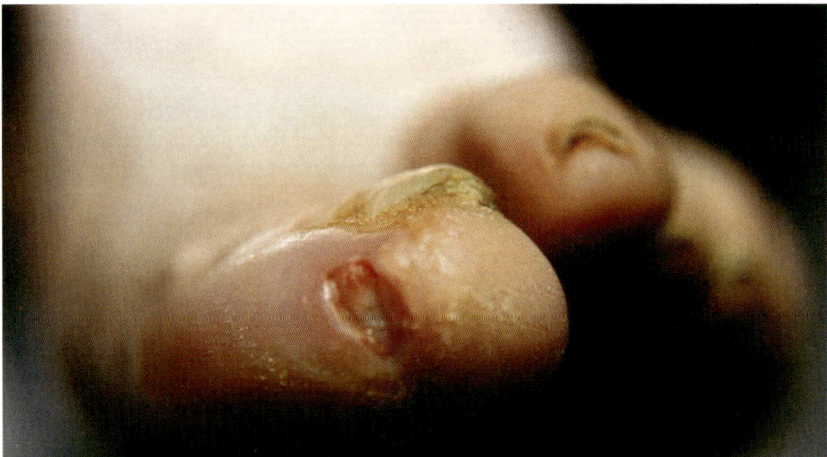

105b Als der Patient wegen einer Atemwegsinfektion erneut stationär behandelt werden musste, entwickelte sich eine Ulzeration an der Großzehe. Die Wunde wurde mit Ringerlösung gespült. Die Behandlung erfolgt wie im Fall 103 auf S. 109ff. beschrieben.

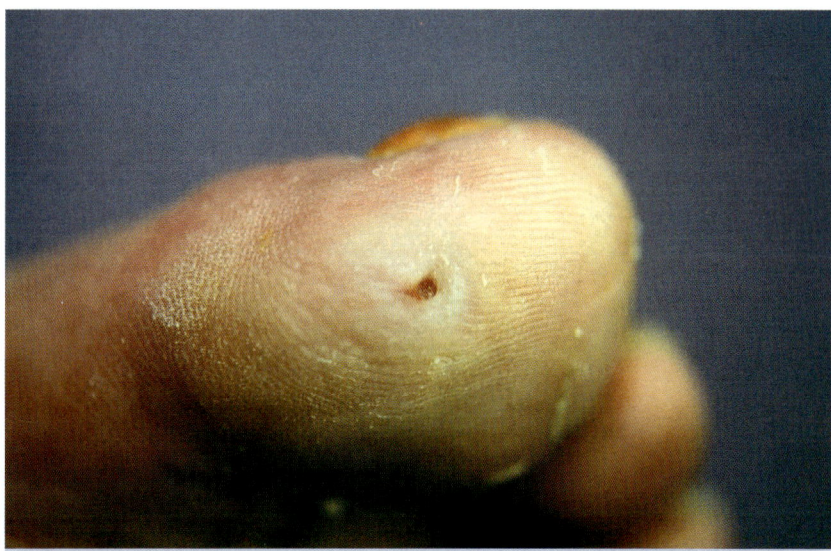

105c Zustand nach knapp 4-wöchiger Wundbehandlung.

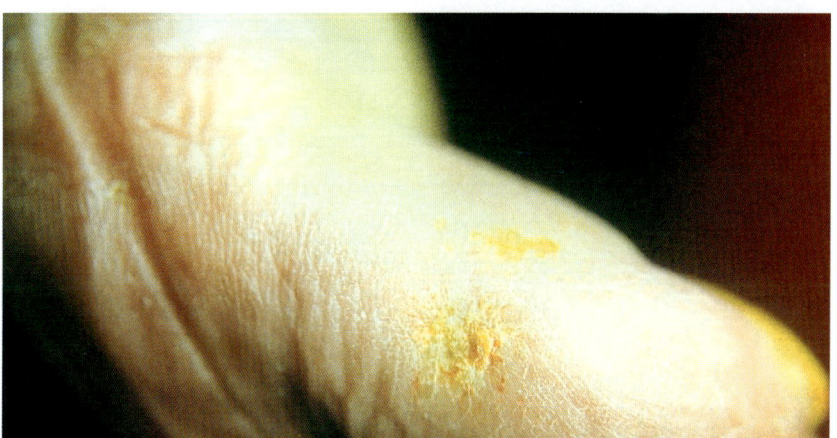

105d Nach Abschluss der Wundbehandlung stellte sich der Patient einige Wochen später zur Kontrolle vor. Leider ist es ihm nicht gelungen, die Haut elastisch zu halten, da er fast blind ist und sich schlecht bücken kann. Die wiederauftretende Verhornung ist deutlich zu erkennen. In einem solchen Fall eignet sich Allpresan®-Schaum Nr. 2 zur Hautpflege.

106 a Diabetikerin mit beginnender trockener Gangrän an der linken Großzehe. Die Verhornungen und Krusten werden mit Propolis-Lösung ausge-
trocknet und abgeschliffen. Im Anschluss wird die Zehe mit einem luftdurchlässigen Schlauchverband versorgt.

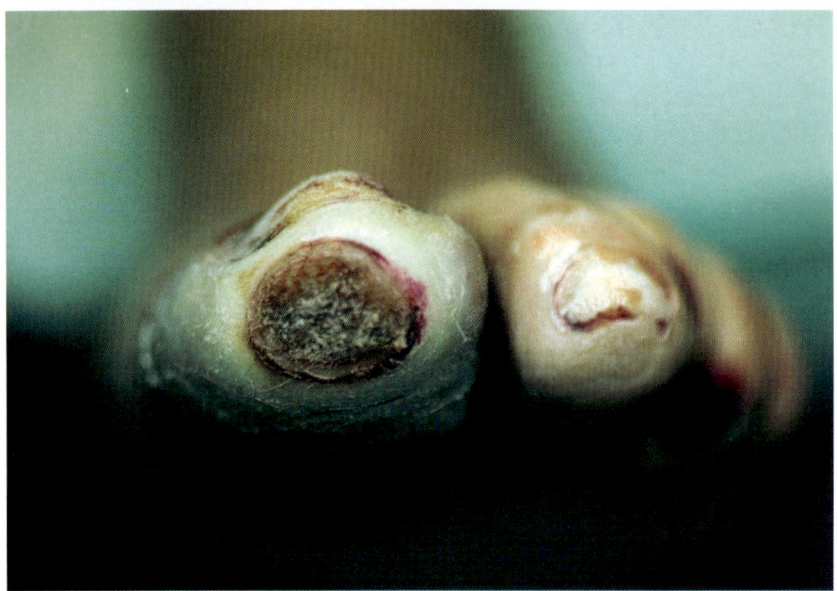

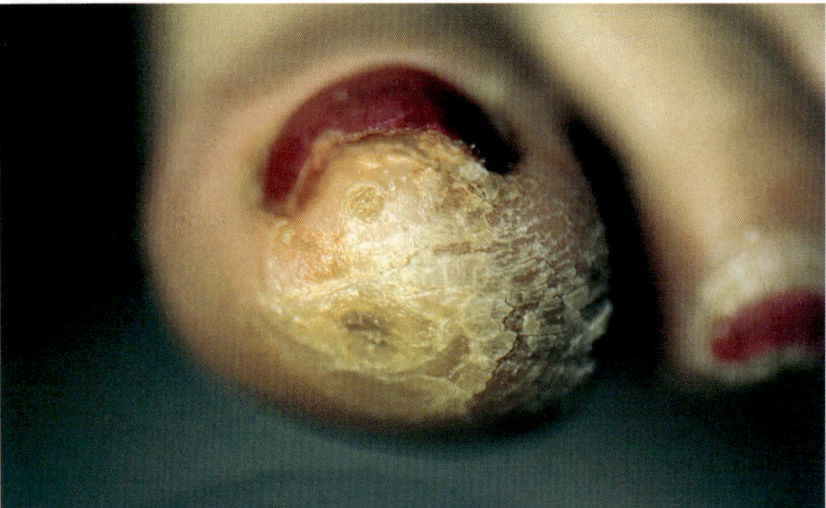

106 b Die Patientin kommt regelmäßig zur Fußpflege und behandelt sich
zwischenzeitlich zu Hause selbst mit Propolis-Produkten.

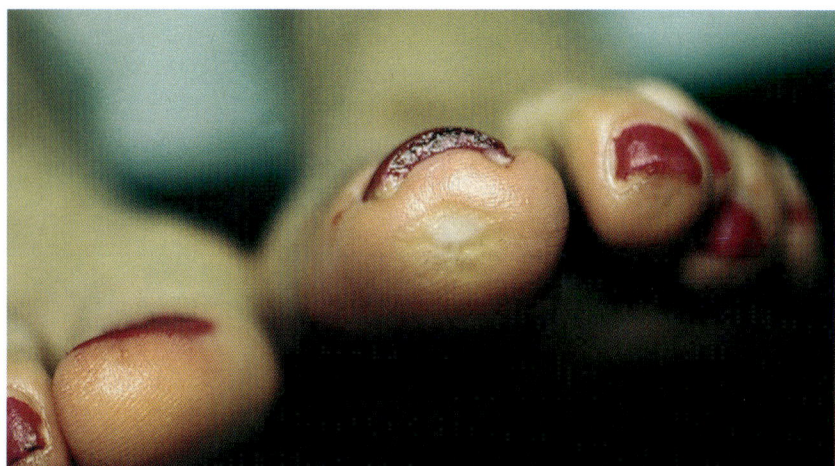

106 c Nach 6 Wochen, in denen insgesamt 11 Praxisbehandlungen stattfanden, ist die Läsion abgeheilt. Die Patientin verwendet zur Heimpflege weiterhin Propolis-Produkte und kommt alle 6 Wochen zur Fußpflege. Der Zustand ist seitdem stabil.

107 a 50-jährige Diabetikerin mit starker Hyperkeratose der linken Großzehe mit subkeratotischer Einblutung.

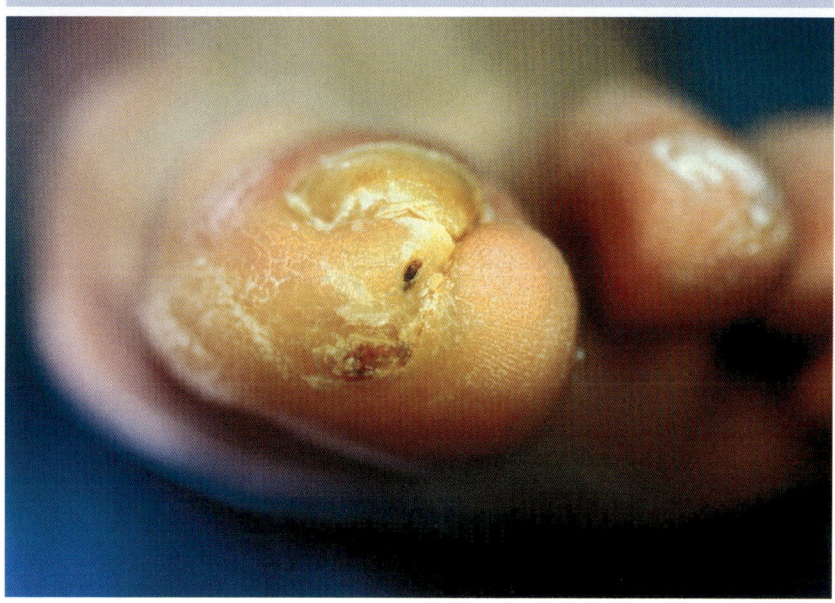

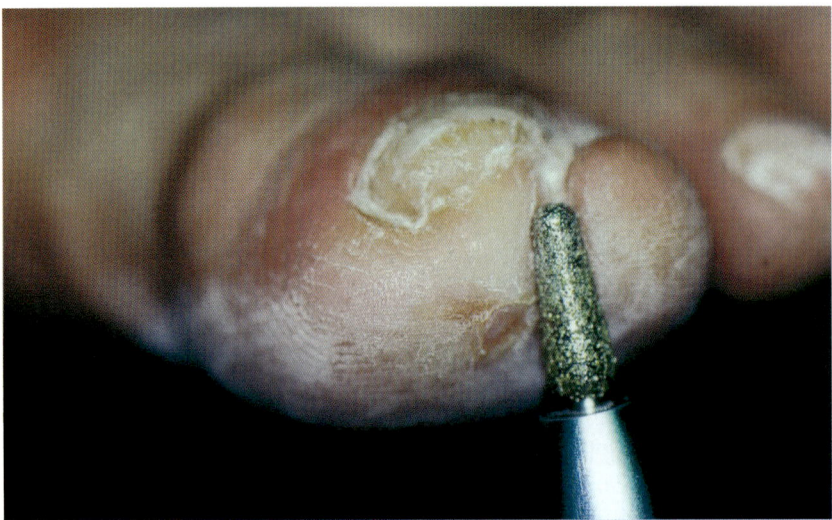

107b Zunächst Abtragung mit größerem pappelförmigem Diamantschleifer mittlerer Körnung (Busch) in Trockentechnik.

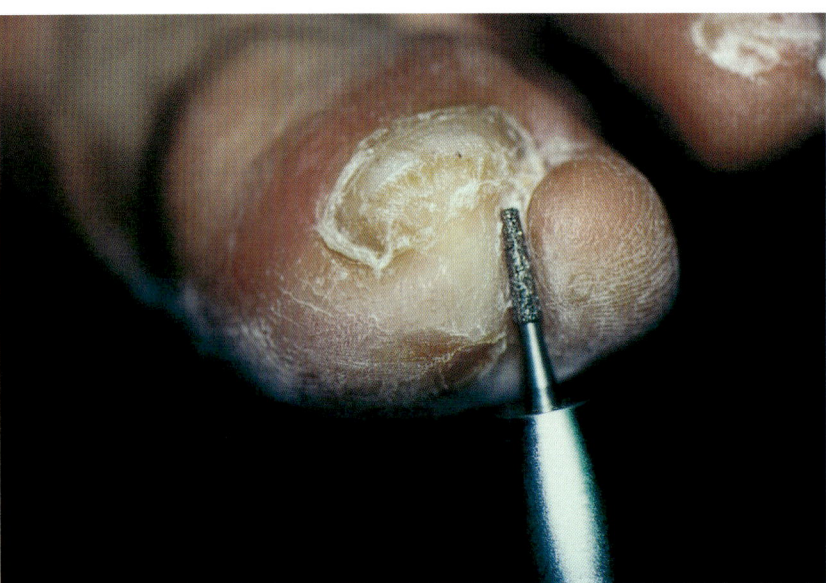

107c Feinarbeit mit einem kleineren Diamantschleifer (Busch). Es kann in Trocken- oder Nasstechnik geschliffen werden.

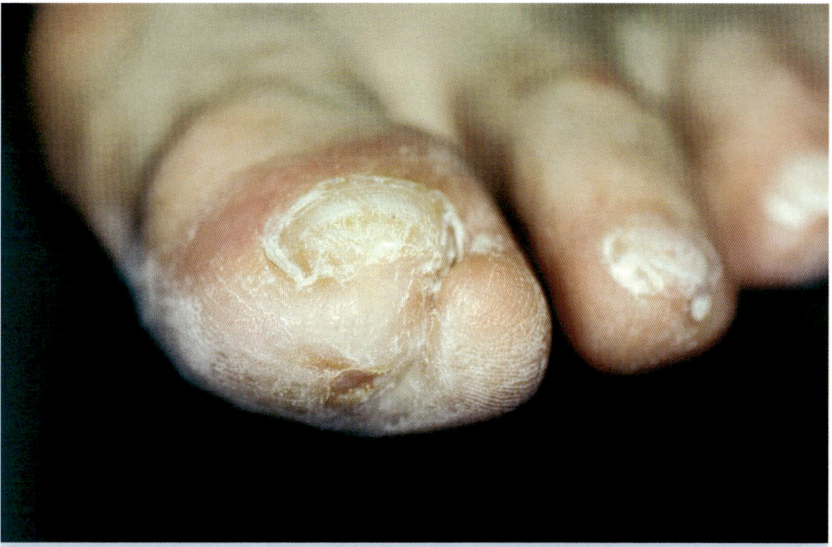

107 d Zustand nach Ausschleifen des Hornhautspalts.

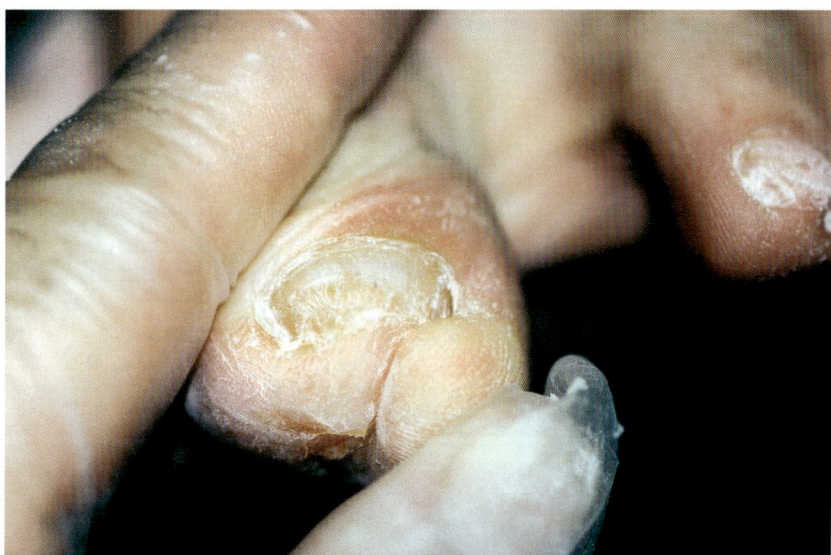

107 e Jetzt kann man die Haut sogar leicht zusammendrücken und der Spalt hat seine Gefährlichkeit verloren. Nun kann Propolis-Lösung aufgetragen werden, die hornhauterweichend und desinfizierend wirkt.

50-jähriger Diabetiker, stellt sich uns mit starker Hyperkeratose und Einblutung in die tiefere Hornhautschicht vor. Er klagt über ständige Druckbeschwerden.

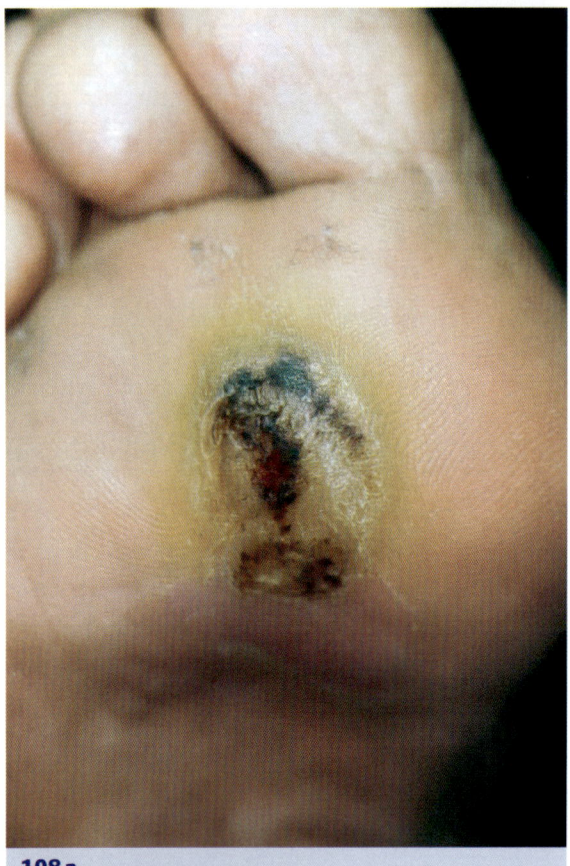

108a

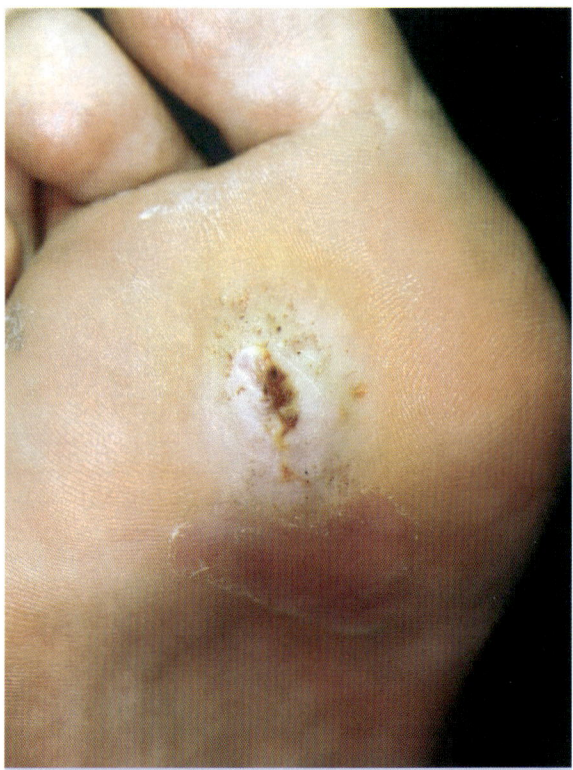

108b Zustand nach vorsichtigem Abtragen der Verhornung mit pappelförmigem abrasivem Diamantschleifer (Busch) in Trockenschleiftechnik mit Absaugung.

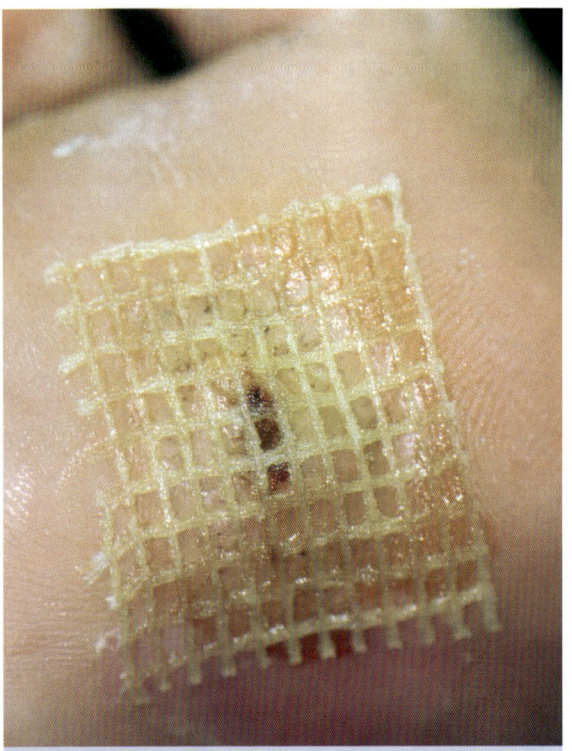

108c Aufbringen von Grassolind neutral (Hartmann) und 2nd Skin.

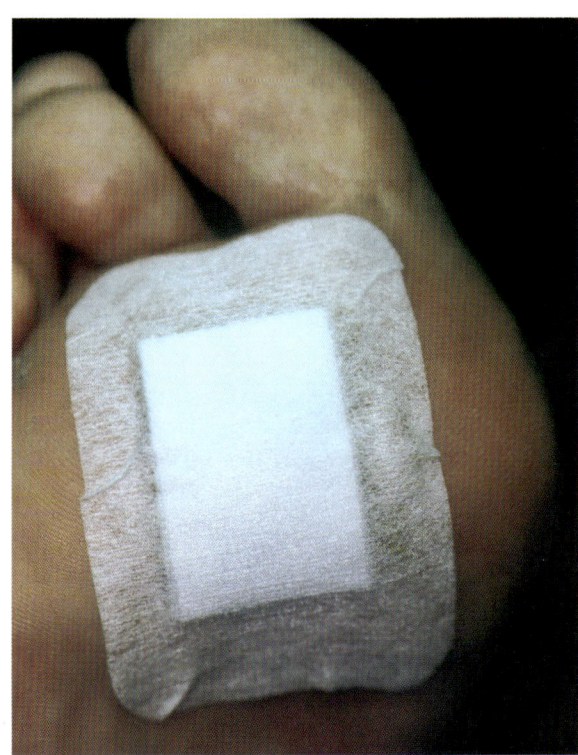

108d Anschließend Fixierung mit Cosmopor steril (Hartmann).

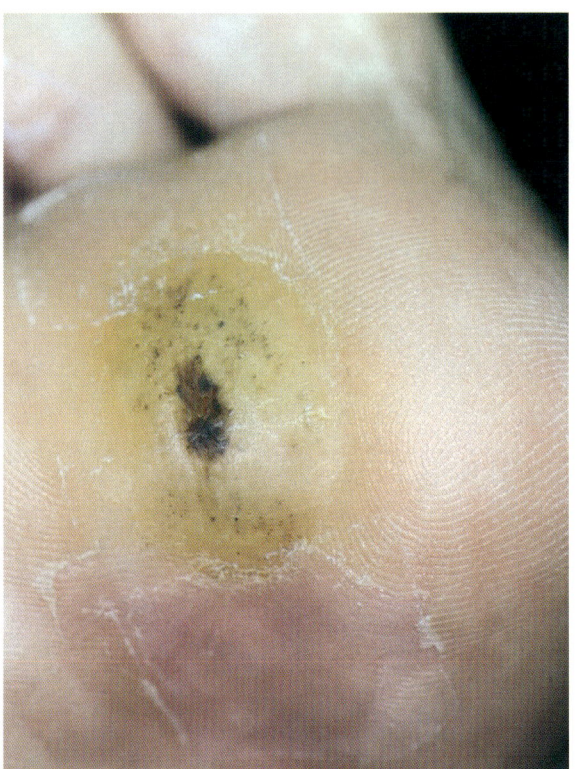

108e Zustand ca. 2 Wochen nach Pflege mit Allpresan®-Cremeschaum. Der starke Druck hat sich verringert, die Hornhaut ist zurückgegangen.

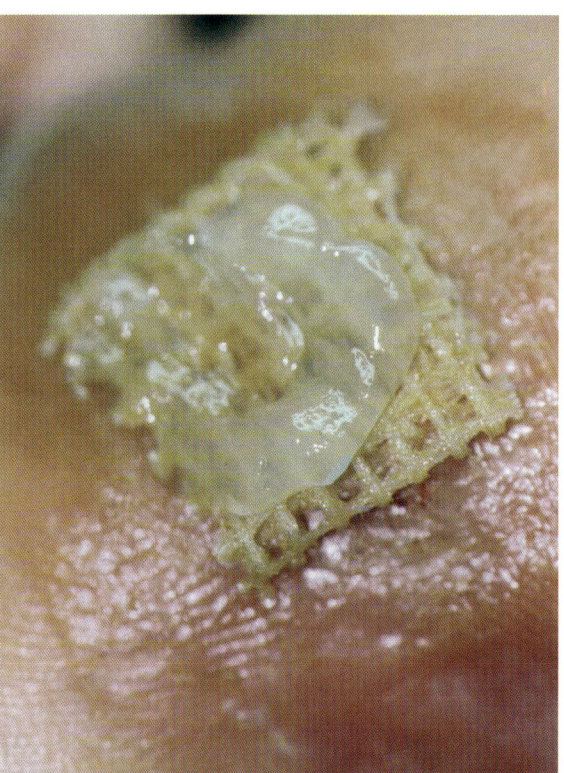

108f Auflage eines neutralen Wundnetzes, das mit Propolis-Balsam bestrichen wurde. Anschließend Abdeckung mit Cosmopor steril.

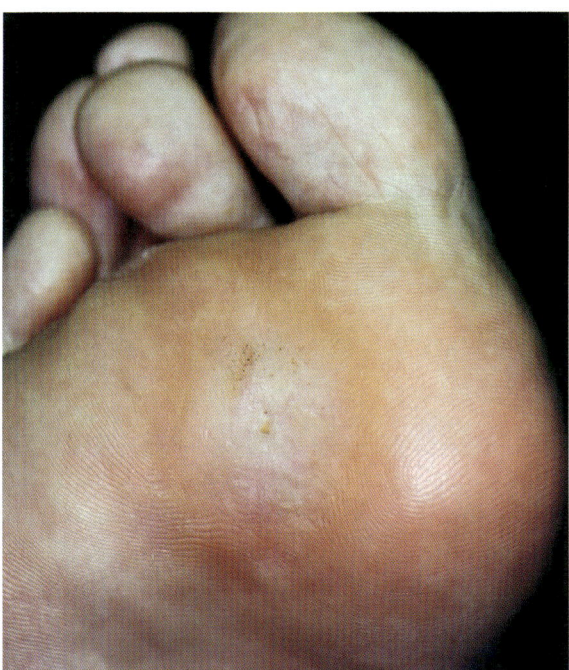

108g Zustand etwa 2 Monate nach Beginn unserer Behandlung. Der Patient ist völlig schmerzfrei und die Hyperkeratose hat sich fast völlig zurückgebildet. Begleitend pflegt der Patient seine Füße mit harnstoffhaltigem Allpresan®-Cremeschaum. Das Behandlungsergebnis ist als außerordentlich gut zu bezeichnen.

109 71-jährige Diabetikerin, deren Großzehe im Grundgelenk amputiert werden musste. Schlecht eingestellte Blutzuckerwerte. Es liegen starke Hautverfärbungen mit Nekroseerealen vor. Die verhornte Amputationsnarbe muss mit Salben elastisch gehalten werden, eine Zusammenarbeit mit dem Hausarzt ist notwendig!

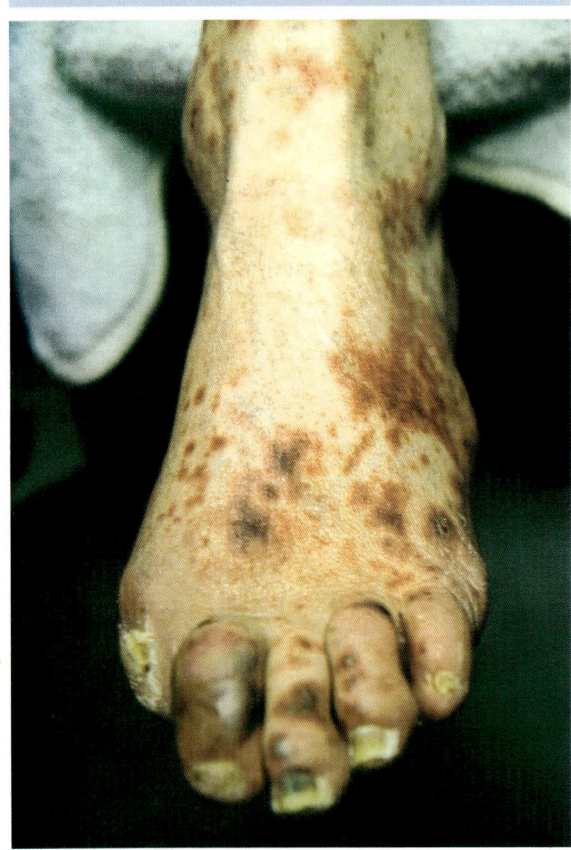

110a 56-jähriger Diabetiker. Die 5. Zehe links musste amputiert werden, auf der 4. Zehe hat sich ein Hühnerauge entwickelt. Die Hornhaut muss hier mit äußerster Vorsicht entfernt werden, um keine Verletzung zu riskieren. Geeignet sind die Trockenschleiftechnik mit Absaugung und Diamantschleifer mit feiner/grober Körnung oder die Feuchtvernebelungstechnik mit feinen Diamantschleifern.

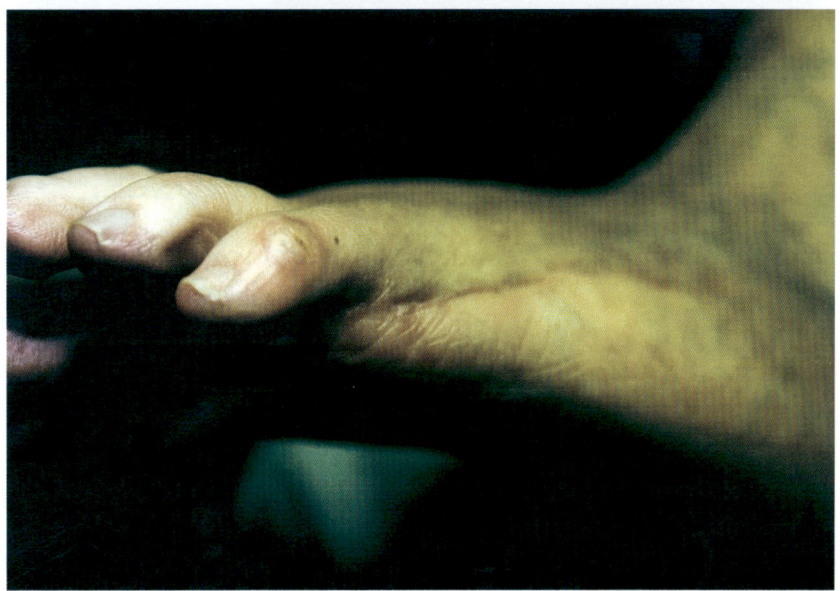

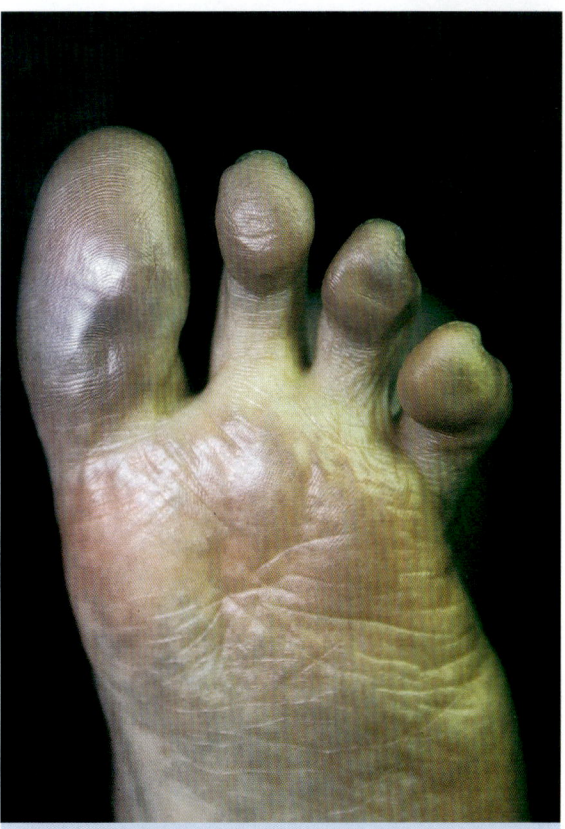

110b Ansicht von plantar.

111a Zustand nach Amputation aller 5 Zehen. Ein solches Schicksal sollte man Diabetikern möglichst ersparen, indem sie frühzeitig kompetent und interdisziplinär behandelt werden (Internist, Hautarzt, Neurologe, medizinischer Fußpfleger, Orthopädie-Schuhtechniker etc.).

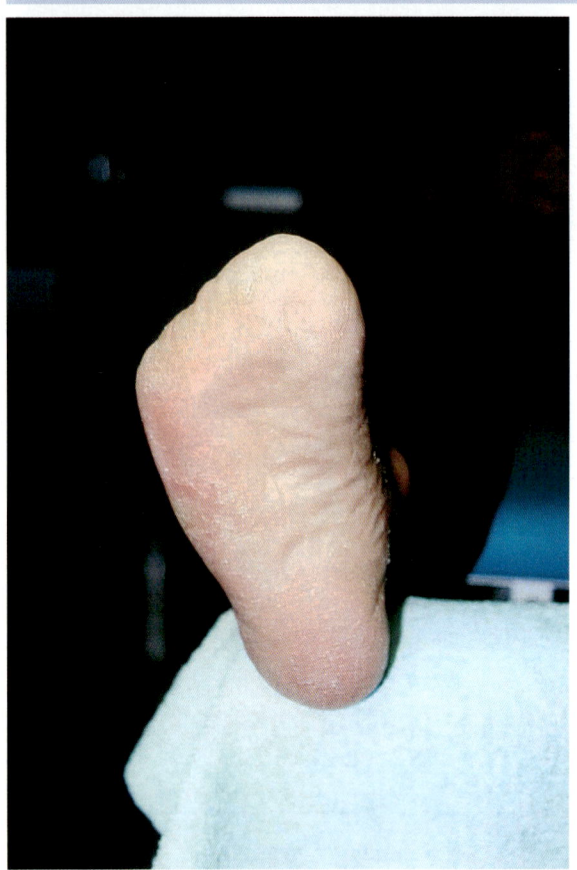

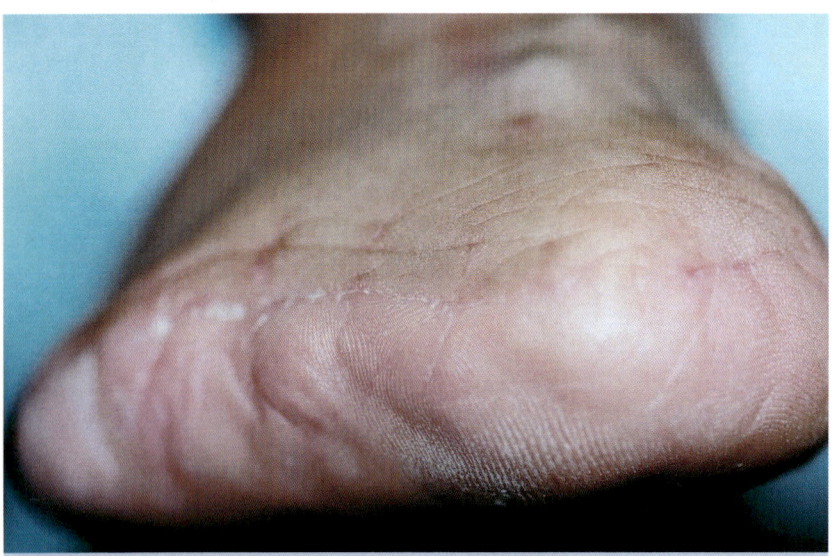

111b Makroaufnahme der Amputationsstellen.

54-jähriger Diabetiker mit Unterschenkelamputation nach Gangrän. Am Amputationsstumpf haben sich mehrere Ulzera entwickelt. Der qualifizierte medizinische Fußpfleger/Podologe sollte mit der Behandlung des Stumpfes vertraut sein, wobei eine enge Zusammenarbeit mit dem behandelnden Arzt Grundvoraussetzung ist! Hier kommen Tender Wet®, Sorbalgon®, Hydrosorb® und Hydrocoll® (Hartmann) zur Anwendung.

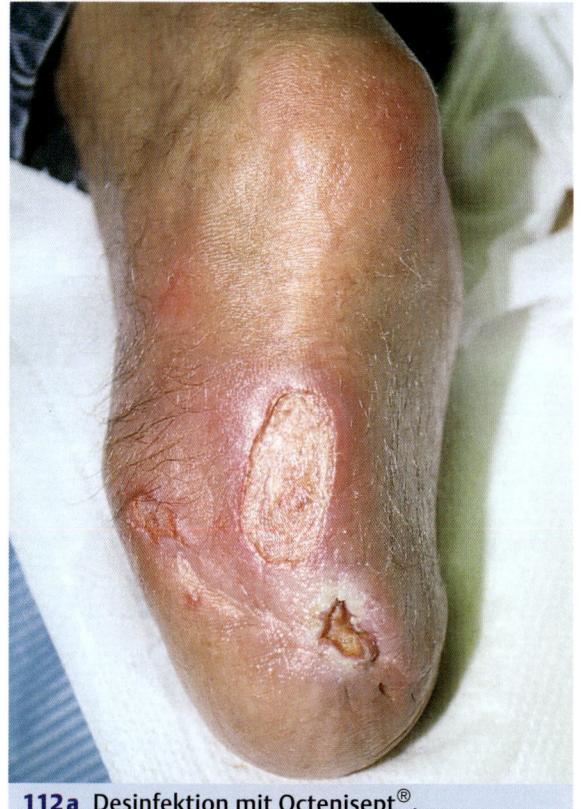

112a Desinfektion mit Octenisept®.

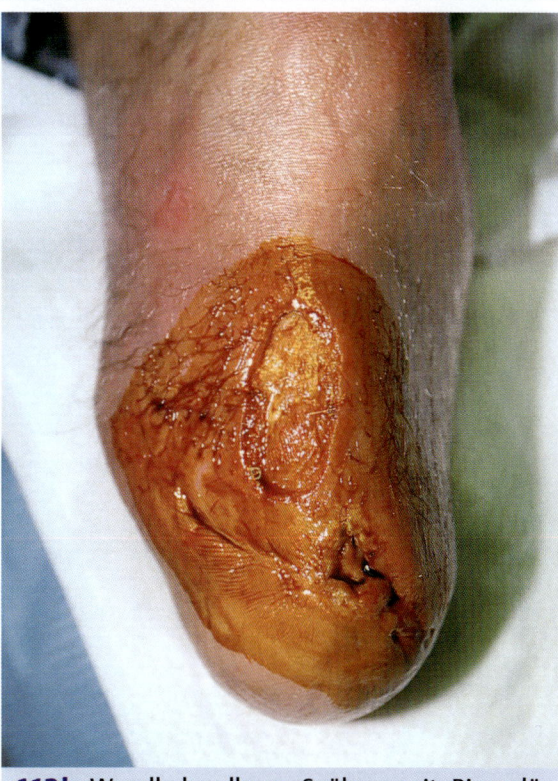

112b Wundbehandlung, Spülung mit Ringerlösung.

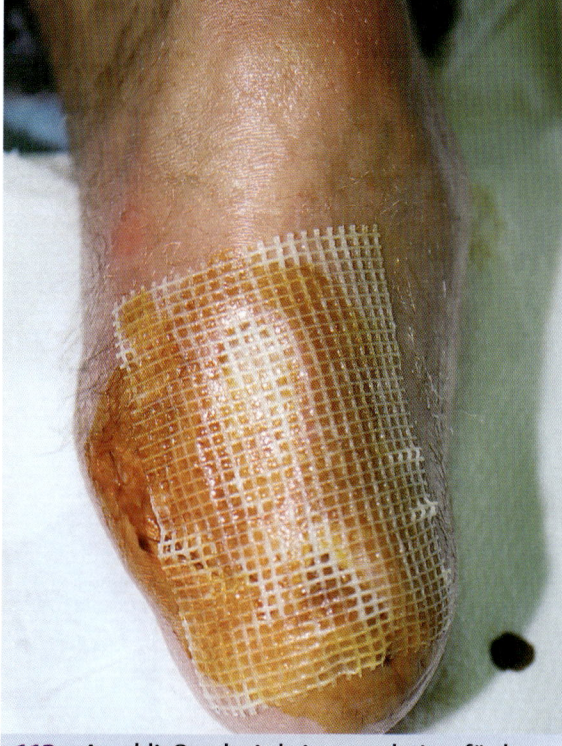

112c Anschließend wird ein granulationsförderndes Wundnetz (Branulind N, Hartmann) aufgelegt.

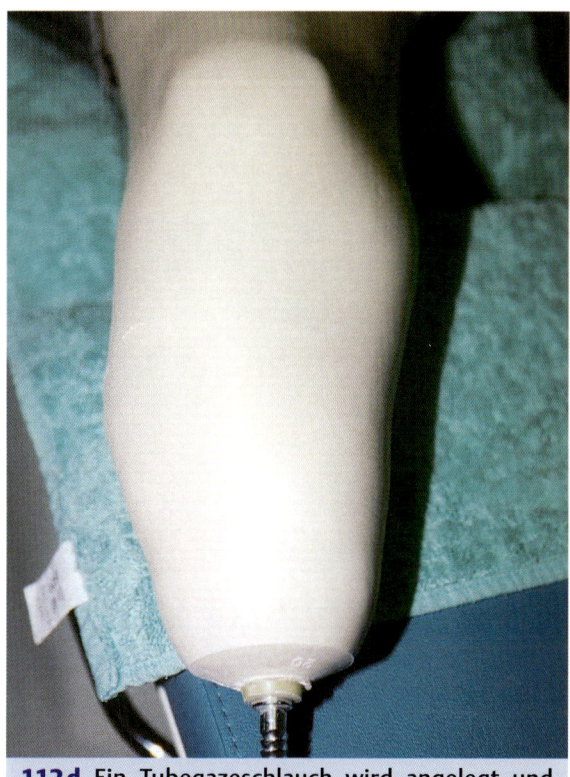

112d Ein Tubegazeschlauch wird angelegt und die Prothese wieder aufgesetzt.

Nagelprothetik

Unter Nagelprothetik versteht man das Anpassen von **Nagelteilen** bei Nageldefekten oder von **künstlichen Nägeln** bei zerstörten Fuß- oder Fingernägeln. In der medizinischen Fußpflege geht es dabei in erster Linie um die therapeutische Rekonstruktion eines Nagels, die das Nagelbett und die noch vorhandene Nagelplatte schützen soll. Aber auch der kosmetische Aspekt der Nagelprothetik sollte nicht unterschätzt werden, denn oft leiden Patienten mit unästhetischen Finger- oder Fußnägeln erheblich unter ihrem Makel.

Teilnagelersatz

Eine häufige Indikation für eine Teilnagelergänzung liegt z. B. vor, wenn ein Nagel bei partiellem Pilzbefall ausgeschliffen wurde und die defekte Nagelplatte geflickt werden muss. Oder wenn eine subunguale Keratose bzw. ein subungualer Clavus zu behandeln ist. Auch das Erscheinungsbild einer Onychogryposis (s. S. 161 ff.) kann durch eine Teilnagelprothese entscheidend verbessert werden.

Fehlende Nagelanteile können mit dem **Nagelflick-Set** ersetzt werden: Glasfiberfasern, im Verbundsystem übereinander platziert, ergeben eine durch einen Katalysator gehärtete Nagelergänzung, die man wie einen echten Nagel mit der Zange kürzen kann. Eine weitere Möglichkeit, Nageldefekte zu korrigieren, bietet die **Nagelaufgussbehandlung** (Teilaufguss mit einer Kunstharzmasse).

18-jähriger Fußballspieler, der sich beim Sport den Großzehennagel abgerissen hat.

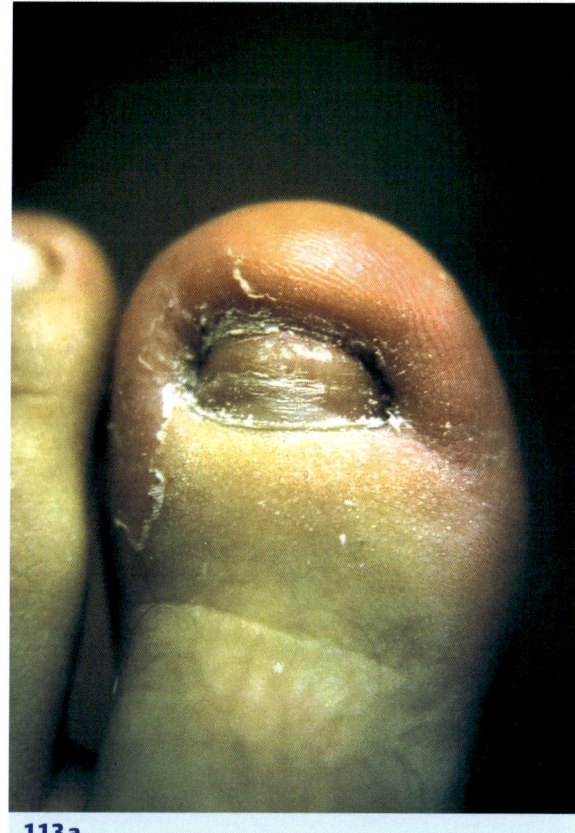

113a

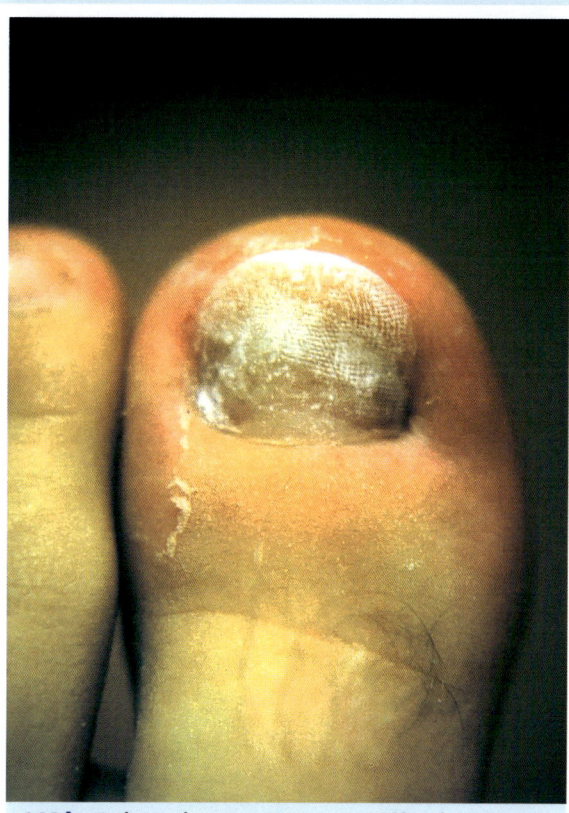

113b Teilnagelergänzung mit Hilfe des Nagelflick-Sets.

114a Bei diesem Patienten wurde ein subunguales Hühnerauge entfernt. Es ist günstig, einen kleinen, mit Heilsalbe getränkten Zellstofftupfer in das »Bett« des entfernten Hühnerauges einzulegen.

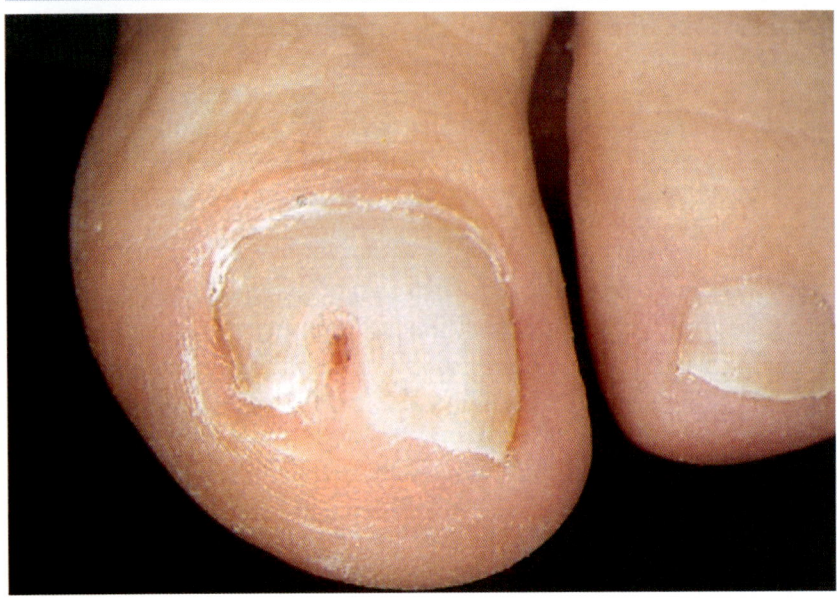

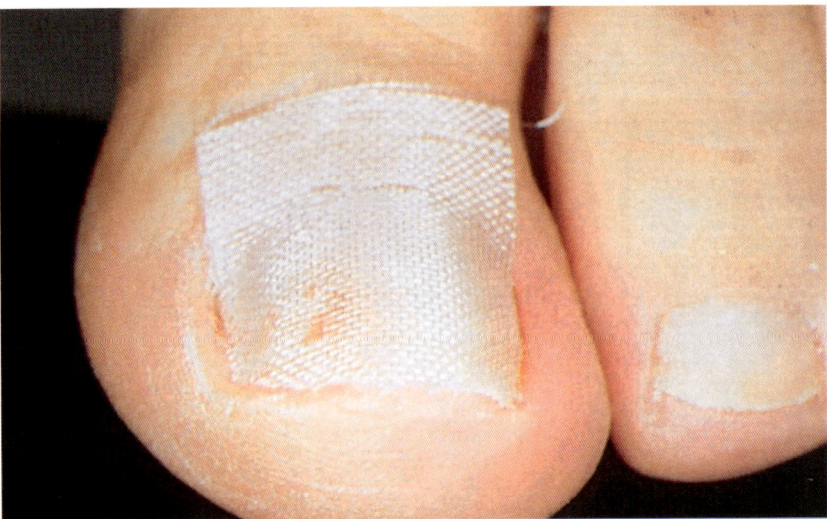

114b Mit Füllsubstanz wird der Defekt bis zur Nageloberkante aufgefüllt und darüber eine Nagelprothetik angefertigt.

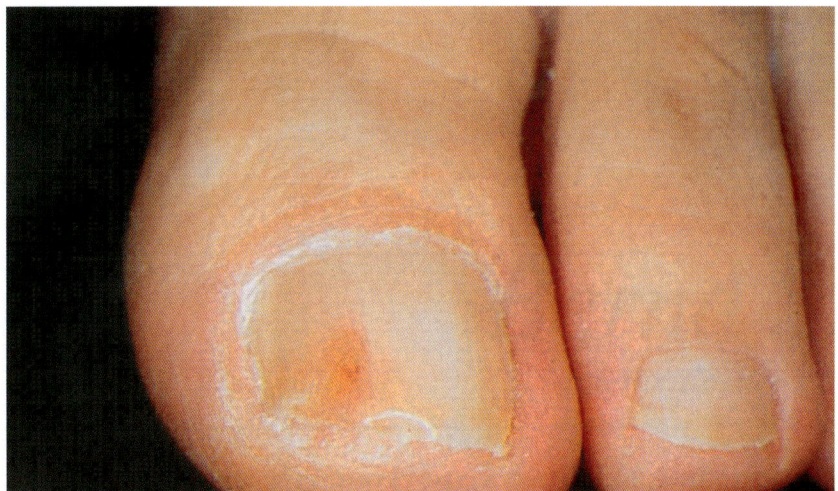

114c Der Kunstnagel ist durchsichtig, so dass Patient und Fußpfleger eventuelle Veränderungen sofort erkennen und entsprechend reagieren können.

115 46-jähriger Patient mit herausgewachsener Teilnagelergänzung (Nagelaufguss). Der Patient hat sich nicht zu den vereinbarten Vorstellungsterminen gemeldet, deshalb konnte der Nagelaufguss weder beschliffen noch in Form gehalten werden.

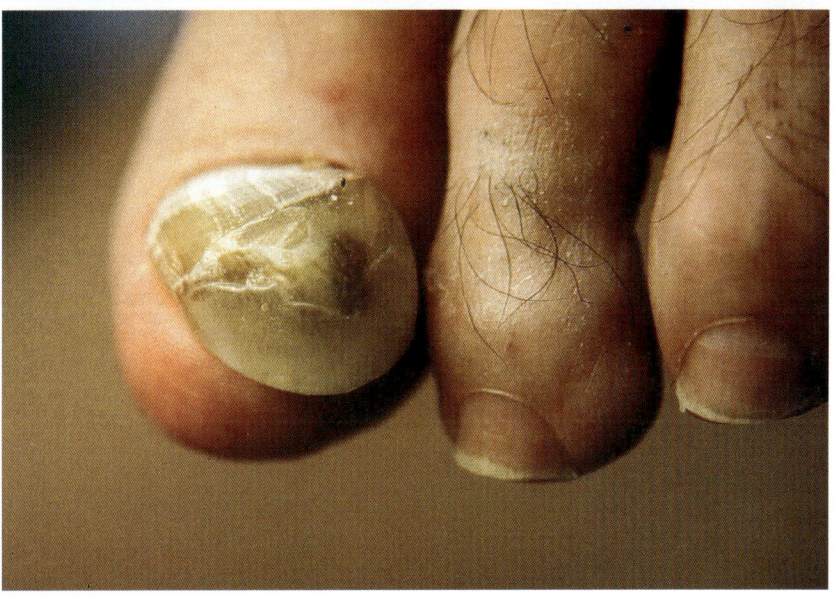

Nagelprothetik-Techniken kommen auch an Fingernägeln zum Einsatz. Dieser Koch stellt sich mit starken Schmerzen in unserer Praxis vor, nachdem er sich beim Zwiebelschneiden den Nagel verletzt hatte.

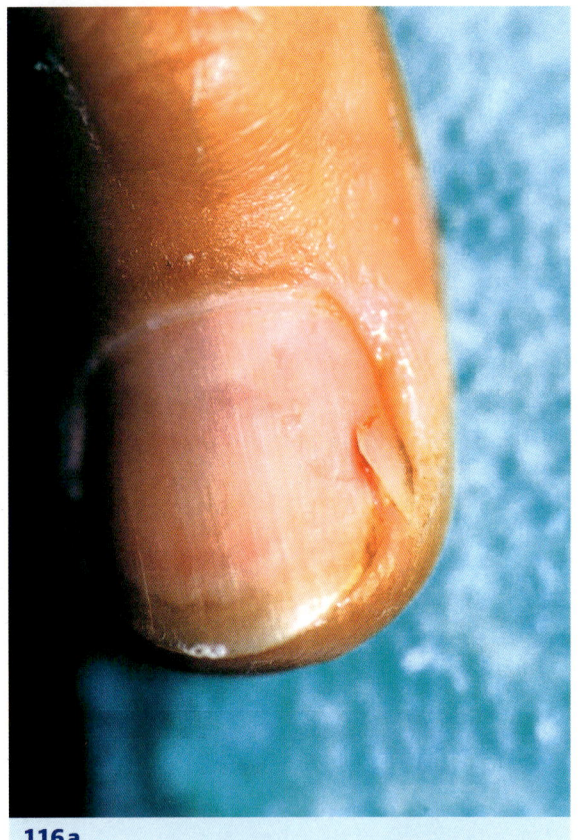

116a

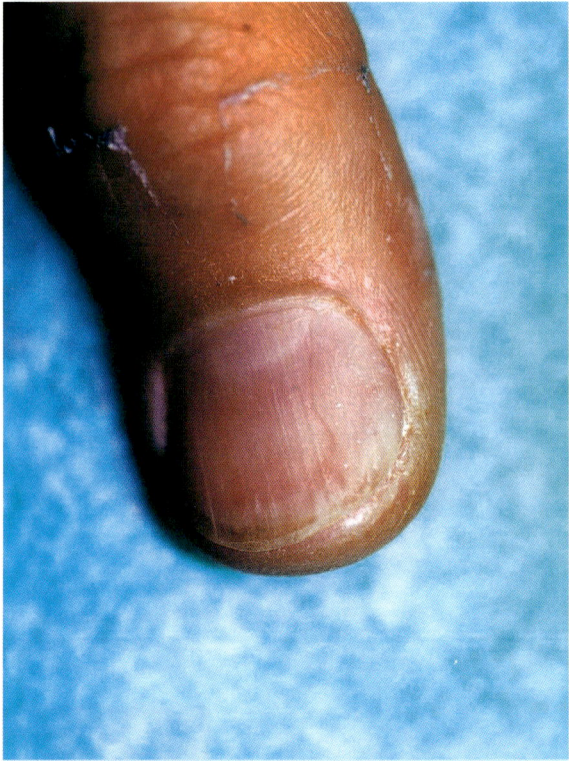

116b Zustand nach Teilnagelaufguss. Der Patient konnte sofort nach der Akutbehandlung seine Arbeit wieder schmerzfrei verrichten.

Behandlung zu ⬙ 116a + 116b

♦ Desinfektion mit Octenisept®.
♦ Begradigen des spitzen Nagelteils mit einem pappelförmigen Diamantschleifer (Busch) in Nasstechnik, da der gesamte Nagel druckschmerzhaft war.
♦ Trocknen des Nagels mit der Dreiwegespritze.
♦ Entfetten der Nagelplatte und Auftragen einer dünnen Schicht Acrylmasse (American Nails).
♦ Ebenso finden Unguisan oder Onycholyt (Greppmayr) Anwendung.

Nagelvollprothese nach Eckle

Ein z.B. durch Trauma geschädigter Nagel kann durch eine Vollnagelprothese ersetzt werden. Voraussetzung ist allerdings, dass proximal mindestens noch ein Drittel des ursprünglichen Nagels vorhanden ist, sonst kann die Kunstnagelplatte nicht gut verklebt werden und klappt im distalen Bereich nach oben: Es besteht Verletzungsgefahr! Trauma der in der Nagelmatrix verankerten Nagelplatte!

Die Herstellung der Nagelvollprothese nach der Tiefziehtechnik umfasst folgende Arbeitsschritte:

♦ Mit Hilfe eines Abdrucklöffels (mit z.B. Erkoton-HE) wird eine Negativform des Nagels erstellt.
♦ Das Abdrucknegativ wird mit Gips ausgegossen und ein exaktes Modell des zu reparierenden Nagels angefertigt.
♦ Mit Spezialgips (z.B. Infra-Masse von ERKODENT) wird an diesem Abdruck eine Ausbesserung des Nageldefekts vorgenommen. So entsteht ein Vorläufer der späteren Nagelprothese.

♦ Auf beiden Seiten wird der Nagelwall abgeschliffen, damit die Prothese beim Tiefziehen schöne Ränder bekommt.
♦ Folie wird im Folienhalter erhitzt und auf einen Formtopf gelegt.
♦ Das Gipsmodell wird auf die Folie in die Formmasse gedrückt. Auf diese Weise entsteht eine Positivform.
♦ Nun wird die Nagelform aus der Folie geschnitten und beschliffen.
♦ Das Nagelbett wird gesäubert, entfettet und im Luftstrom sanft getrocknet.
♦ Die Nagelprothese wird angeraut, entfettet und getrocknet.
♦ Künstliches Nagelmaterial (Härter/Pulver) wird auf die Innenseite der Nagelvollprothese und auf das Nagelbett bzw. den Restnagel aufgebracht.
♦ Die Nagelvollprothese wird sanft auf das Nagelbett gedrückt, bis die Luft vollständig entwichen ist. Mindestens eine Minute lang gut festhalten.

Wenn der nachwachsende Nagel die Nagelprothese Richtung Zehen- oder Fingerspitze schiebt, darf das Nagelende nicht geschnitten, sondern nur abgefeilt werden.

Dieser 36-jährige Patient hat 5 Nageloperationen hinter sich, die schmerzende Narben nach sich zogen.

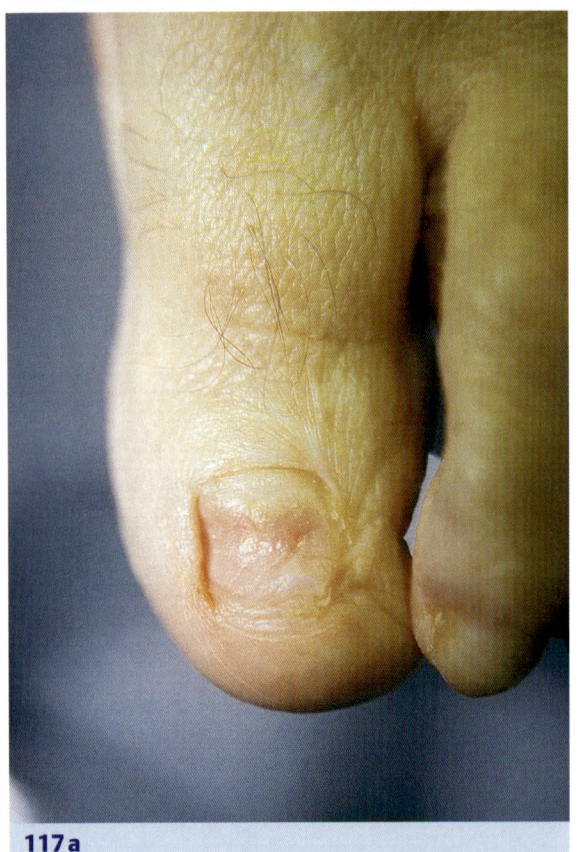

117a

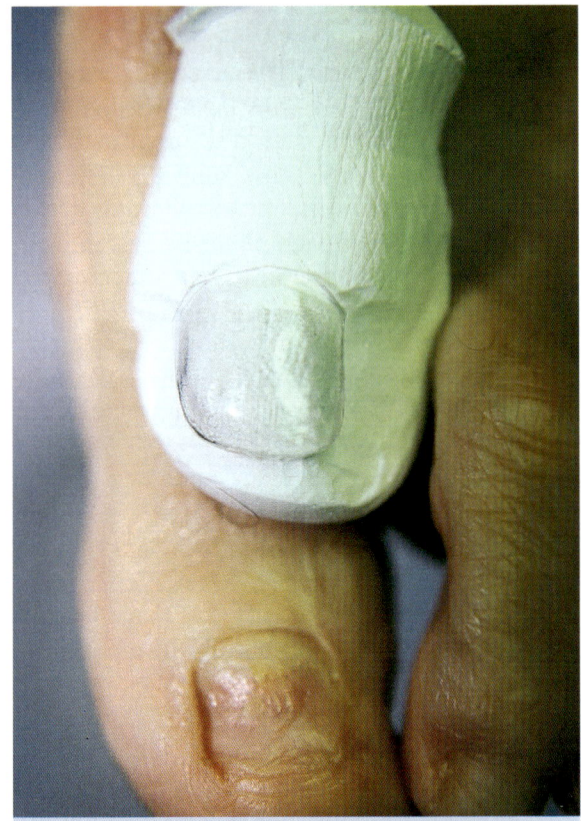

117b Gipsmodell mit fertiger Nagelplatte.

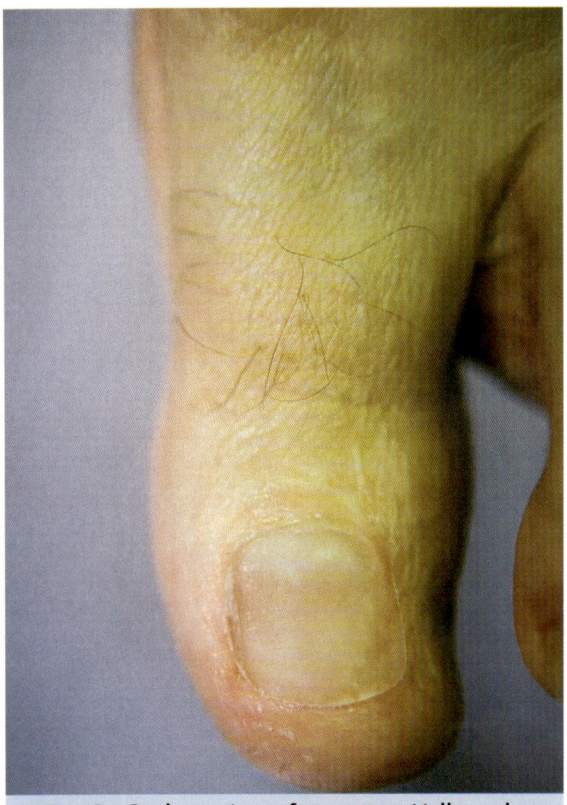

117c Großzehe mit aufgesetzter Vollnagelprothese.

Gelegentlich fertigen wir auch Nagelprothesen für defekte Fingernägel, wie hier bei einem 36-jährigen Kellner, dessen Daumennagel durch ein Trauma beschädigt wurde. Der Patient schämt sich wegen seines unschönen Nagels.

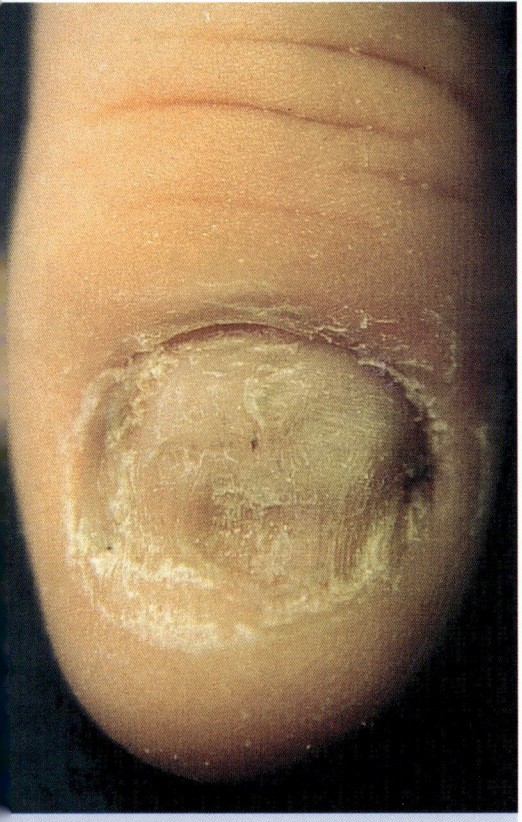

118a

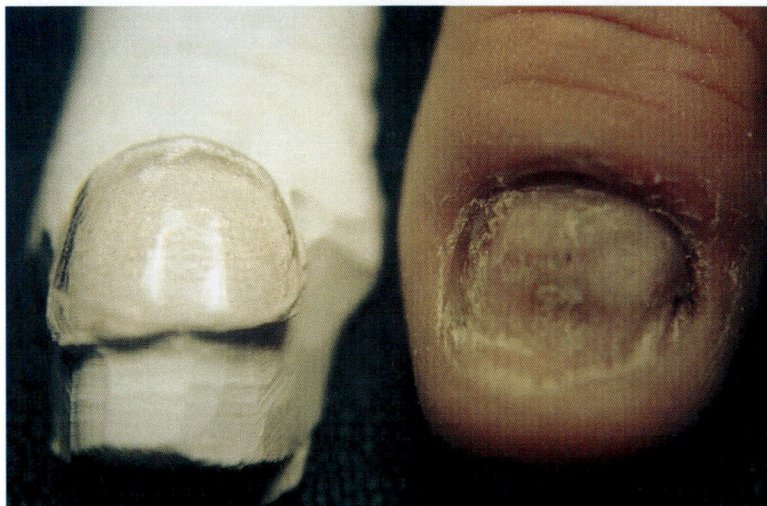

118b Nach Silikonabdruck erstelltes Gipsmodell mit bereits gefertigtem Kunstnagel.

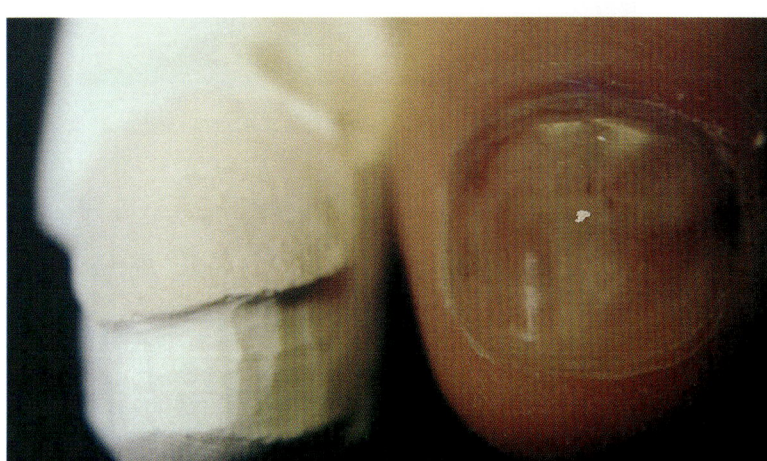

118c Fertig aufgesetzte Kunstnagelplatte auf dem Daumen. Der Patient kürzt die herauswachsende Acrylplatte nur mit einer feinen Feile. Eine Zange soll nicht zum Kürzen verwendet werden, da der Kunstnagel sonst bricht!

42-jähriger Patient, bei dem der Großzehennagel mehrfach gezogen wurde. Es liegt eine Nagelwachstumsstörung vor.

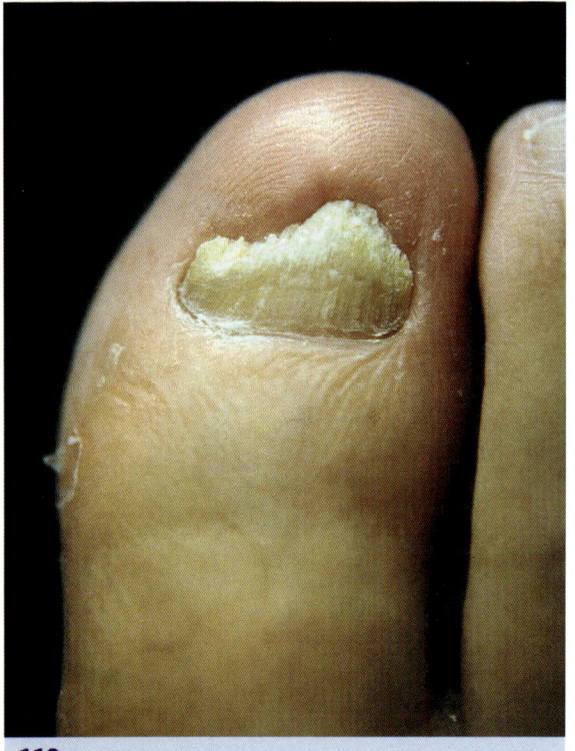

119a

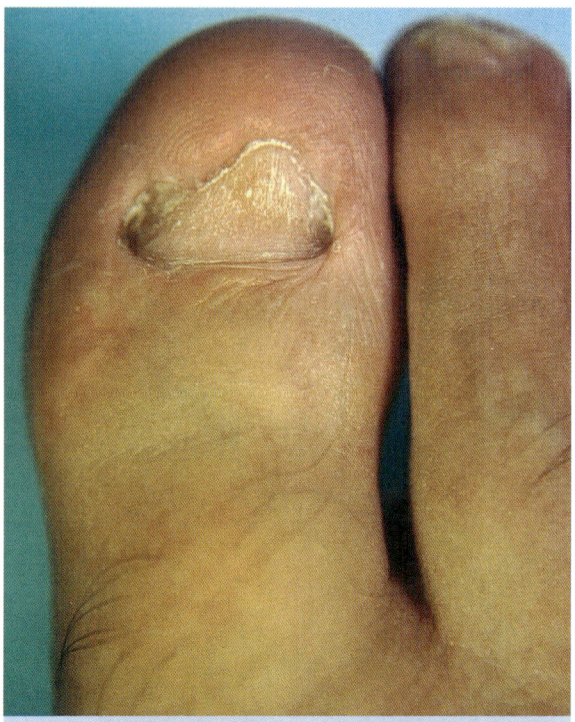

119b Der Nagel wurde für die Nagelvollprothese präpariert.

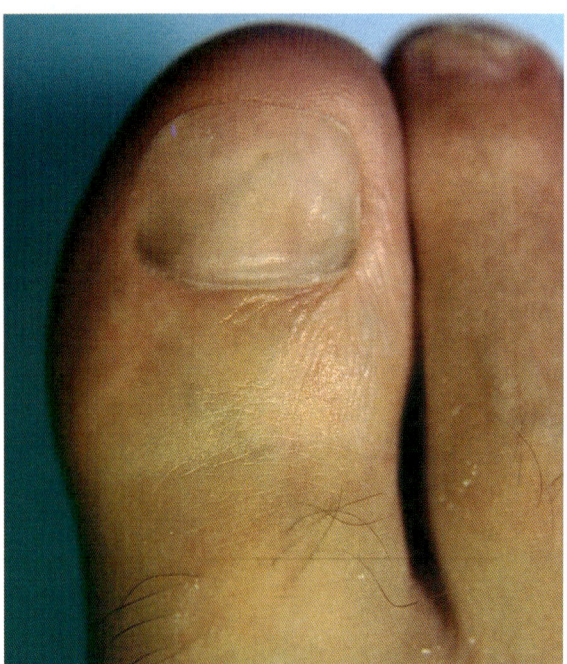

119c Nagelvollprothese nach Eckle im Endzustand. Da der Nagel kaum noch wächst, bleibt diese Nagelvollprothese sogar mehrere Monate auf der Großzehe.

22-jähriger Patient, der sich beim Fußballspielen den Großzehennagel hochgeklappt und eingerissen hat.

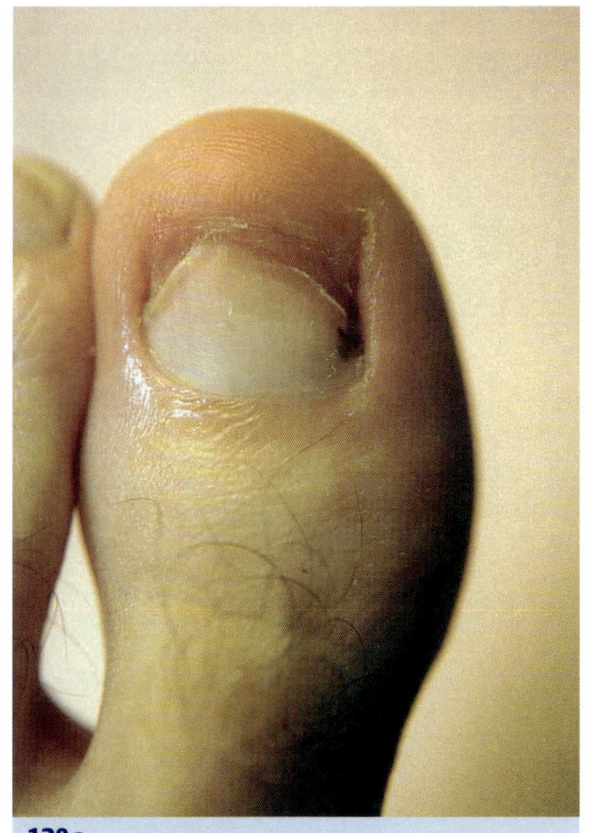

120 a

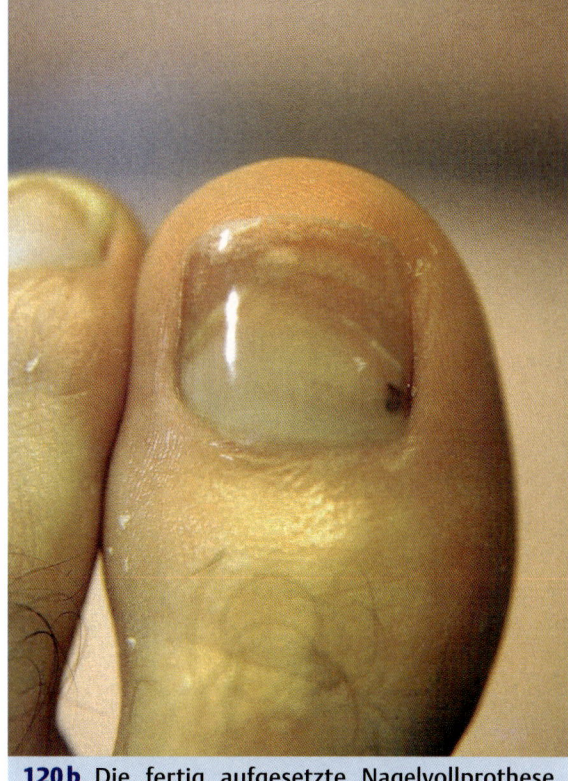

120 b Die fertig aufgesetzte Nagelvollprothese verhindert das Wundgefühl und bietet Schutz.

Dieser 42-jährige Patient, der unter einem Nagelpilz leidet, mochte sich mit seinem unschönen Großzehenna-gel im Urlaub nicht am Strand zeigen. Nachdem der Hausarzt uns bat, die Nageloptik zu verbessern, ent-schlossen wir uns zur Nagelvollprothese. Es wurde gründlich desinfiziert und dann die Prothese aufgeklebt. Beim Aufkleben mit der Fixationsmasse ist darauf zu achten, dass es nicht zu Lufteinschlüssen unter der Nagelplatte kommt.

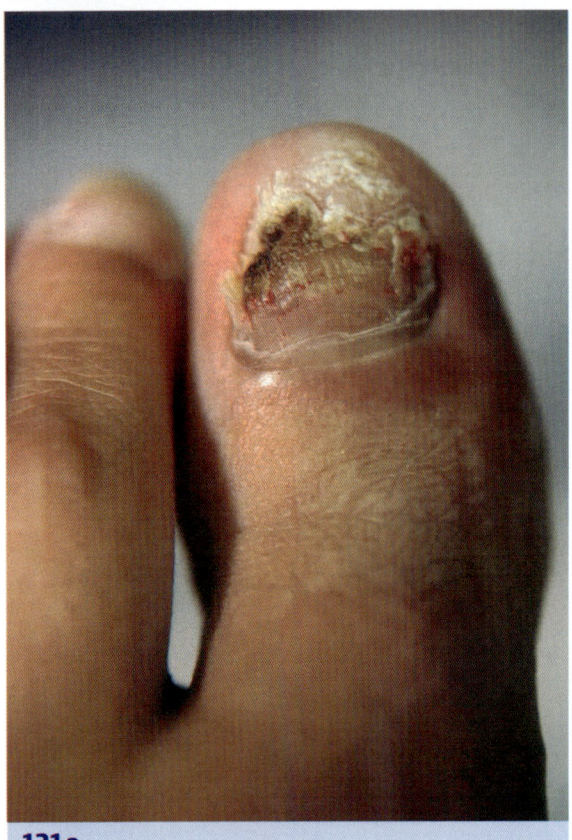

121a

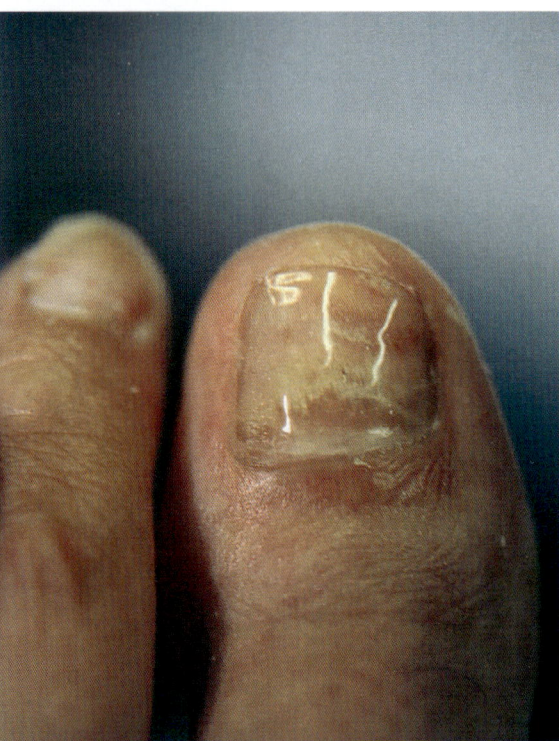

121b Fertige Nagelvollprothese. Nach dem Ur-laub kann sie wieder abgenommen werden, damit eine entsprechende antimykotische Therapie durchgeführt werden kann.

Spezialverbände

Eine qualifizierte Fußpflege endet nicht mit dem Abtragen eines Hühnerauges. Die zum Teil empfindliche Haut **muss** nach dem Entfernen geschützt werden, damit der mechanische Reiz nicht sofort zu neuer Hornhautbildung anregt. In den meisten Fällen reicht eine hautpflegende Salbe und ein Pflaster. Bei entzündlich veränderten oder vereiterten Hühneraugen muss dagegen immer ein Spezialverband mit einer geeigneten Salbe angelegt werden.

Die Ansicht »Verbände macht die Arztpraxis« sollte wirklich der Vergangenheit angehören. Jeder engagierte Fußpfleger muss heute eine Reihe von Verbandstechniken beherrschen, um den Bedürfnissen seiner Patienten gerecht zu werden.

> *Zehen- und Fußverbände sind technisch anspruchsvoll!*

Es erfordert einige Erfahrung und Übung, um Verbände am Fuß und vor allem an den Zehen perfekt anzulegen: Einerseits soll der Verband zuverlässig schützen und er darf deshalb nicht verrutschen. Andererseits darf er nicht einschnüren, scheuern oder gar Druckschmerzen auslösen.

Spezialitäten wie Pflaster, Verbandsmaterial und Salben sind nicht im üblichen Fußpflege-Grundpreis enthalten, sondern müssen individuell berechnet werden, z. B. aufgeteilt in:

◆ Druck- und Reibungsschutz (Pflaster, Polster, Schaumstoff, Schaumgummi, Silikon),
◆ Packungen (Metatarsalpackung bei Metatarsalgie, Okklusivverband bei Warzen oder Hyperkeratosen),
◆ Salbenverband (Hautschutz, entzündungshemmende Salbe etc.),
◆ Orthosen (z. B. Zwischenzehenorthose, Zehentrenner, Hammerzehenregulierung etc., s. S. 175 ff.).

122 So nicht! Dieser laienhaft angelegte »Verband« lässt in jeder Hinsicht zu wünschen übrig: Er verrutscht, bietet der kranken Großzehe kaum Schutz, ist hygienisch bedenklich und unangenehm abzunehmen.

Tipp zu ⬖ 123
Hier hätte ein TG-Schlauchverband Größe 2 mit einem Fixationsstreifen am Grundgelenk bessere Dienste geleistet.

123 Noch ein Negativbeispiel: Dieser Patient, der an einer Paronychie beidseits leidet, wurde nach »aufwendigem« Zehenverband vom Hausarzt zur Weiterversorgung mit der Orthonyxiespange an unsere Praxis verwiesen. Beide Verbände waren viel zu dick angelegt und die Entzündung an den Zehen wurde durch den Hitzestau unter den Verbänden verschlimmert. Ebenso kam es zu schmerzhaften Einschnürungen im Bereich der Achillessehnen oberhalb der Fersen.

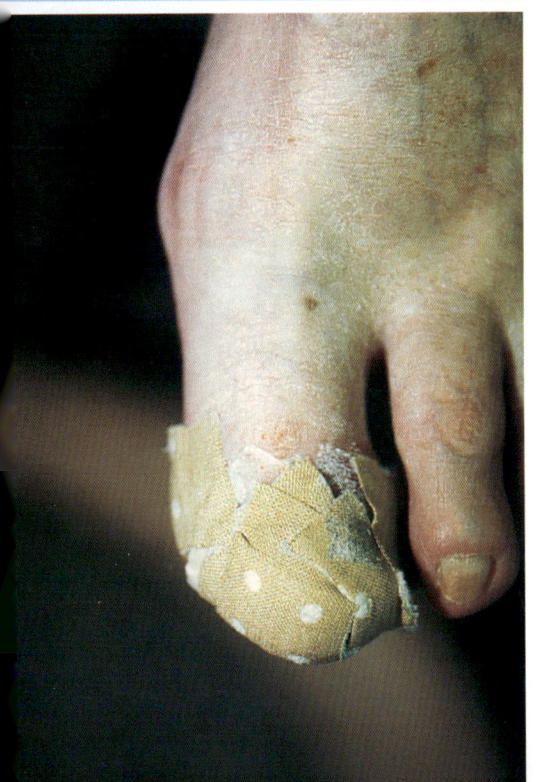

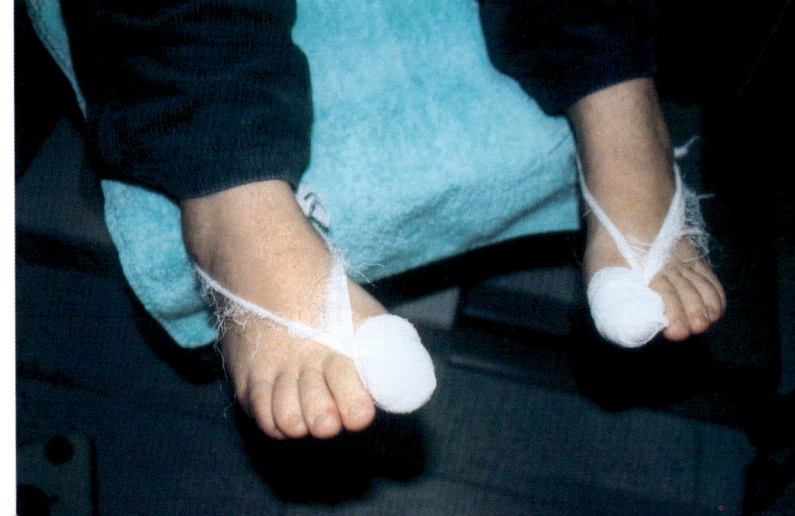

Schritt für Schritt: Spezialverbände

52-jährige Patientin mit traumatisiertem Clavus neurovascularis an der Kleinzehe.

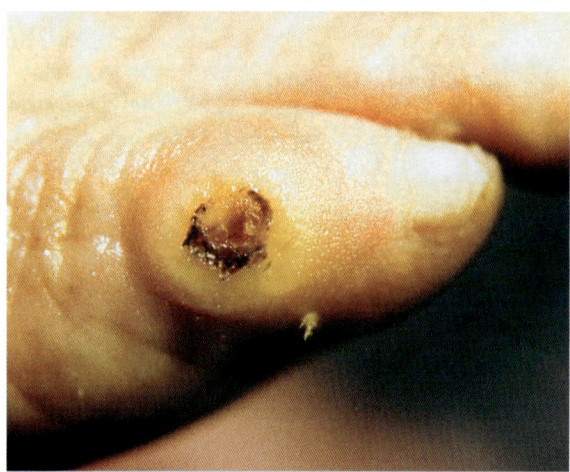

124a Zuerst wird die harte Hautoberfläche mit einem abrasiven pappelförmigen Diamantschleifer vorsichtig abgeschliffen. Dies ist in Nass- oder Trockentechnik möglich.

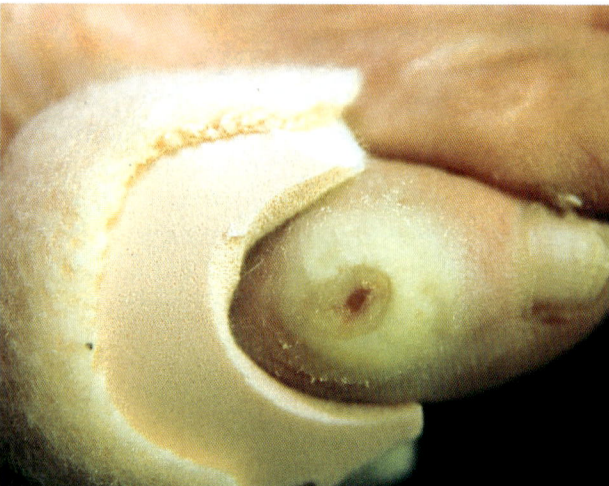

124b Zur Druckentlastung wird Schaumgummi (Foam-o-felt) und Baumwollvlies (Fleecy web extra) konkav ausgeschnitten und aufgeklebt.

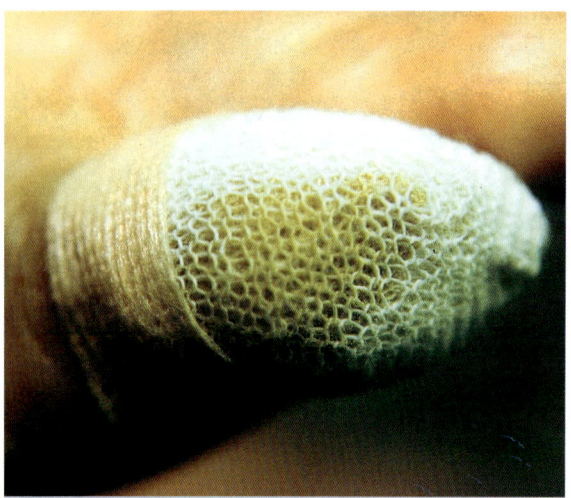

124c Ein Tubegazeschlauch Größe 1 wird mit einem Applikator (MFF-Lehrinstitut) über die Zehe gedreht und fixiert.

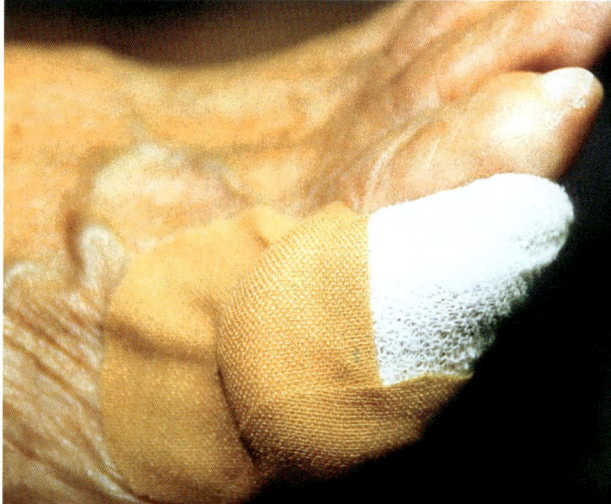

124d Der fertige Verband von lateral. Nach 5 Tagen Verbandswechsel.

125a 62-jährige Patientin mit hartem Hühnerauge an der Kleinzehe. Der zentrale Kegel wurde mit einem Medihalter und einer Splitterpinzette nach Feilchenfeld herausgelöst. Weil der Hornhautkegel sehr tief reichte, kam es zu einer leichten Blutung.

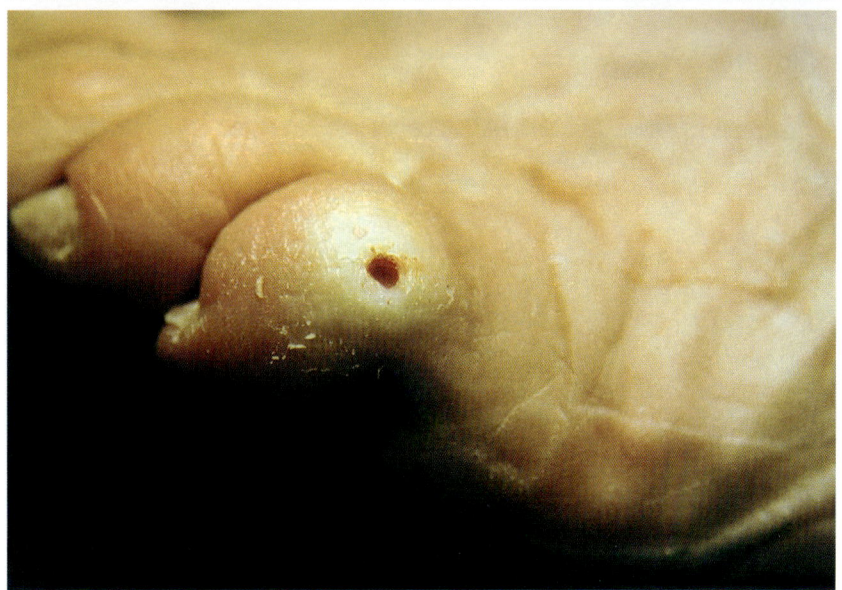

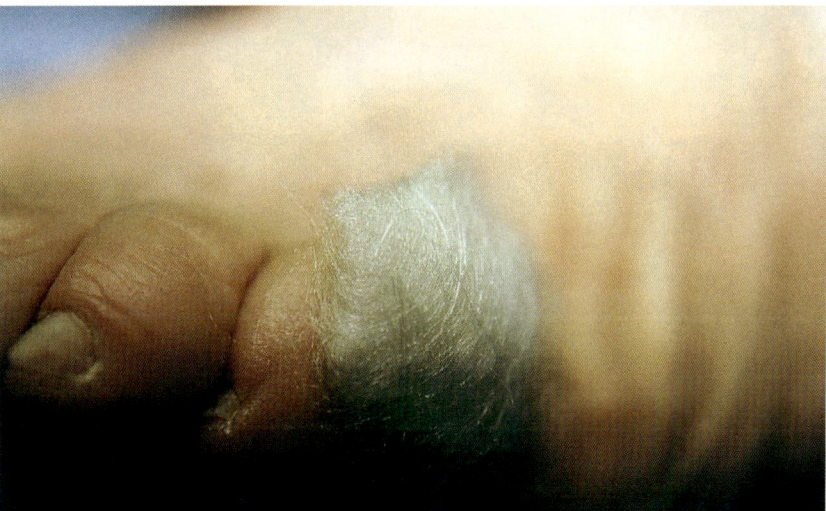

125b Nach der Blutstillung wurde Mirfulan-Wundsalbe aufgetragen und mit steriler Watte abgedeckt.

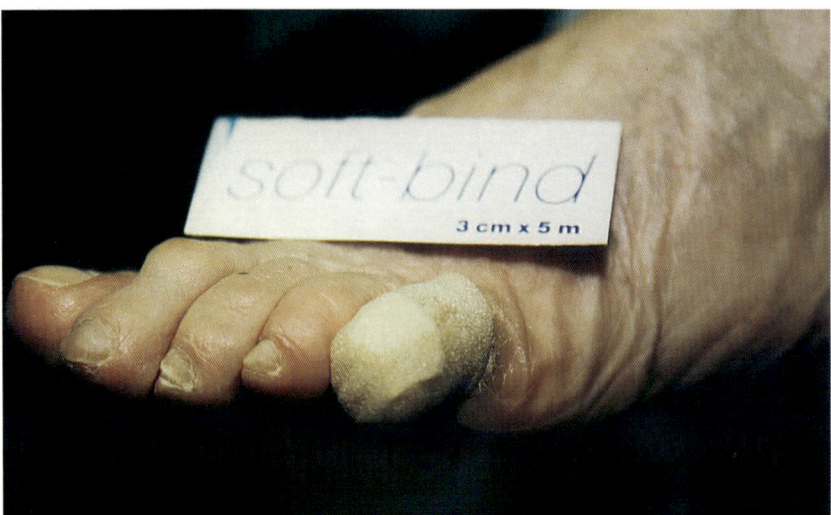

125 c Anschließend wird über die Polsterwatte Snögg-soft-bind (adhäsive, luftdurchlässige Wundbinde) gegeben.

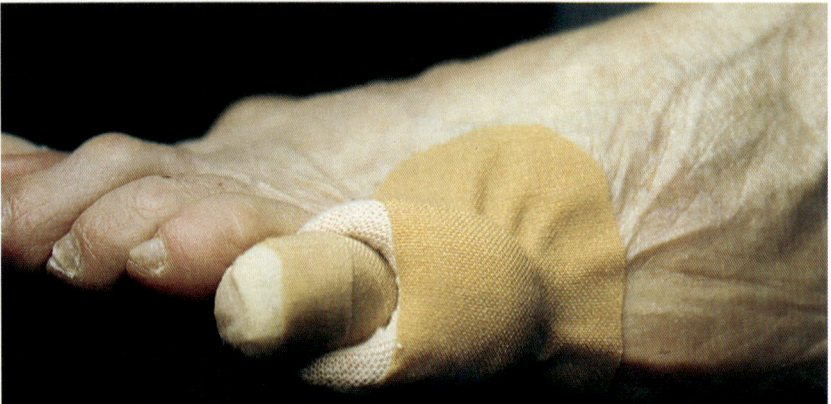

125 d Ein 1,25 cm breiter Streifen Hapla-Band fixiert proximal die Snögg-soft-bind. Ein Spezialkissen mit Gazeüberzug wird als Druckschutz übergezogen. Ein breiterer Streifen Omnifix oder Hapla-Band verhindert, dass der Verband nachts verrutscht. Wenn die Patientin beschwerdefrei ist, wird nach etwa 3 bis 5 Tagen der Verband gewechselt und mit 2nd Skin ein neues Druckschutzmaterial angelegt.

126a Hartes Hühnerauge an der Kleinzehe einer 62-jährigen Patientin. Zustand nach zirkulärer Exstirpation des Hornhautkegels ohne Blutung (Medihalter, Klingengröße 2).

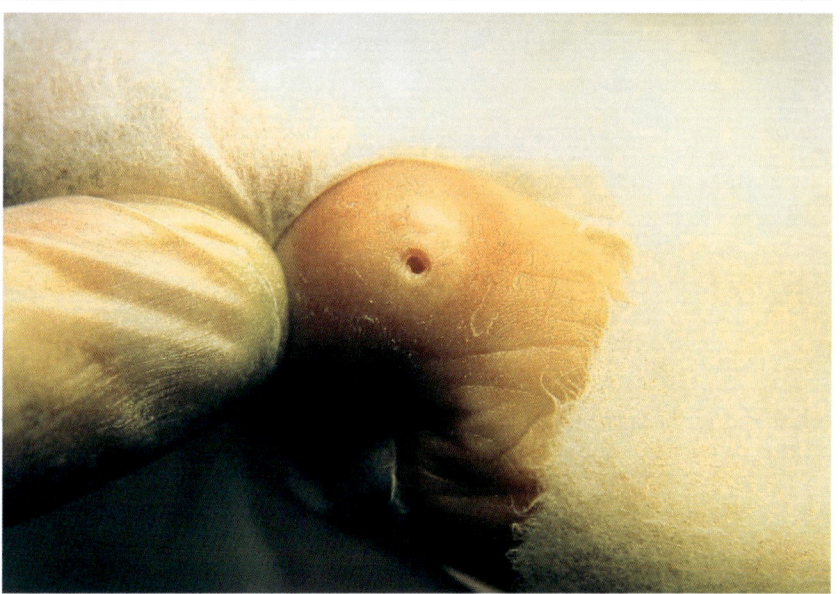

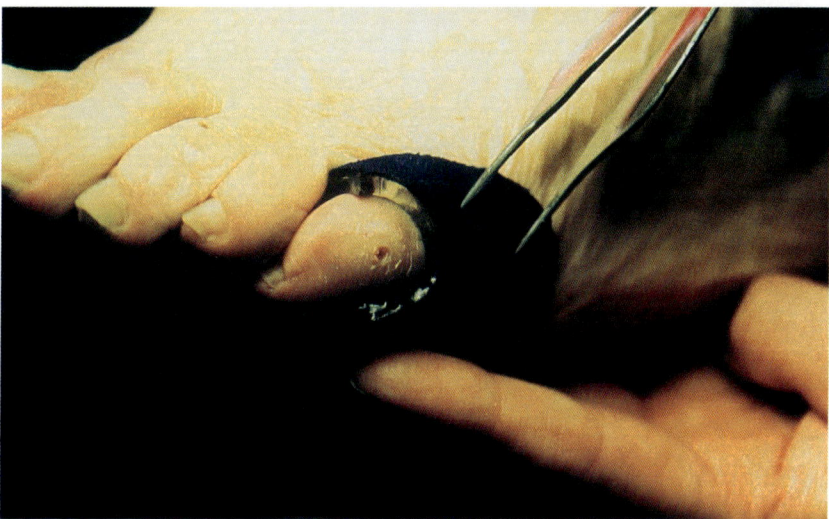

126b Anpassen und Ausschneiden eines Silikonpolsters mit mineralölgetränkter Oberfläche.

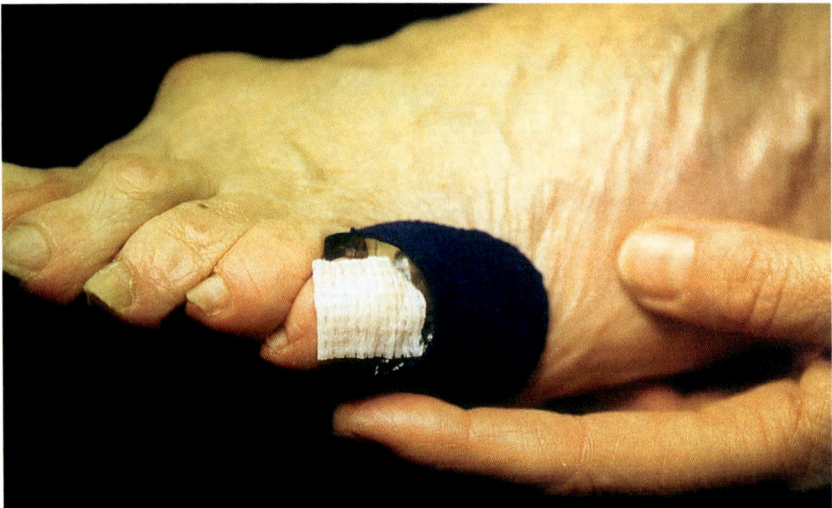

126c Nach dem Auftragen von Mirfulan-Wundsalbe (mit Lebertranbe-standteilen) wird ein neutrales Wundnetz aufgelegt.

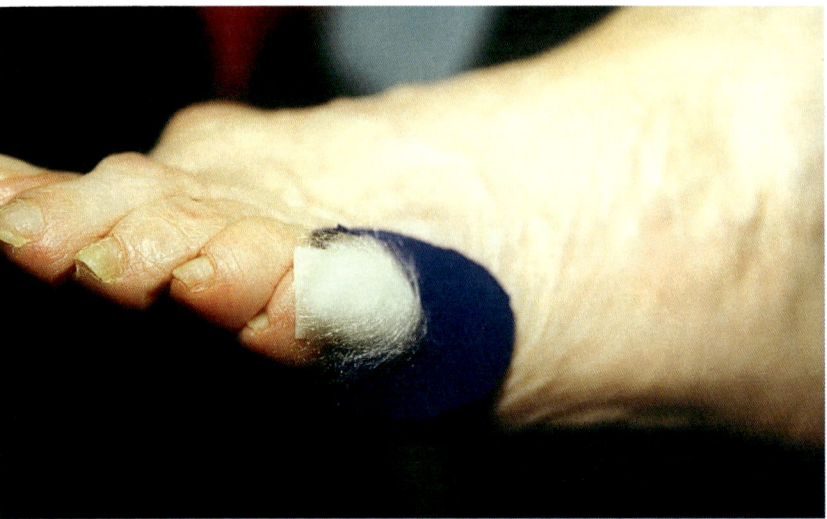

126d Etwas Polsterwatte (Artiflex), die man auch unter Gipsverbände wickelt, wird in dünner Schicht aufgelegt.

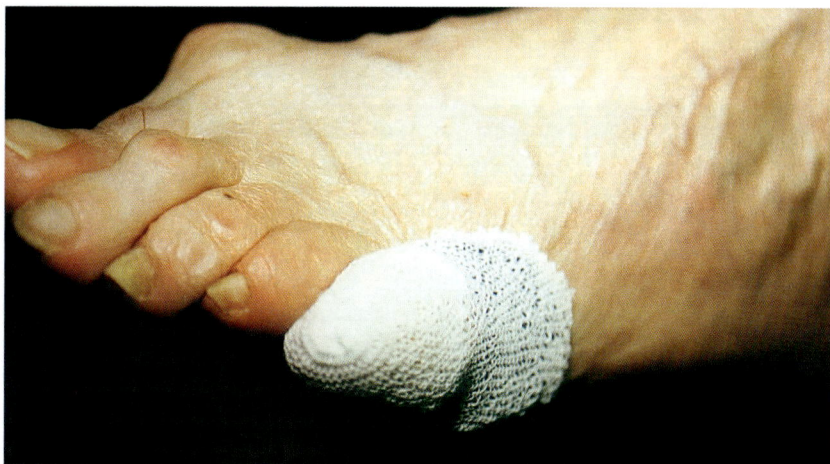

126e Mit einem Applikator (MFF-Lehrinstitut) wird ein Tubegazeschlauch der Größe 1 übergestülpt und durch eine halbe bis dreiviertel Drehung im Uhrzeigersinn über der Zehenkuppe verschlossen. Proximal wird der Tubegazeschlauch gekürzt.

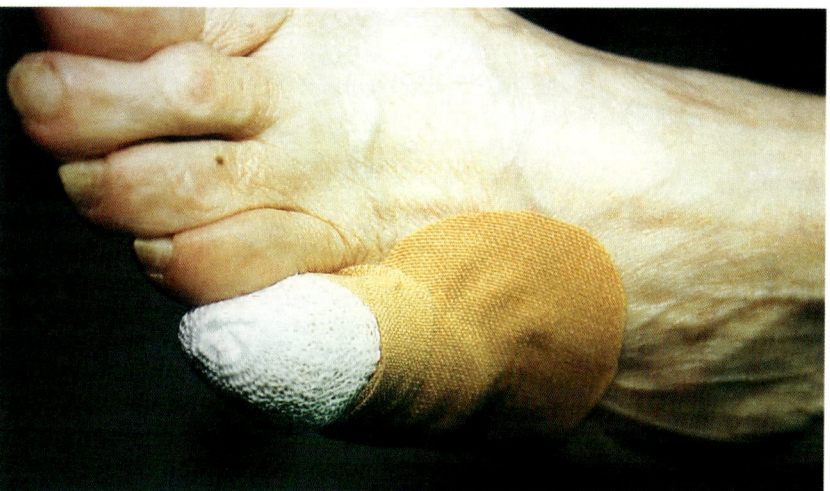

126f Mit einem längs- und querelastischen Hapla-Band oder Omnifix wird der Verband auf der Haut fixiert. Der Verband kann bis zu 5 Tage belassen werden.

Clavus papillaris auf der Fußsohle einer 54-jährigen Patientin, das starke Druckbeschwerden auslöst. Mit der Medihalter-Klinge Nr. 2 wird die Feinhebelung durchgeführt und mit der Splitterpinzette der Hornkegel aufgeklappt. Auf diese Weise wird der Kegel komplett entfernt.

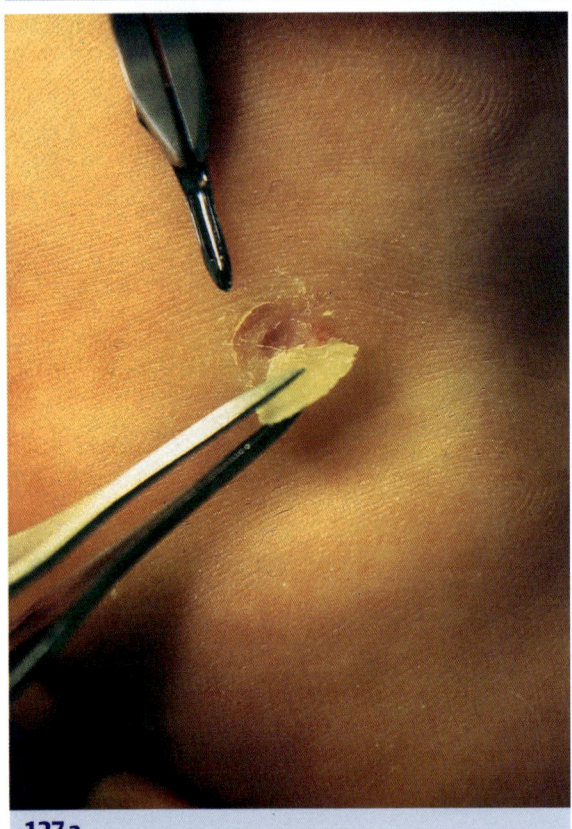

127a

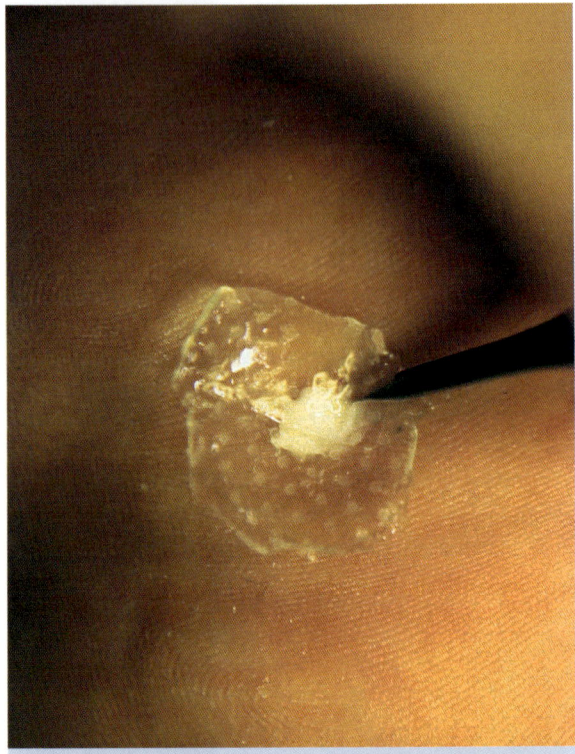

127b Nun wird Bepanthen-Salbe aufgetragen und etwas »2nd Skin« (Druckschutz, besteht zu 96% aus Wasser) aufgelegt.

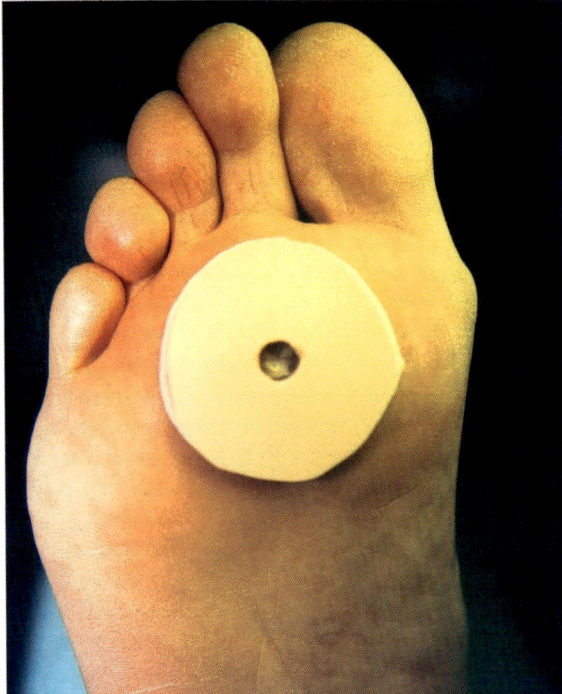

127c Ein Foam-o-felt-Polster 5 mm mit einer zentralen Aussparung und nach außen abgeschrägtem Rand wird als Druckschutz auf die Haut geklebt.

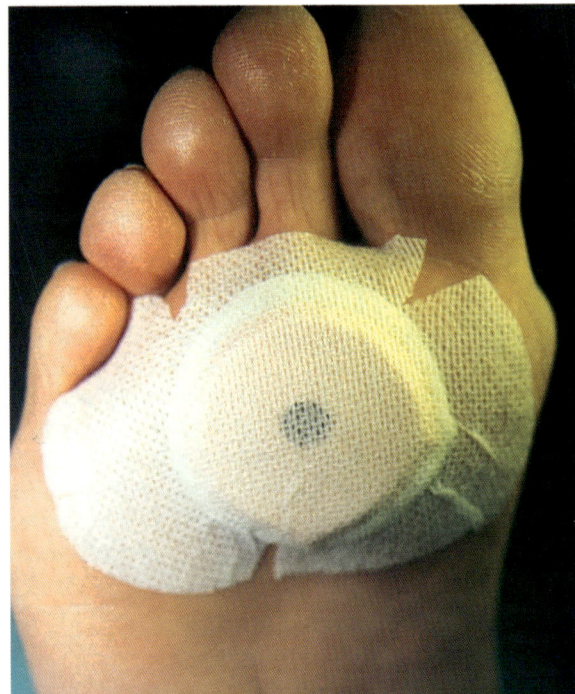

127d Abschließend erfolgt die endgültige Fixation mit Fixomull stretch oder Omnifix (Hartmann). Nach 3 bis 5 Tagen muss der Clavus erneut inspiziert werden.

Subunguales Hühnerauge, das bis in den Falz reicht. Nach Teilentfernung des Nagels wird eine salizylsäurehaltige Salbe auf die Stelle der Verhornung aufgetragen.

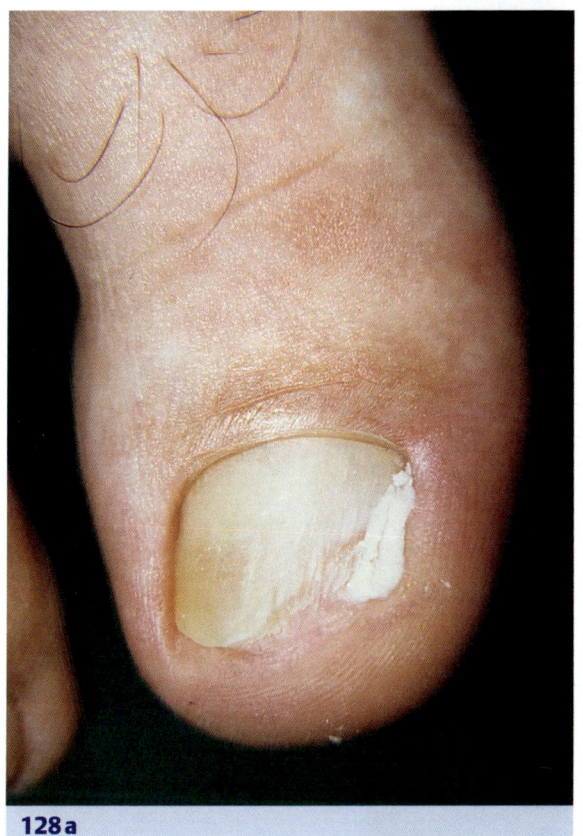

128a

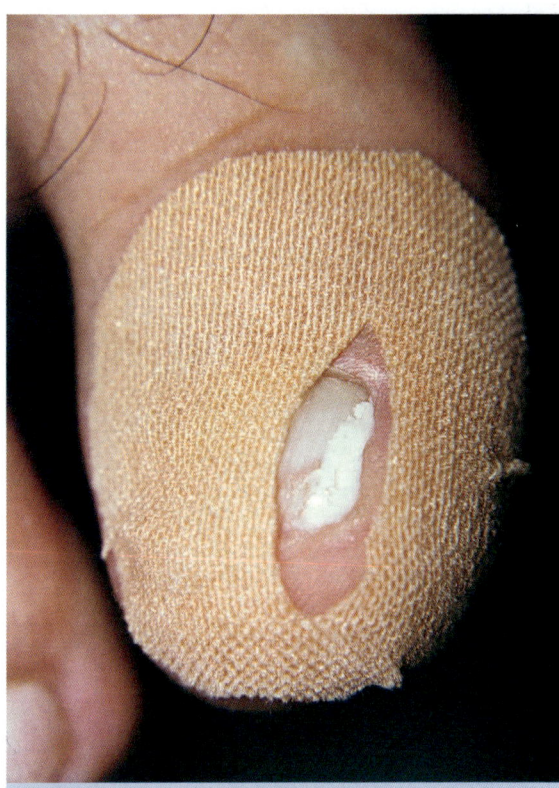

128b Mit einem elastischen Pflaster wird die gesunde Umgebung geschützt.

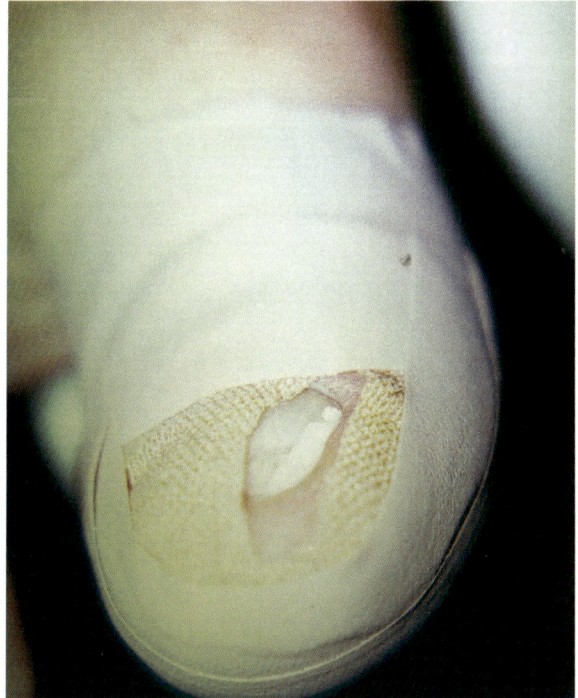

128c Nun wird die Einschalung mit einem luft- und wasserundurchlässigen Pflaster (z. B. Effo-Plast) vorgenommen und semiüberlappend geklebt.

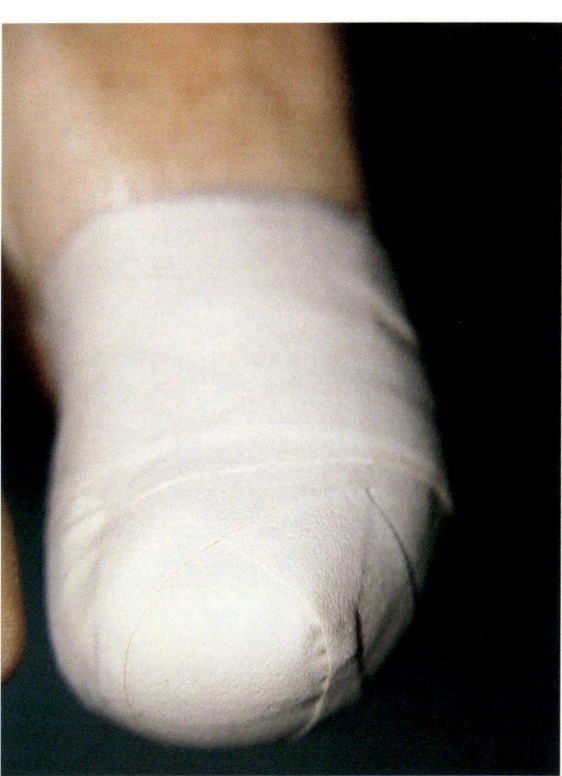

128d Fertig angelegter Okklusivverband, der 10 bis 12 Tage belassen werden kann.

129a In der Fußpflegepraxis kommt der Hallux valgus sehr häufig vor. Manchmal sitzt auf dem Gelenk sogar ein Clavus, der besonders abgepolstert bzw. geschützt werden muss.
Ein weicher Schaumstoff wird konkav ausgeschnitten und proximal des Großzehengrundgelenks gedoppelt auf die Haut aufgeklebt.

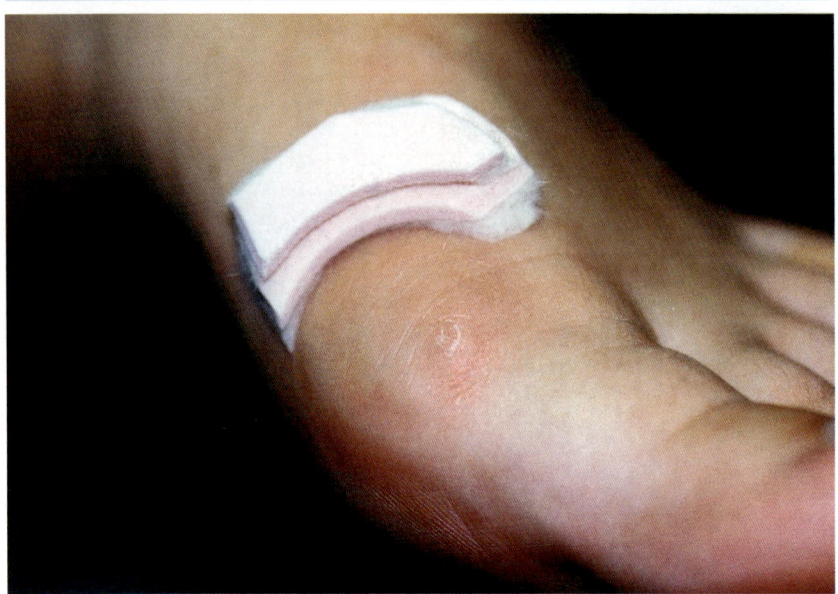

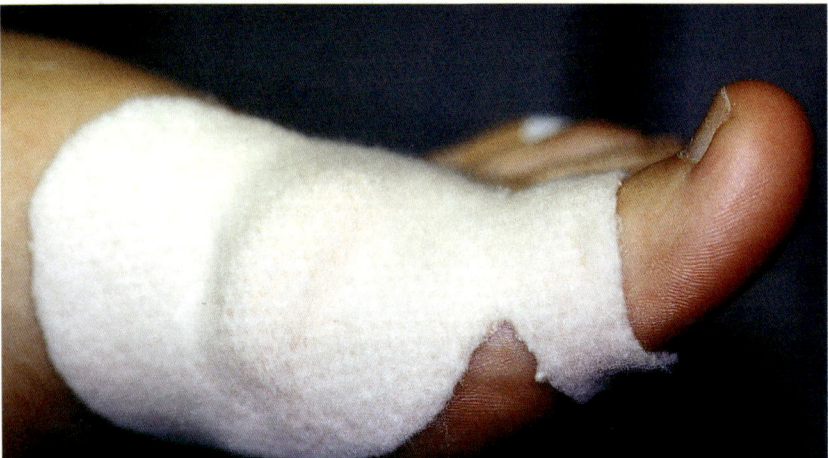

129b Anschließend kleben wir einen starken Klebefilz – Fleecy web extra – über das gesamte Grundgelenk (Technik nach Bittig), der den Schaumstoff bedeckt. Der Verband wird distal semizirkulär an der Großzehe fixiert. Dieser Verband hält auch bei voller Belastung viele Tage.

130a Unguis incarnatus mit abgeklungener Paronychie bei einem 14-jährigen Jungen. Der Patient wurde nach der MFF-Lehrmethode Bittig behandelt: Ein zur Großzehe hin abgeschrägtes Zwischenzehenpolster (Peclavus, Bioform Rathgeber) dient als Druckentlastung für den entzündeten inneren Nagelfalz der Großzehe.
Ganz wichtig ist es, die Druckentlastung auch über Nacht zu fixieren! Sie soll verhindern, dass Druck von der 2. Zehe auf die Großzehe übertragen wird.

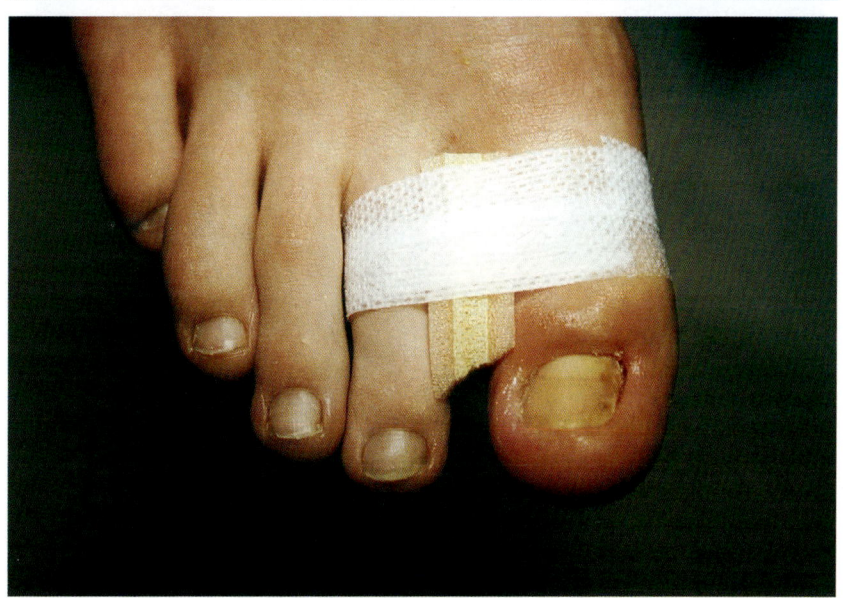

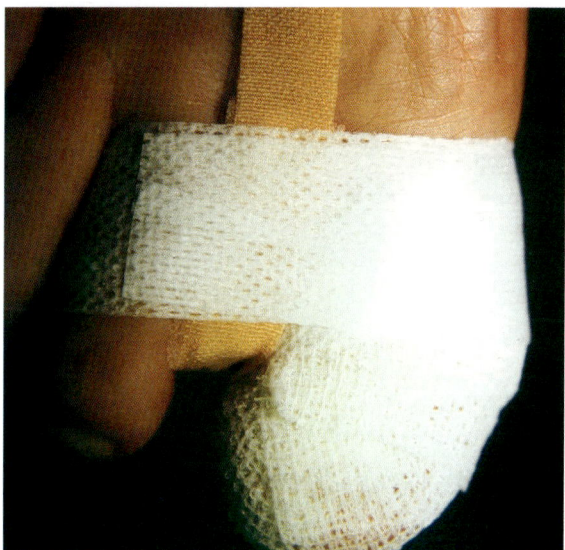

130b Nachdem das Polster zur Seite fixiert ist, wird es noch mit einem 1,25 cm breiten Streifen Hapla-Band nach vorne fixiert, damit es nicht mehr herausrutschen kann. Es wird Salbe auf die Großzehe aufgetragen und mit einer Ringelastbinde abgedeckt. Verbandswechsel nach ca. 3 Tagen. Anschließend bekommt der Patient Octenisept® mit nach Hause, das er in der ersten Woche nach Abnahme des Verbandes dreimal täglich auf die Zehe aufsprühen soll. Danach reicht einmal tägliches Aufsprühen bis zum Abklingen der Entzündung.

71–jährige Patientin mit stark schmerzhafter, extremer Verhornung an der Spitze der 4. Zehe.

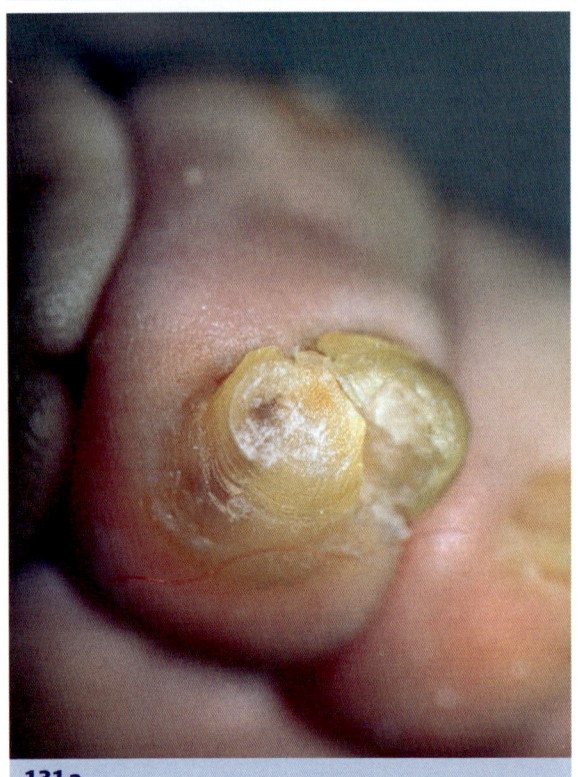

131a

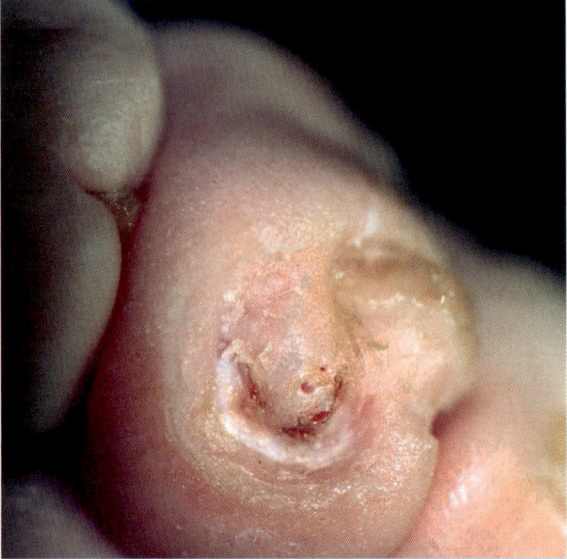

131b Nach der Entfernung der massiven Verhornung mit einem abrasiven pappelförmigen Diamantschleifer in Trockentechnik kann die Feinarbeit mit Turbine oder Mikromotor in Nasstechnik erfolgen. Man kann auch mit dem Medihalter mit Klingengröße 1 bis 3 arbeiten. Bei der Patientin kam unter der Verhornung ein ausgeprägter Clavus vascularis zum Vorschein.

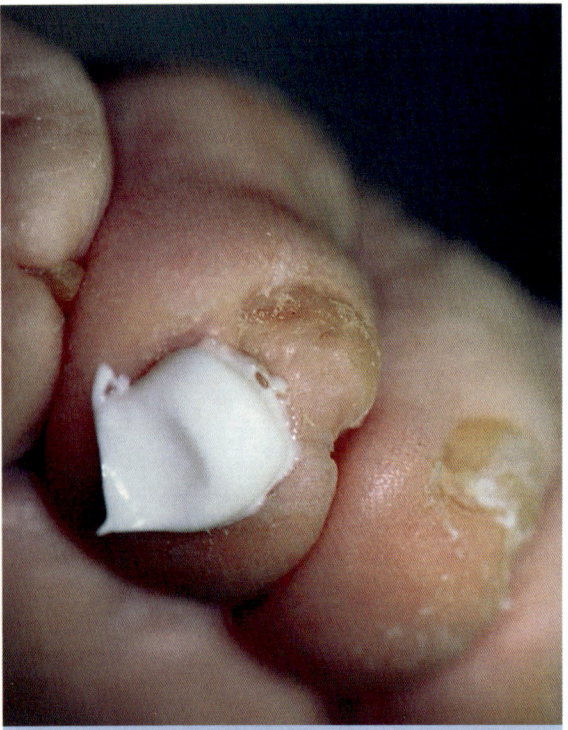

131c Eine Lebertran-Salbe (Mirfulan) wird aufgetragen.

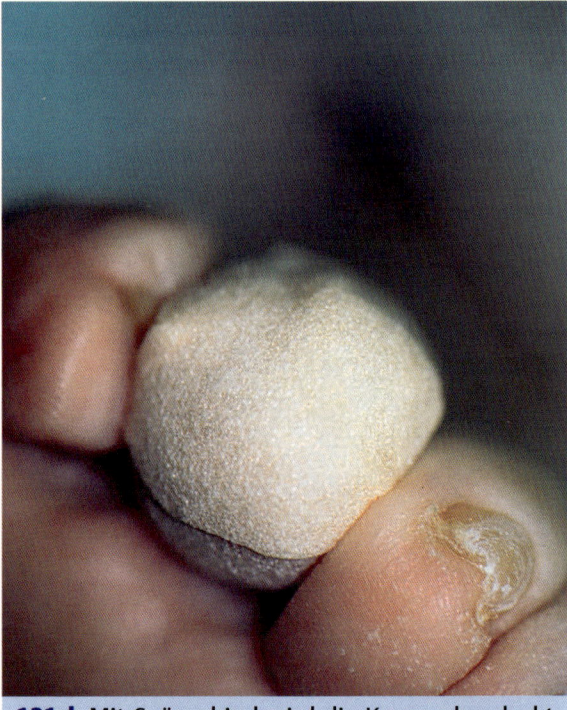

131d Mit Snögg-bind wird die Kuppe abgedeckt und gleichzeitig auch vor Druck geschützt, sonst ist keine Heilung möglich.

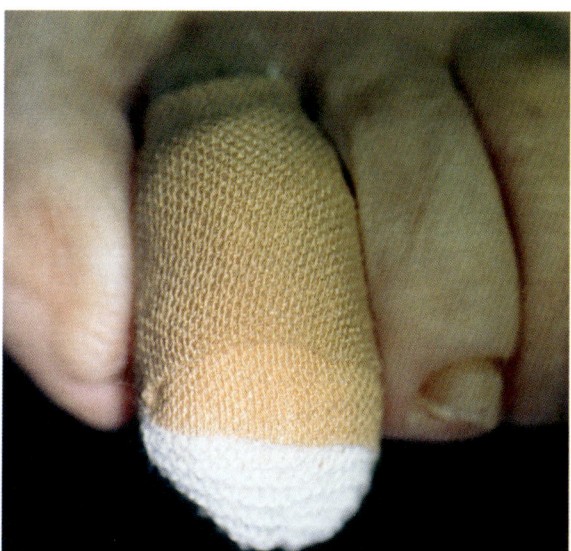

131e Tubegazeverband, der mit Hapla-Band fixiert wird. Damit über der empfindlichen Zehenkuppe kein harter Knoten aus Mull entsteht, darf der Tubegazeschlauch nur etwa um 180 bis 270 Grad nach rechts gedreht werden. Nach 2 bis 3 Tagen wird der Verband in der Praxis gewechselt. Nach Abheilen der Wundfläche bekommt die Patientin einen Druckschutz für die Zehenkuppe aus Silikon angepasst, den sie bei Belastung (beim Wandern, beim Tragen von Pumps etc.) anwenden soll.

70-jährige Patientin, Zustand nach missglückter Hallux-Operation, bei der das Grundglied der Großzehe entnommen wurde. Deutlich zu erkennen ist die »prominente« Stellung der 2. und 3. Zehenkuppe, die der Patientin starke Schmerzen bereitet.

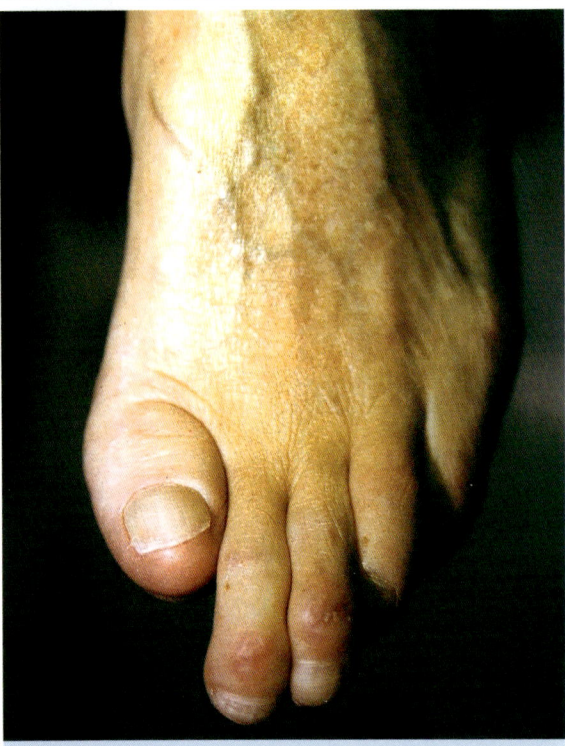

132a

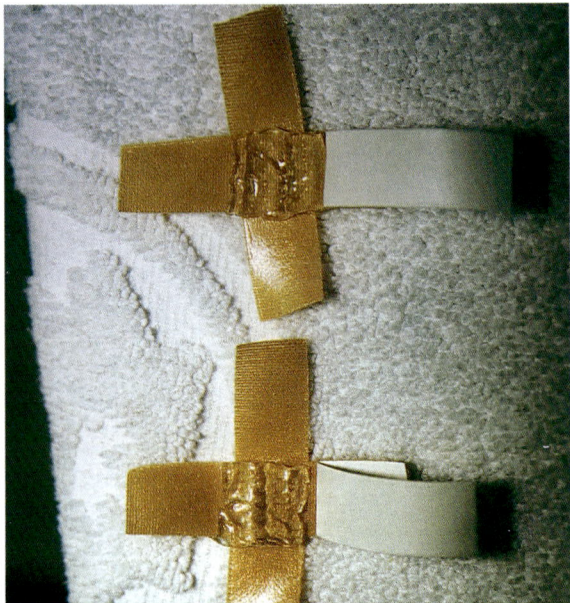

132b Ein MFF-Spezialkreuz (nach Bittig) wird vorbereitet. 4 Streifen Hapla-Band, 1,25 cm breit und je 5 cm lang, werden zugeschnitten. Jeweils 2 Streifen werden über Kreuz geklebt, wobei der Klebeschutz auf einem Streifen belassen wird. So muss man nicht mit den Fingern auf die Klebefläche greifen. Ins Zentrum des Kreuzes werden kleine Plättchen aus »2nd Skin« (Fa. Bernd Stolz) gelegt, die zu 96 % aus Wasser bestehen. Diese Plättchen dienen als Druckschutz; sie können mehrere Tage belassen werden. Voraussetzung für diese Art Verband ist allerdings, dass der Patient keine Pflasterallergie hat.

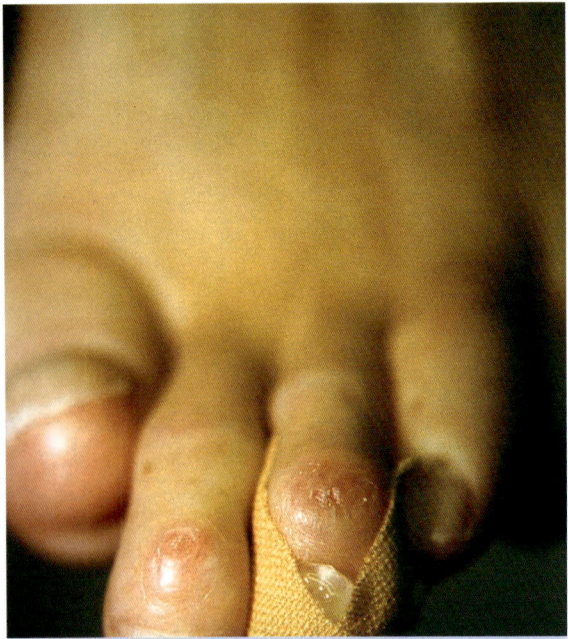

132c Das erste Kreuz wird zusammen mit dem 2nd-Skin-Plättchen auf der Zehenkuppe befestigt. Fixationspflaster leicht andrücken, damit das Gel nicht verrutscht.

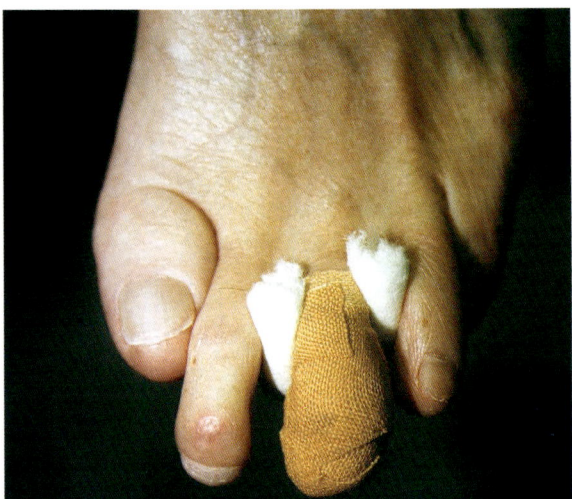

132d Das zweite Kreuz wird um 45 Grad versetzt aufgeklebt.

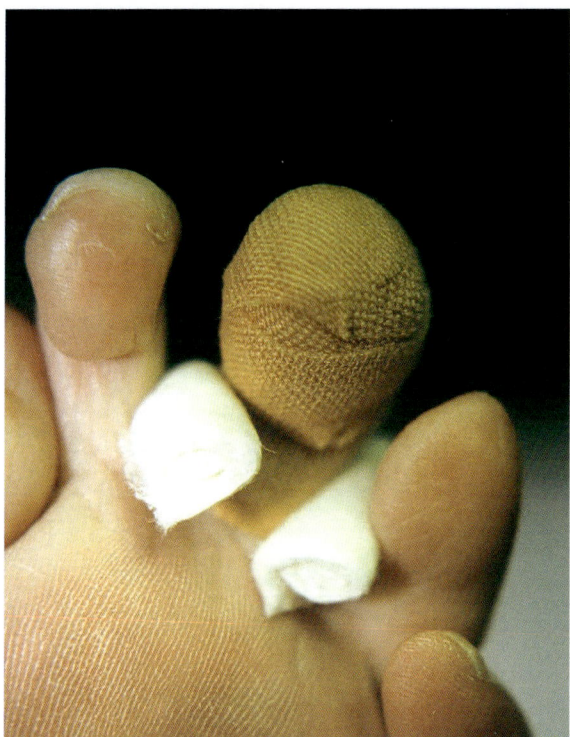

132e Ansicht von plantar. Wichtig ist, dass der Pflasterverband ohne Falten angelegt wird, weil sonst neue Druckstellen entstehen können. Ein solcher Verband hält problemlos bis zu 2 Wochen.

133 56-jährige Patientin mit ausgeprägter Paronychie der 2. Zehe. Nach angelegtem Salbenverband wird ein Tubegazeschlauch (Größe 1) angebracht und mit Hapla-Band oder Omnifix fixiert. Ein angeschrägtes Zwischenzehenpolster verhindert, dass die Großzehe auf die 2. Zehe drückt.

134 28-jähriger Patient mit tiefer Plantarwarze. Es wurde ein Okklusivverband mit schönem Abschluss am Grundgelenk der Zehen plantar angelegt (MFF-Lehrmethode nach Bittig).

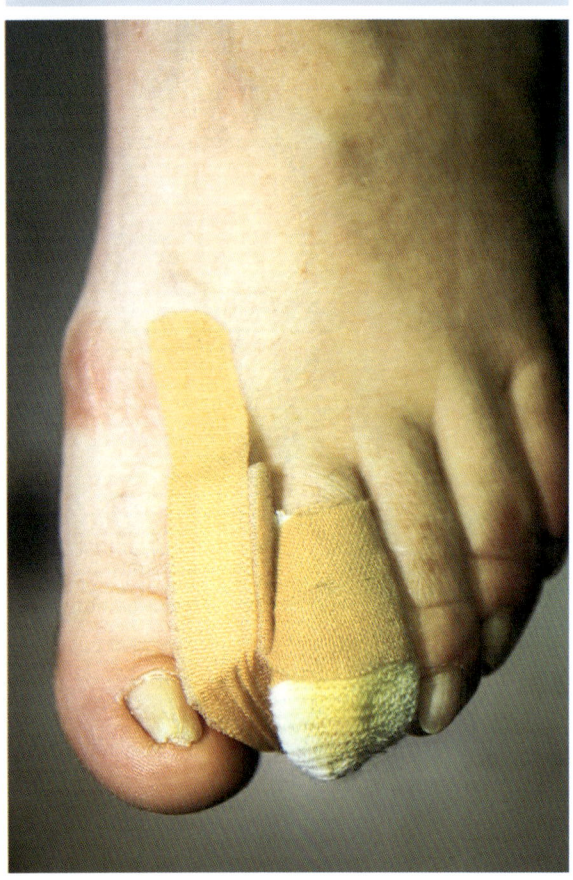

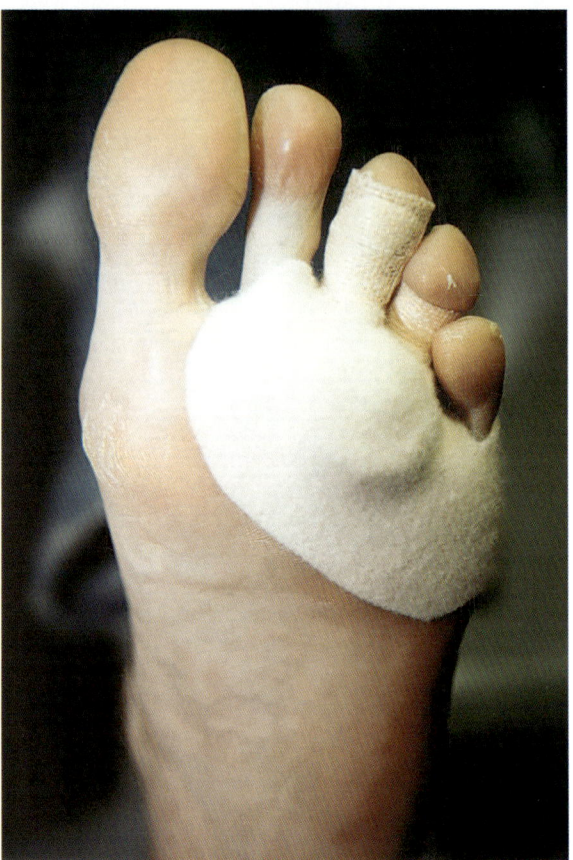

53-jährige Patientin mit ausgeprägtem Hallux valgus und Absenkung des äußeren Längsgewölbes. Starke Verhornung über der Basis der Metatarsalknochen 3, 4 und 5. Die Patientin leidet an heftigen Schmerzen wie bei einer Metatarsalgie. Mit dem Dia-Twister wird die harte Hornhaut abgeschliffen und mit dem Skalpell die Feinarbeit durchgeführt.

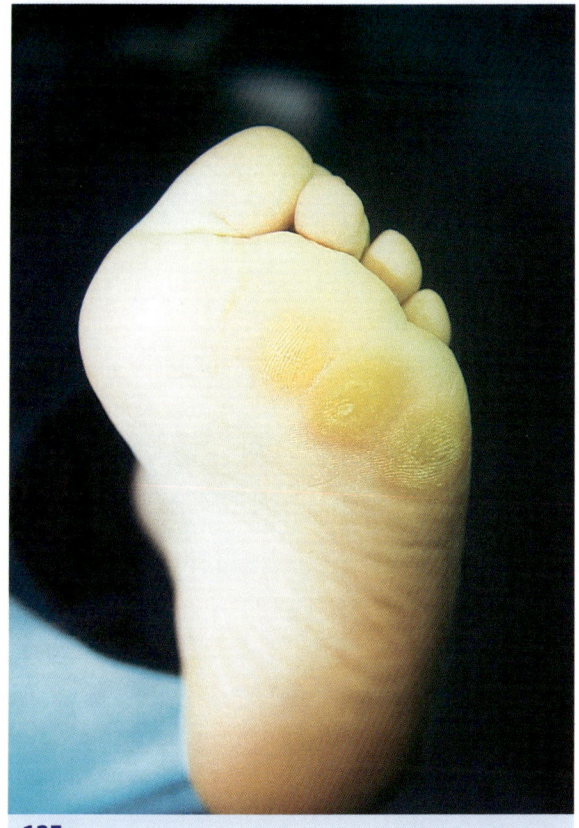

135a

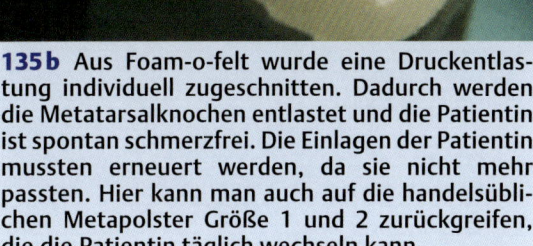

135b Aus Foam-o-felt wurde eine Druckentlastung individuell zugeschnitten. Dadurch werden die Metatarsalknochen entlastet und die Patientin ist spontan schmerzfrei. Die Einlagen der Patientin mussten erneuert werden, da sie nicht mehr passten. Hier kann man auch auf die handelsüblichen Metapolster Größe 1 und 2 zurückgreifen, die die Patientin täglich wechseln kann.

136 Dieser »Spezialverband nach Bittig« für die Großzehe ist vielleicht nicht für die tägliche Routine in der Fußpflegepraxis geeignet, aber er zeigt eines ganz klar: Gute Verbandstechnik macht Spaß! Und Kinder lassen sich so eine wunde Zehe viel lieber versorgen.

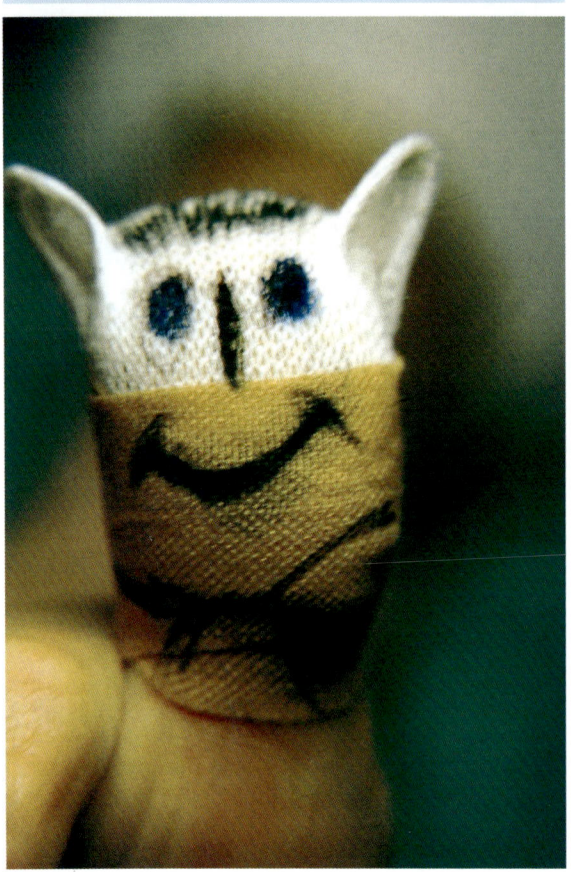

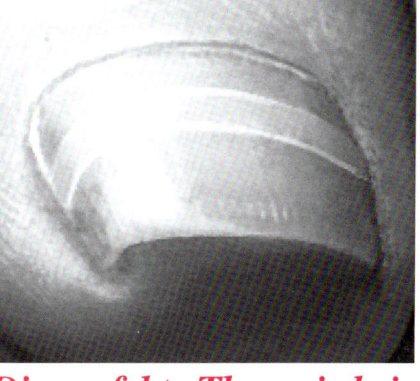

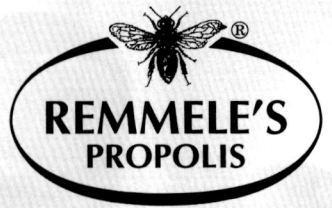
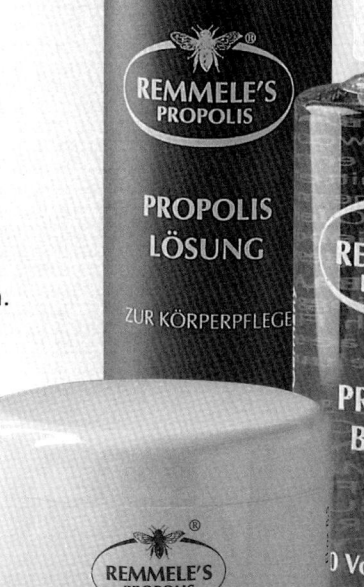

Orthonyxie

Unter Orthonyxie versteht man die Spangentechnik, mit der es möglich ist, abnorm gewölbte Nägel so zu korrigieren, dass innerhalb von einigen Monaten eine Abflachung erreicht wird. Man kann die Spangentechnik auch sehr gut einsetzen, um bei **Paronychie** und schmerzhaftem **Unguis incarnatus** rasch Beschwerdelinderung und sogar Schmerzfreiheit zu erreichen. Auf diese Weise kann der qualifizierte Fußpfleger seinen Patienten oft eine Operation mit zweifelhaftem Erfolg ersparen. Die Spangentechnik gehört zu den »Highlights« in der Fußpflegepraxis, weil sie gute Behandlungserfolge und dankbare Patienten bringt.

Für die Entstehung des eingewachsenen Fußnagels spielen verschiedene Faktoren eine Rolle, z. B.:

◆ Nagelerkrankungen und Abweichungen der Nagelform (z. B. der »Rollnagel«, bei dem sich der Nagel seitlich einrollt und den Nagelfalz verletzt),
◆ Falsche Nagelpflege, wobei die Nagelecken ausgeschnitten werden, sowie mangelhafte Fußhygiene,
◆ Fuß- und Zehenfehlformen,
◆ Falsches Schuhwerk: zu enge und zu hohe Schuhe, Schuhe, in denen sich eine feuchte Kammer bildet.

Sucht der Patient wegen seiner Beschwerden den Arzt auf, wird dieser zunächst versuchen, konservativ mit antibiotischen Lösungen und Salben zu therapieren. Führt dies nicht zum Erfolg, entschließen sich Ärzte sehr häufig zur Nagelextraktion, zur Abtragung des Nagelbetts oder zu einer Emmert-Nagelplastik (Keilexzision mit Entfernung der Nagelmatrix).

> *Nagelkorrekturspangen:*
> *Bei Ärzten so gut wie unbekannt!*

Leider sind die Rezidivraten nach der Operation sehr hoch. Aus diesem Grund ist es bedauerlich und eigentlich nicht nachvollziehbar, dass Nagelkorrekturspangen bei den Ärzten so wenig bekannt sind und dass nur ganz wenige Ärzte diese erfolgreiche und nebenwirkungsarme Behandlungsmethode akzeptieren und unterstützen.

Manche Ärzte führen statt der Emmert-Plastik die Phenolisierung durch, die eine geringere Rezidivrate aufweisen soll.

Ein beginnender Unguis incarnatus kann mit der **Tamponadetechnik** behandelt werden, bei der z. B. Guttapercha-Keile oder Gopoline-Streifen in den Nagelfalz eingebracht werden, um den Druck des Nagels in den Falz zu vermindern. In leichten Fällen reicht die Tamponierung als alleinige Therapie aus, wenn nicht, kommt die Spangentechnik zur Anwendung.

Es stehen unterschiedliche Spangen zur Verfügung, deren Wirkprinzip aber immer gleich sein sollte:

◆ Die Spange soll die eingewachsenen Nagelränder anheben und dadurch den schmerzenden Nagelfalz entlasten.
◆ Ein Fehlwachstum des Nagels wird durch den kontinuierlichen Zug der Nagelspange auf die seitlichen Nagelanteile langsam korrigiert und ein normales Nagelwachstum ermöglicht. Der Nagelfalz wird dauerhaft entlastet und die Ursachen der Beschwerden dadurch beseitigt.

> *Experten berichten, dass eine*
> *Nagelkorrekturspange in über 95 %*
> *der Akutfälle eine Nagelextraktion*
> *oder Operation überflüssig macht!*

Die ersten Nagelkorrekturspangen wurden schon im 19. Jahrhundert in Amerika eingesetzt. Seither wurden verschiedene Spangensysteme entwickelt, die unterschiedliche Vor- und Nachteile aufweisen. **Kunststoff-Klebespangen** kommen meist nur für leichtere Fälle in Frage, weil sie nur im sichtbaren Bereich des Nagelfalzes einsetzbar sind. Sie werden mit Sekundenkleber auf dem Nagel befestigt. Allerdings darf kein Klebstoff in den Nagelfalz laufen, weil es sonst zu Verhärtungen kommt. Wenn die Technik noch nicht richtig »sitzt«, unbedingt vorher tamponieren! Insgesamt ist die Klebespangen-Technik leicht erlernbar und weil keine Haken in den Nagelfalz eingebracht werden, können sich dort im Gegensatz zu anderen Spangensystemen auch keine Hyperkeratosen und Clavi bilden.

Einteilige Drahtspangen müssen genau an den Nagel angepasst werden, weil ihre Länge nach Anpassung der Spange nicht mehr zu korrigieren ist. Für die Anpassung ist ein Silikonabdruck und Gipsmodell notwendig und die Spange muss unter Vorspannung aufgeschoben werden, was schmerzhaft und bei einer Hypergranulation unmöglich sein kann.

Dieses Spangensystem ist die »Pflichtübung« für jeden medizinischen Fußpfleger. Mit den einteiligen Spangen stellt er sein handwerkliches Können im Umgang mit dem Arbeitsmaterial Draht unter Beweis. Hat er genügend Erfahrung mit der so genannten Ross-Fracer-Technik gesammelt, ist er bereit für die »Kür«, nämlich für die VHO-Osthold-Methode (s. u.), die für ein breiteres Indikationsspektrum in Frage kommt.

Dreiteilige Stahlspangen müssen nicht exakt der Breite des Nagels entsprechen, weil ihre Länge beim Aufsetzen über das Mittelstück korrigiert werden kann. Ein Gipsmodell ist nicht nötig. Der Zug auf die seitlichen Nagelränder muss so eingestellt werden, dass der Zug den Nagelfalz entlastet, aber nicht die Nagelplatte ablöst.

Tipp
Korrekturspangen können mit der Tamponadetechnik kombiniert werden, ebenso verschiedene Spangentechniken untereinander!

Ein qualifizierter Fußpfleger/Orthonyxist sollte verschiedene Spangenmethoden beherrschen, um jedes Patientenproblem individuell lösen zu können. Sehr günstig kann auch die Kombination verschiedener Spangensysteme sein oder die parallele Behandlung mit der Tamponadetechnik und einer Nagelkorrekturspange.

Anhand unserer Patientenfotos demonstrieren wir verschiedene Spangentechniken. Eine Methode, die wir in unserer Praxis häufig einsetzen und lehren, ist die VHO-Osthold-Therapie (VHO = virtuose human orthonyxie), die eine Weiterentwicklung der Fraser-Technik durch Elvira Osthold darstellt. Großer Vorteil dieses geteilten Spangensystems, das auch bei schwersten Unguis-incarnatus-Fällen mit ausgeprägter Hypergranulation im Akutfall eingesetzt werden kann, ist die Möglichkeit der individuellen Zugkrafteinstellung.

> **Die VHO-Osthold-Therapie – ein Muss für jeden Profi!**

Jeder Fußpfleger, der in seiner Praxis auf dem neuesten Stand sein möchte, muss dieses fantastische Therapiesystem in seinem Behandlungsrepertoire haben und eigentlich sollte diese Technik in den Lehrplan jeder guten Berufsfachschule aufgenommen werden.

Der Autor selbst war nach Elvira Osthold der 2. VHO-Osthold-Therapeut, der diesem System durch jahrelange Lehrtätigkeit, Vorträge auf Fachkongressen und Veröffentlichungen in Deutschland sowie im Ausland zu seinem heutigen Stellenwert in der medizinischen Fußpflege verholfen hat. Ein gelungenes Beispiel, wie die VHO-Therapie auch bei komplizierten Fällen helfen kann, sehen Sie auf S. 167, ☎ 144a, 144b.

Seit kurzem wird die bewährte VHO-Osthold-Spange unter dem neuen Namen 3TO-Spange® (3-teilige Orthonyxie-Spange) vertrieben (3TO GmbH).

137 a Röhrennagel an der Großzehe, der immer wieder Schmerzen verursachte. Bei diesem Patienten wurde ohne Spange, nur mit einer Falztamponierung behandelt.

Für die Tamponade werden 1–2 mm breite Gopoline-Streifen mit Hilfe eines doppelendigen Tamponadehäkchens seitlich unter den Nagel gelegt, um den Druck in den Nagelfalz zu vermindern. Der Patient wird angeleitet, selbst regelmäßig eine desinfizierende Tinktur in die Tamponade einzuträufeln. Die Tamponade kann 3 bis 4 Wochen belassen werden, jeweils bis zum nächsten Fußpflege-Termin.

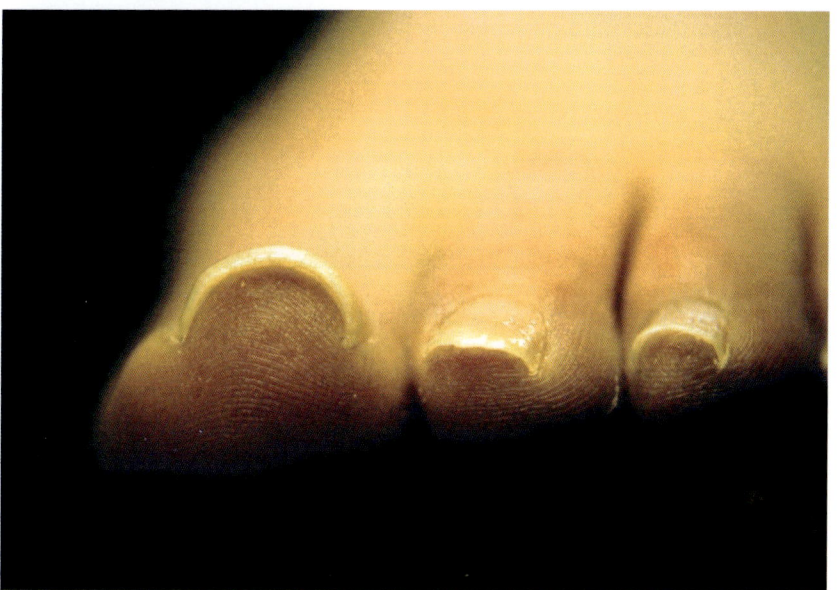

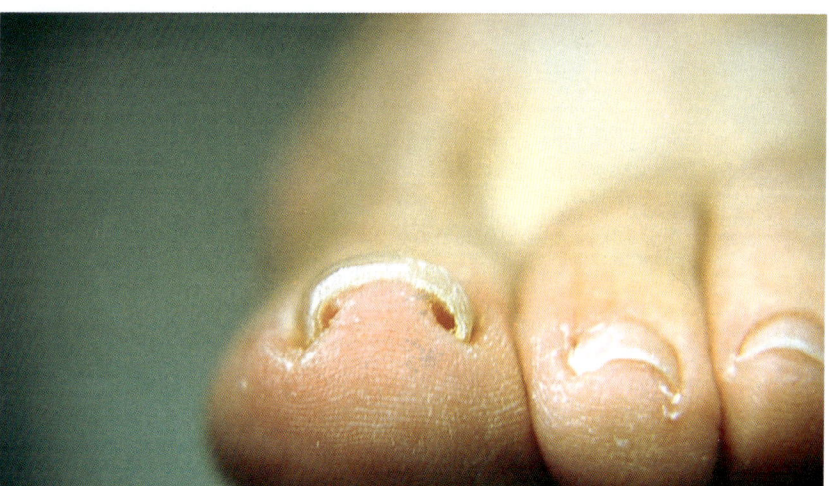

137 b Durch die Tamponadetherapie bildet sich subungual ein Freiraum, der Schmerzfreiheit bringt. Bei unserem Patienten wurde auch eine kurzfristige Guttapercha-Schienung vorgenommen.

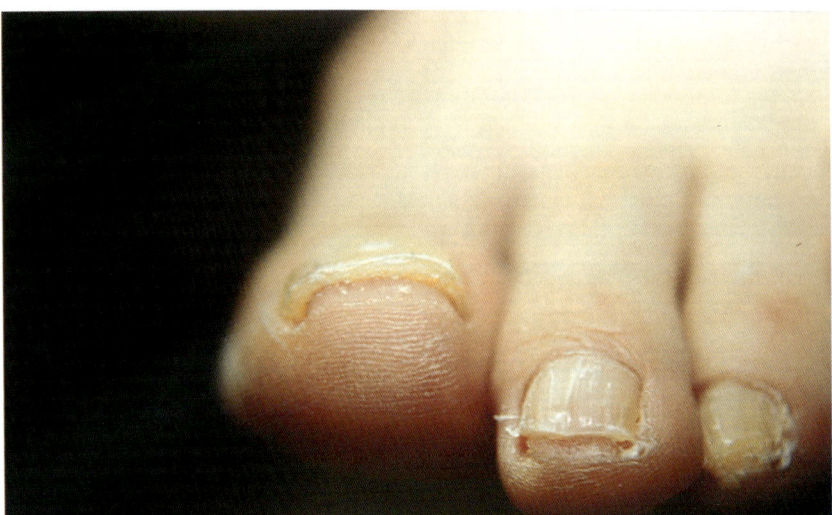

137c 9 Monate nach Beginn der Tamponade-Therapie konnte dieses gute Ergebnis erreicht werden – ganz ohne Nagelkorrekturspange.

Schritt für Schritt: Einsatz einer 3TO-Spange (ehemals VHO-Spange)

18-jähriger Patient mit akutem, stark schmerzhaftem Unguis incarnatus und Hypergranulation. Vor dem Einsatz der Spange muss der Nagel entsprechend vorbereitet werden.

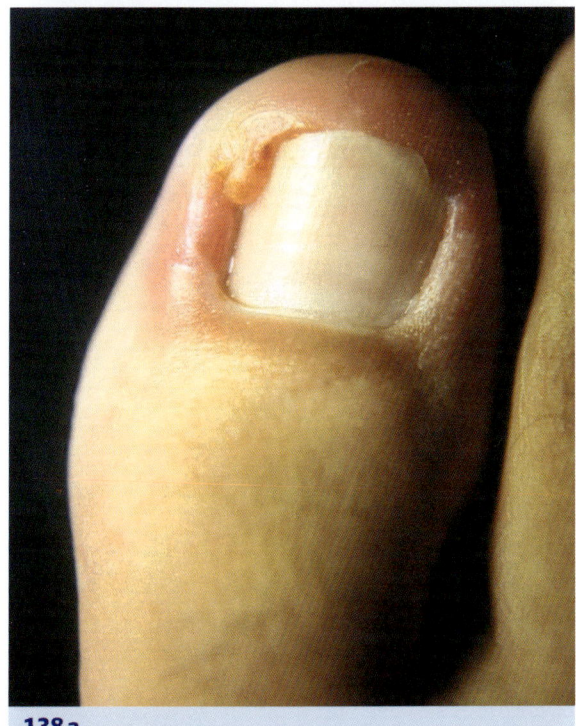

138a

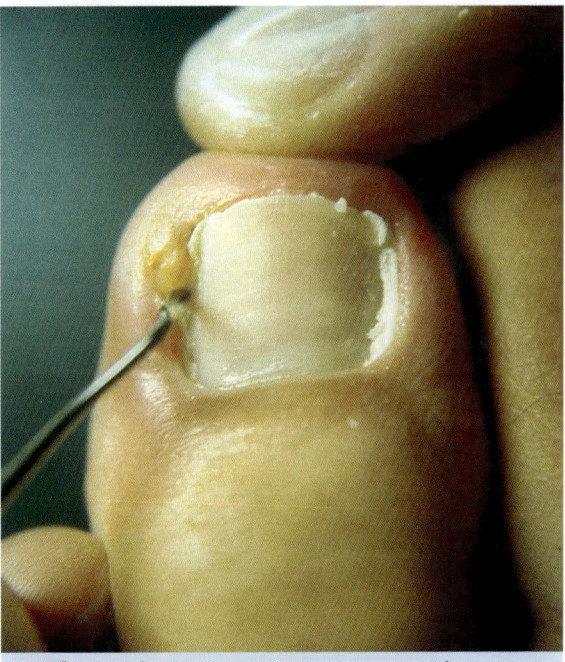

138b Durch Austamponieren mit Gopoline-Streifen und Desinfektion werden die seitlichen Nagelfalze sichtbar gemacht.

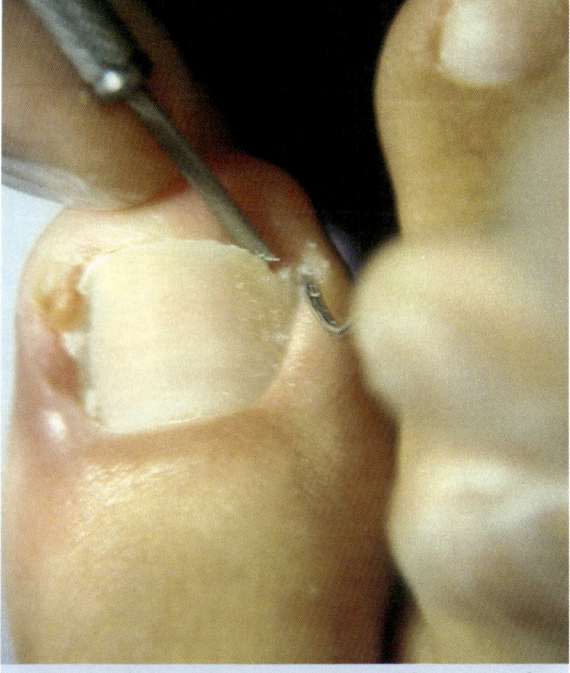

138c Sanftes Abrunden (spatenförmig) der Nagelränder mit dem Incarnator.

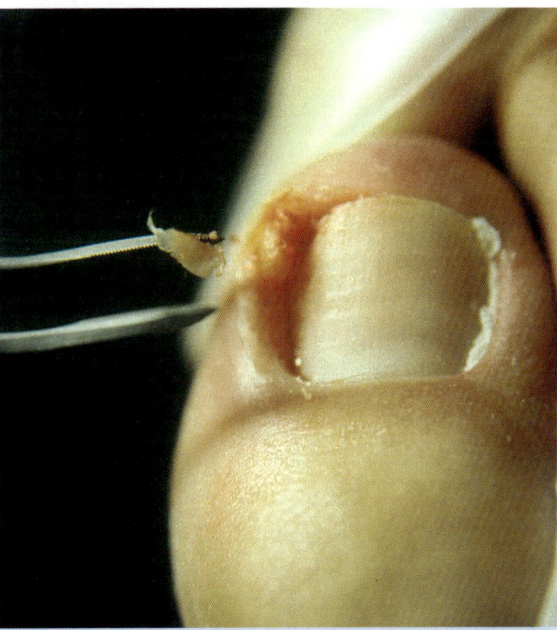

138d Exstirpiertes Nagelrudiment, das die Entzündung verursacht hat. Bleibt ein solcher Nagelsporn im Falz, nützen keine Salben und Bäder mehr!

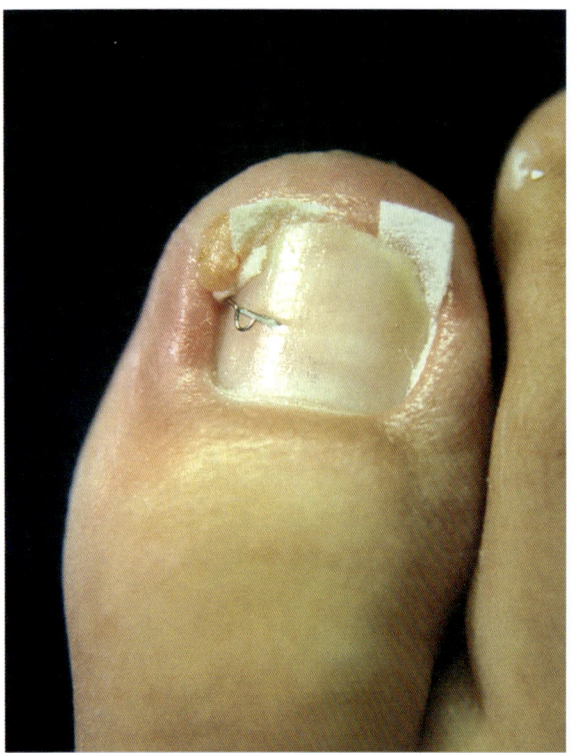

138e Einsetzen des 1. Spangenschenkels am entzündeten Nagelrand.

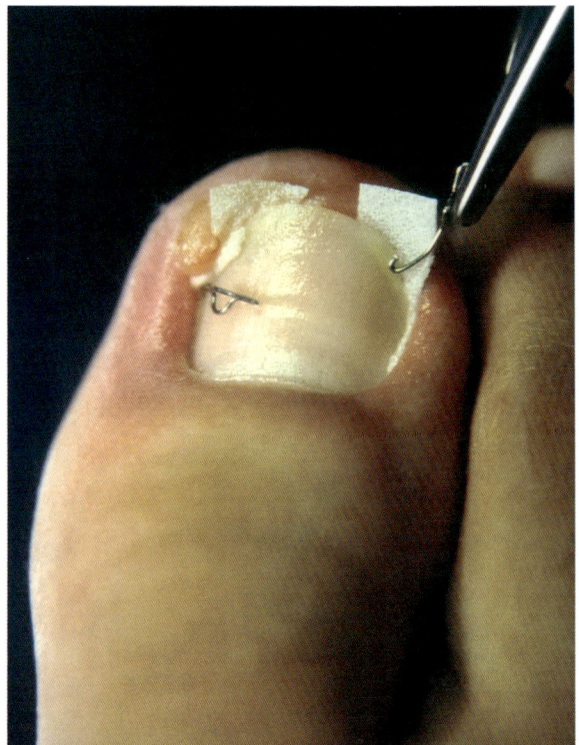

138f Einsetzen des 2. Spangenschenkels mit der Festhaltezange (Mathieu-Nadelhalter).

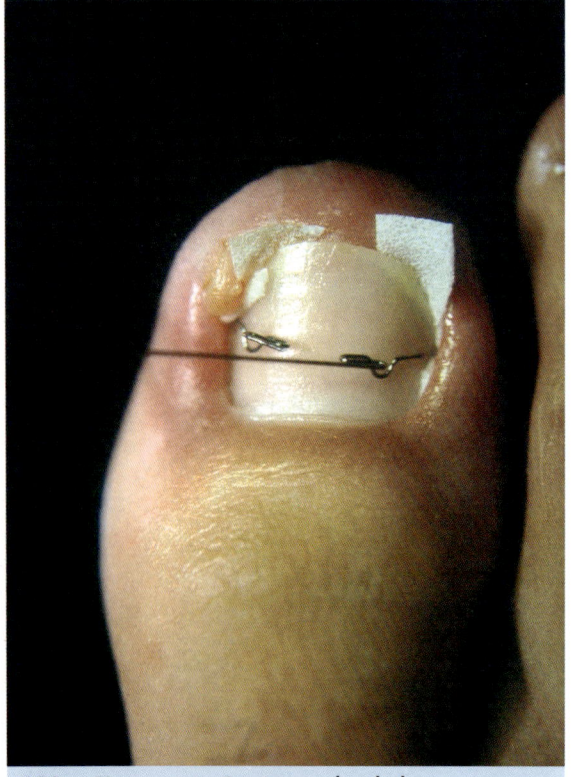

138g Eingesetzte Spangenschenkel.

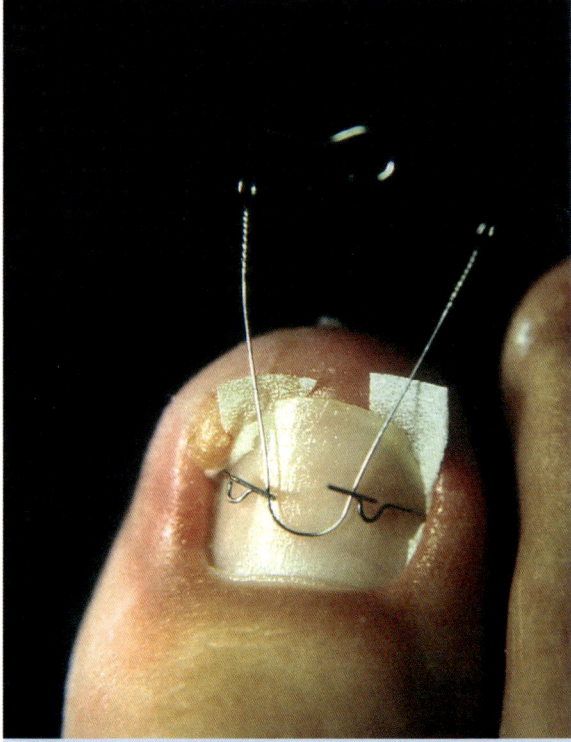

138h In beide Spangenschenkel eingehängte Drahtschlaufe.

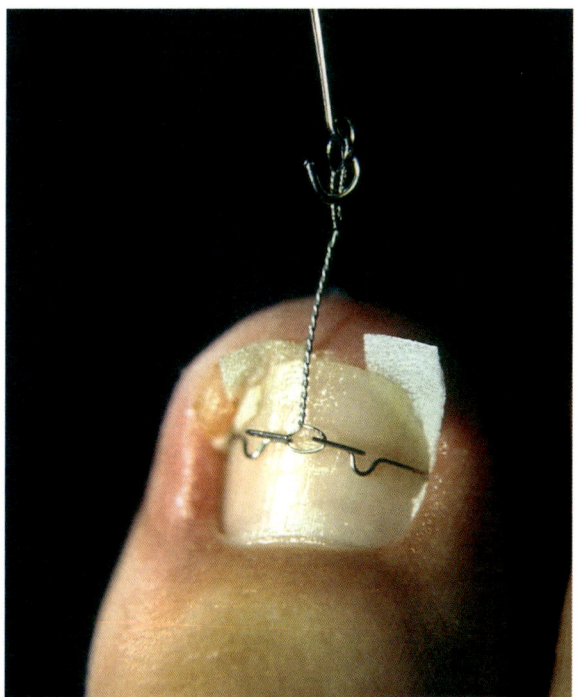

138i Der Windehaken dreht die Schlaufe mit den beiden Spangenschenkeln im Uhrzeigersinn zusammen. Eine individuelle Zugdosierung ist somit möglich.

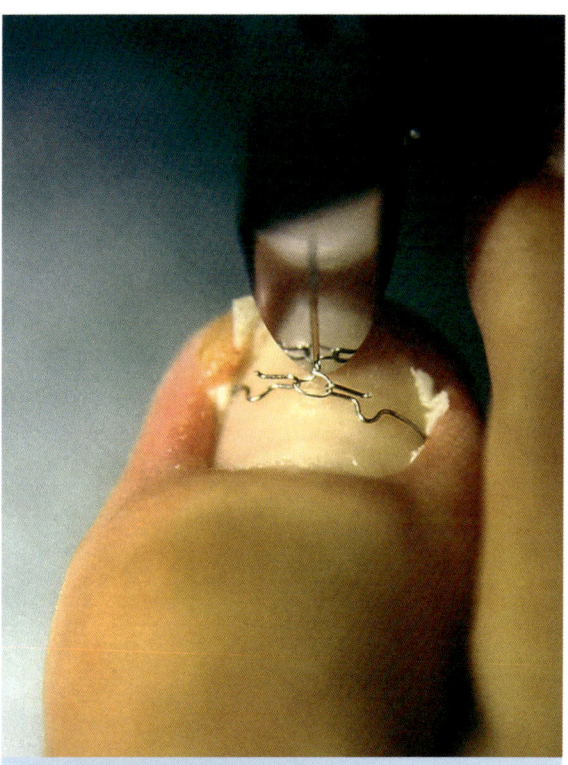

138j Mit dem Seitenschneider werden die überstehenden Drahtenden abgezwickt.

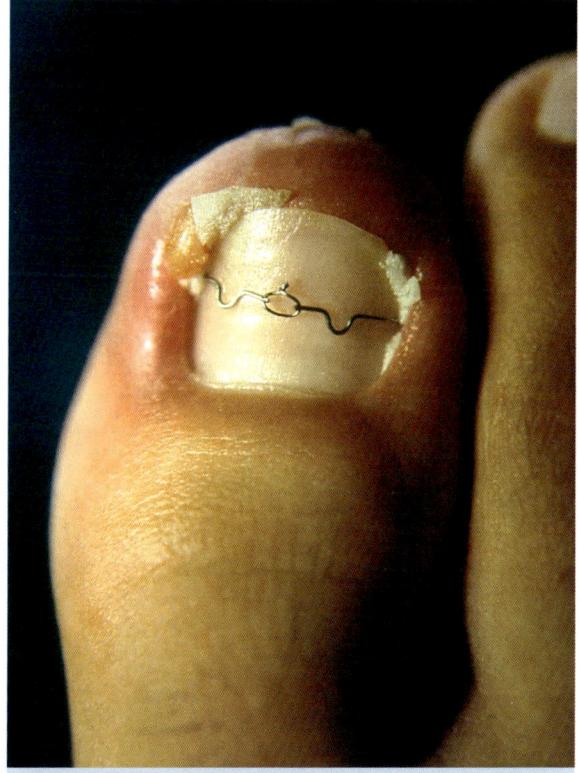

138k Alle überflüssigen Drahtteile sind entfernt.

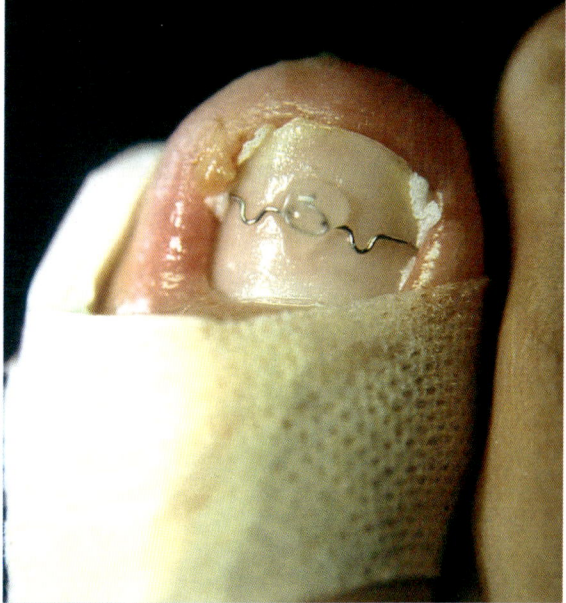

138l Ein Kunstharztropfen verhindert, dass der Patient mit den Drahtenden an Kleidung hängen bleibt oder Strümpfe aufscheuert. Ein Druckschutzverband aus Foam-o-felt 5 mm wird mit einem hautfreundlichen Fixationspflaster (Omnifix, Hartmann) am entzündeten Nagelfalz angebracht.

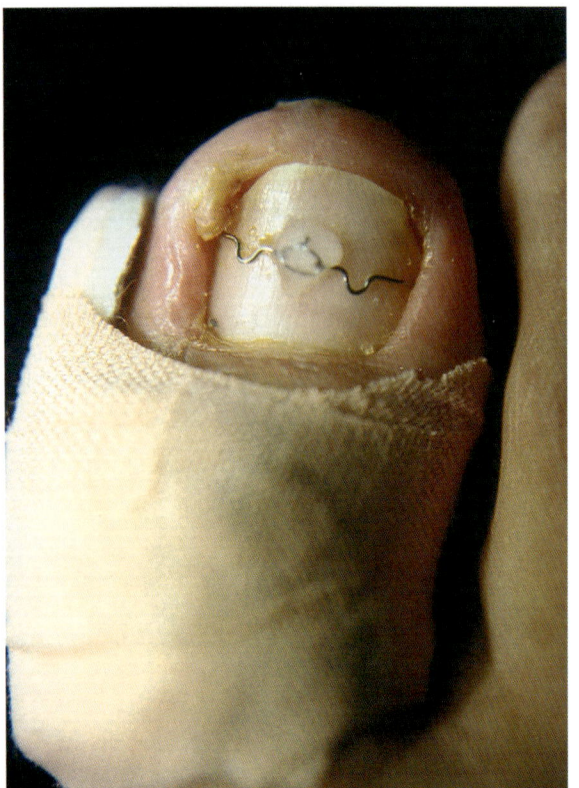

138 m Bereits 2 Tage nach Beginn der Behandlung trocknet das Gewebe deutlich ein.

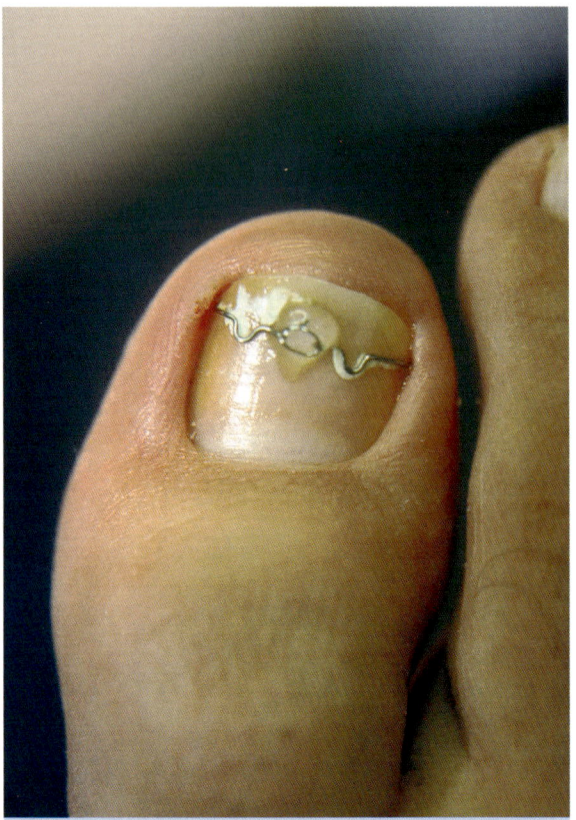

138 n Zustand nach 4 Wochen.

139 Der geübte Spangentherapeut (Orthonyxist) versteht es, die Spange so abzuflachen, dass sie nicht mehr aufträgt als eine Klebespange. Dies lehrt das MFF-Lehrinstitut Fritz Bittig, um das Aufscheuern von Nylonstrümpfen durch die Spange zu verhindern und um die Methode für den Behandler zu erleichtern. Zudem wird auf diese Weise die Entwicklung eines subungualen Clavus verhindert.

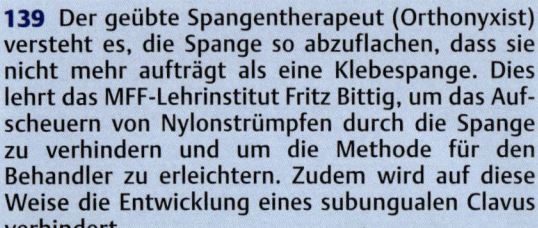

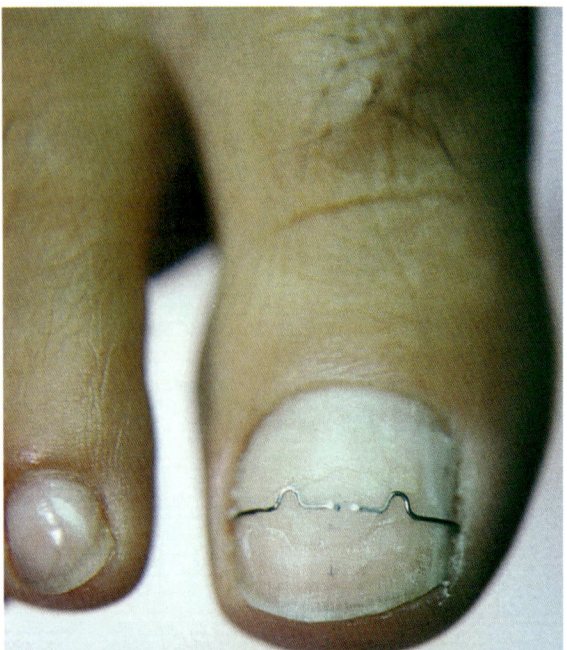

Tipp

♦ Beim Umgang mit extrem dünnen, biegsamen oder im Falz mazerierten Nägeln (Hypergranulationsgewebe) ist vorsichtiges Dosieren der Kraft an beiden Drahtschenkeln angezeigt. Da der beidseitige Zug subungual beginnt, besteht bei zu großer Spannung der Spirale (die Schlaufe zieht beide Spangenschenkel zusammen) die Gefahr, dass der nur 0,4 mm dünne Draht den Nagel seitlich eindrückt oder sogar einreißen lässt. Hier unbedingt nur die »Fixationsspannung« auf der Nagelplatte einhalten!

♦ Der Acrylattropfen, der die abgezwickten Drahtenden schützt, muss nach dem Aushärten leicht abgeflacht werden, da er bei zu großer Masse Löcher in Damenstrümpfe reibt oder sogar die Entstehung eines subungualen Hühnerauges begünstigt. Diese Gefahr besteht ebenfalls im Nagelfalz bei der Ross-Fracer-Technik sowie bei der VHO-Osthold- bzw. jetzt 3TO-Methode, wenn die Häkchen nicht exakt am und unter dem Nagel anliegen. Doch Übung macht auch hier den Meister!

140a 42-jähriger Patient mit ausgeprägtem Rollnagel an der Großzehe und subungualer Keratose.

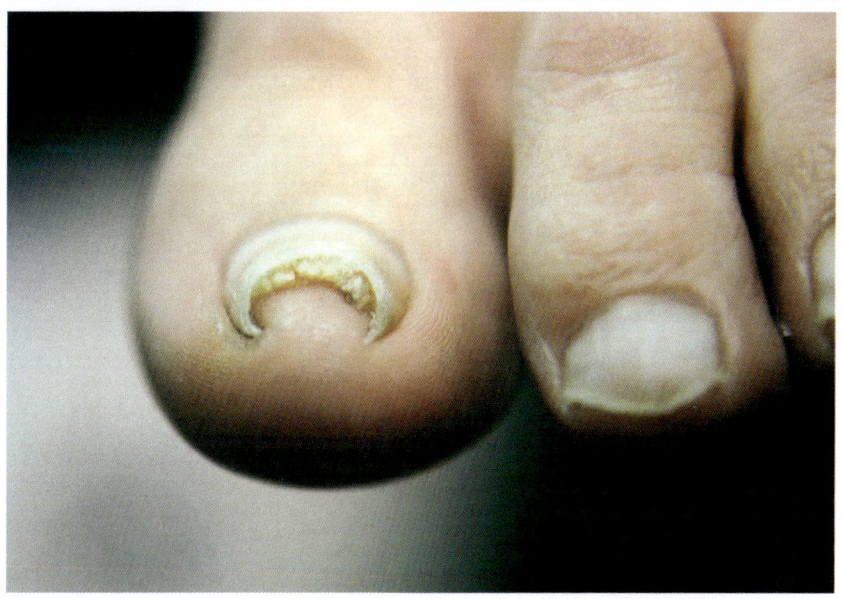

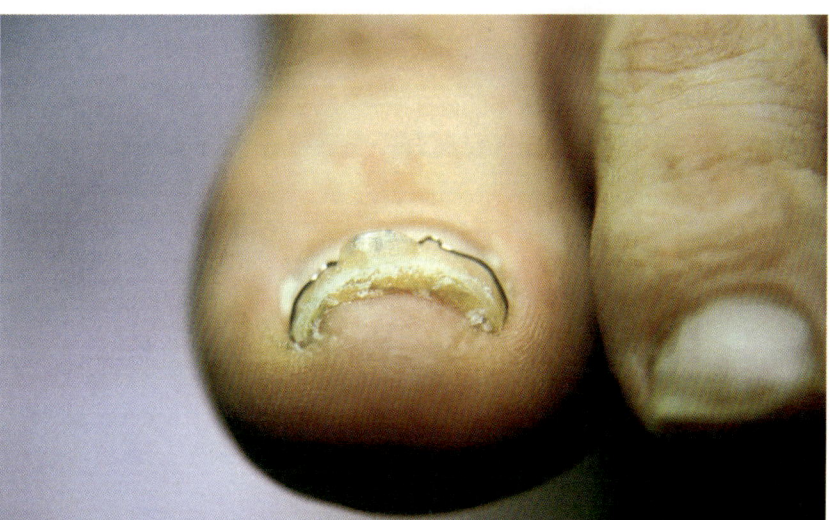

140b Der Patient bekam eine Nagelkorrekturspange: Zustand 1 Jahr nach Beginn der Behandlung und mehreren Spangenanwendungen.

16-jähriger Patient, bei dem eine falsche Schneidetechnik der Fußpflegerin zu einer stark schmerzhaften Entzündung am Großzehennagel führte. Hier wird Sorbalgon® (Hartmann) zur Nagelfalztamponade verwendet.

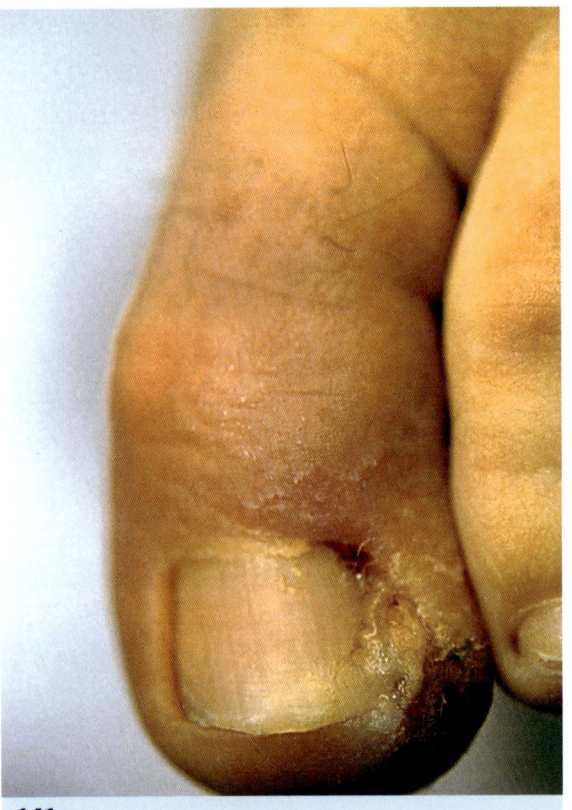

141a

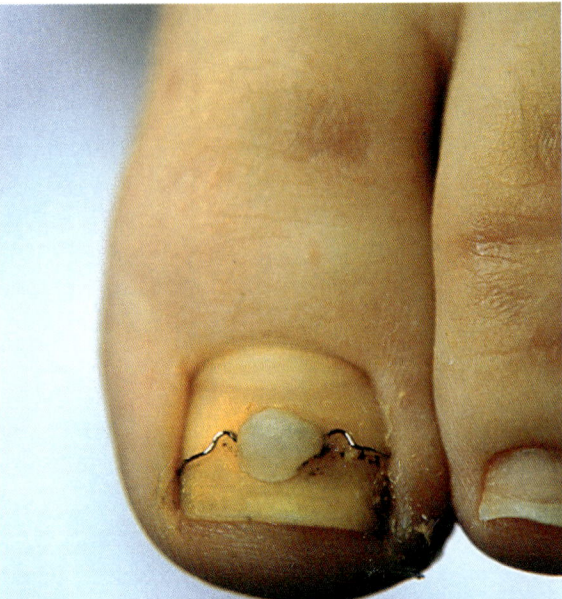

141b Mit dem Incarnator/Nagelspalter wurde das Restnagelrudiment sorgfältig entnommen und eine VHO-Osthold-Spange (jetzt: 3TO-Spange) aufgesetzt: 3 Tage später ist die Entzündung schon deutlich abgeklungen. Der Acrylattropfen, der als Drahtversiegelung auf der Nagelplatte sitzt, muss noch abgeflacht werden – die Schülerin hat zu viel Acrylatmasse benutzt.

142a 38-jährige Patientin, deren ausgeprägter Unguis convolutus et incarnatus beidseits zu starken Schmerzen führt. Die Patientin kann keine schicken Schuhe tragen und nicht tanzen und sie fühlt sich durch das unschöne Aussehen der Fußnägel stark beeinträchtigt.

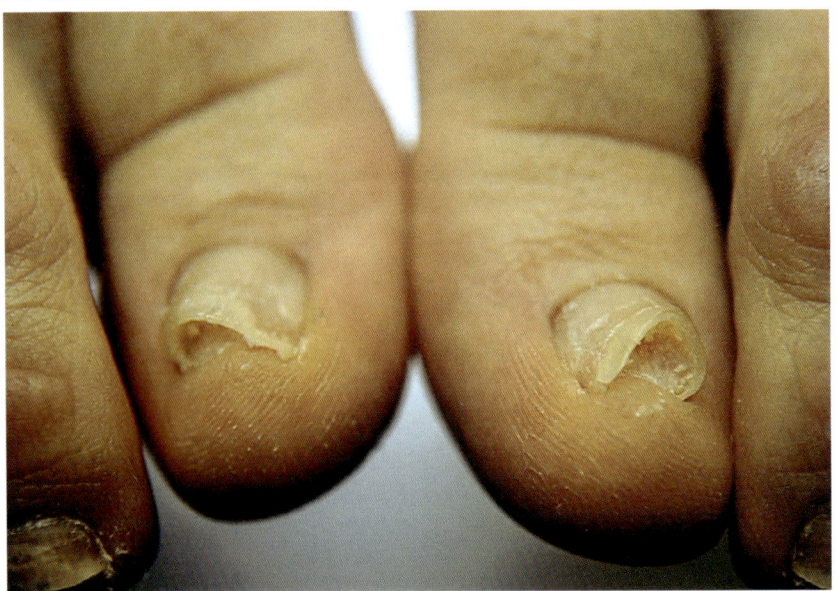

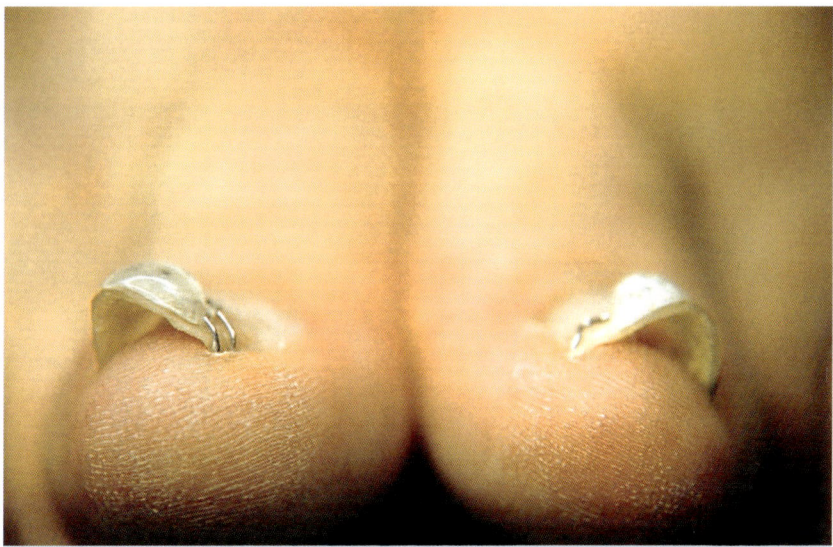

142b Zustand 4 Monate nach Beginn der VHO-Osthold-, jetzt 3TO-Therapie.

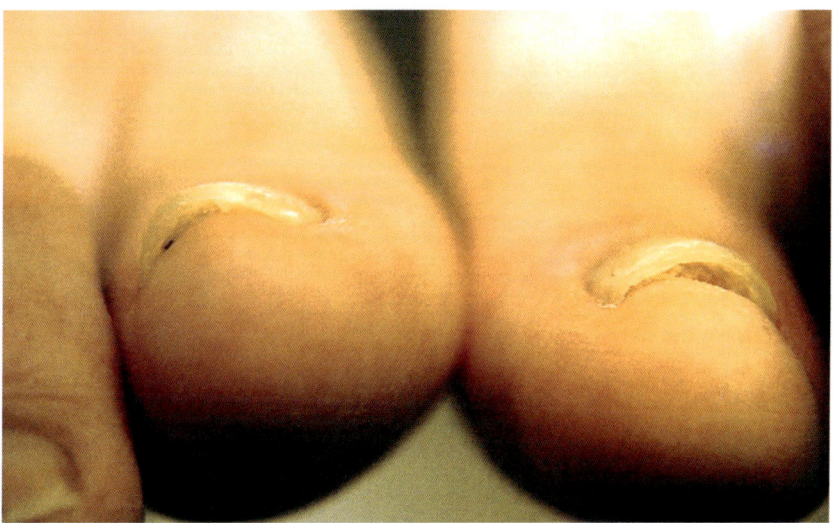

142c Ergebnis nach 18-monatiger Behandlung und nach Abnahme der Spangen. Pro Nagel mussten ca. 6 Spangen eingesetzt werden.

Dieser 36-jährigen Patientin hat der Hausarzt wegen eines Unguis incarnatus bereits zweimal den Großze-hennagel gezogen. Jetzt leidet die junge Frau an den gleichen Beschwerden wie zuvor, jedoch besteht beson-ders im proximalen Nagelfalz ein stechender Schmerz beidseits.

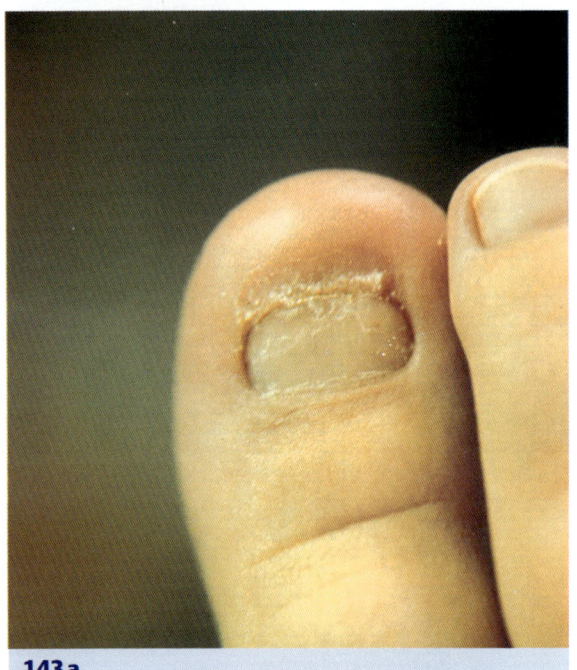

143a

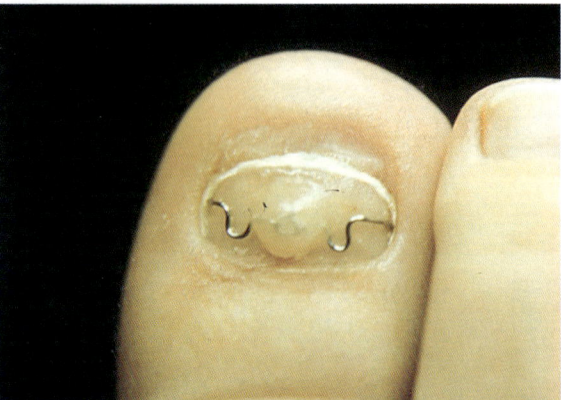

143b Ideale Indikation für den 0,4 mm starken Draht der VHO-Osthold-Spange (jetzt 3TO-Spange)! Die Spange ließ sich für die Patientin kaum spürbar in den Falz unter den Nagel einset-zen. 2 Tage später war die Frau bereits schmerz-frei, so dass eine Tamponade am distalen Nagel-rand unterlegt werden konnte. Diese unterstützt den Nagel darin, problemlos nach vorne zu wach-sen. Die Rötung an der Zehenkuppe ist bereits ver-schwunden.

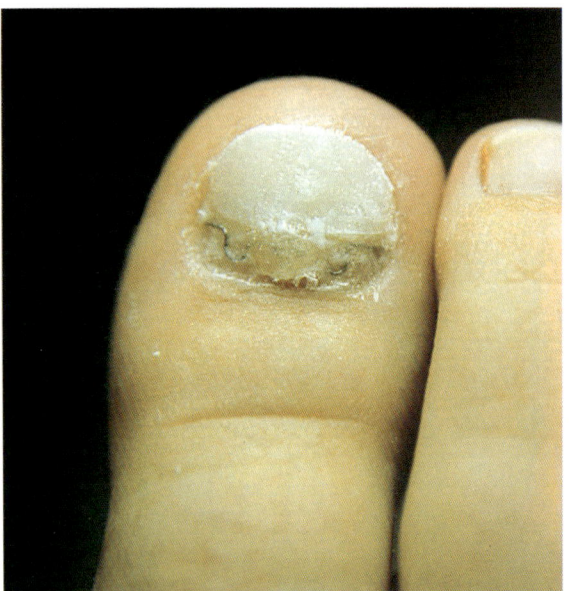

143c Eine Nagelprothese drückt die Zehenkuppe sanft nach unten und erleichtert so das Wachsen des Nagels in eine angenehme Form.

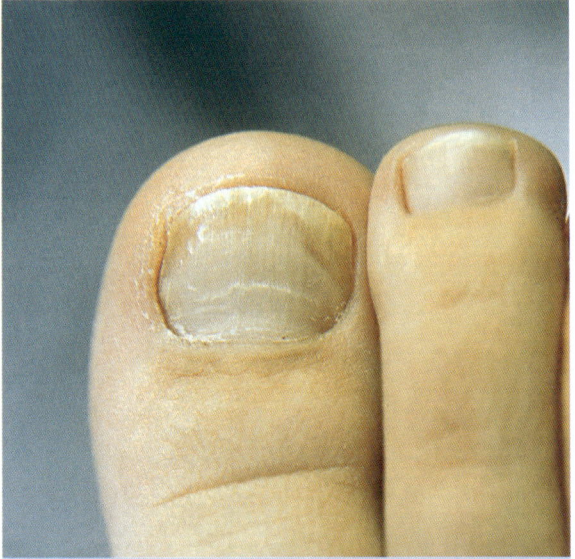

143d Zustand nach knapp 4 Monaten. Am dista-len Nagelrand besteht eine leichte Aufhellung, da der Nagel dort nicht mehr fest verwachsen ist. Es handelt sich nicht um eine Mykose!

36-jähriger Patient mit starken Schmerzen im seitlichen Nagelfalz bei verdicktem Nagelwachstum im Falzbereich.

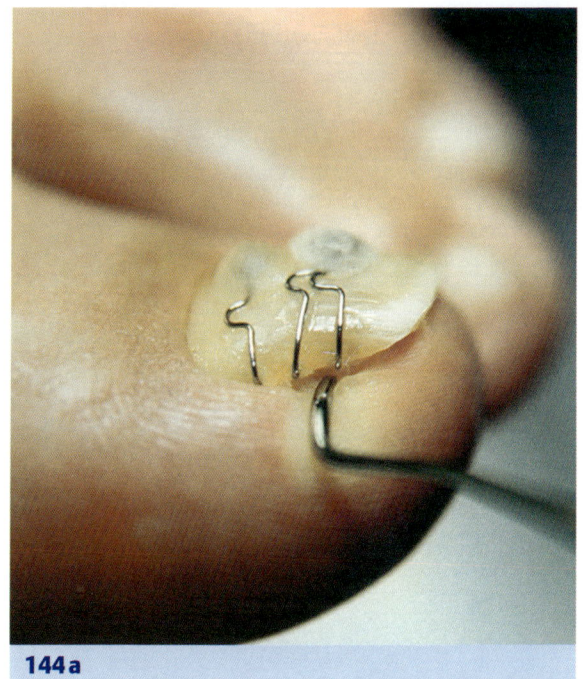

144a

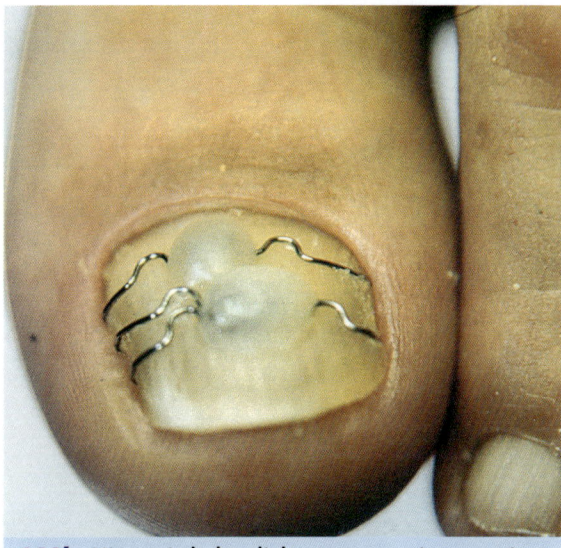

144b Hier wird deutlich, warum wir von einer »VHO-Osthold-Therapie«, jetzt 3TO-Therapie, sprechen und nicht nur von einer »Spange«! Die Nagelplatte wird mit Spangenschenkeln zu einem neuen Nagelbild förmlich gezwungen.

Gelegentlich setzen wir die Spangentechnik auch bei Fingernagelproblemen ein. Hier eine 22-jährige Patientin mit Nagelwachstumsstörung (Onychodystrophia mediana canaliformis) am Zeigefinger. Zusätzlich liegt eine Onychomykose vor.

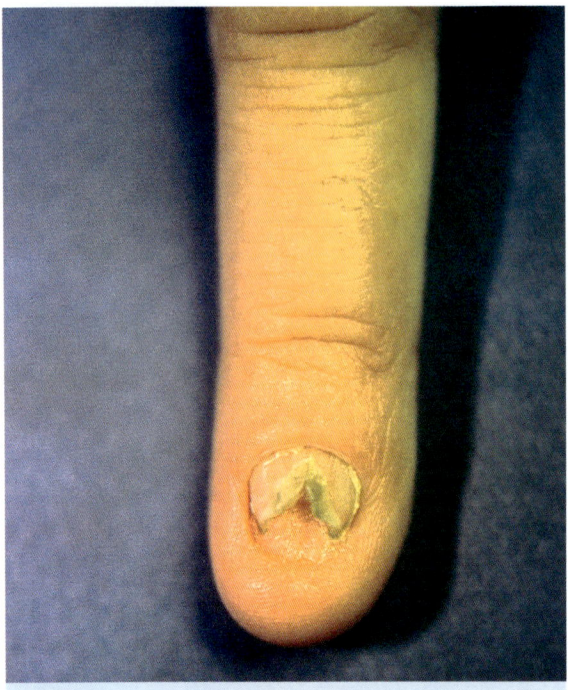

145a

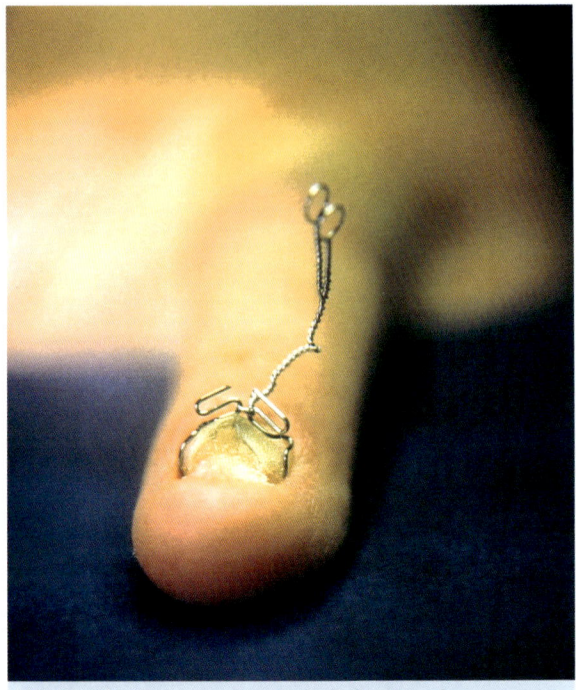

145b Die Spange vermindert die Nagelspannung.

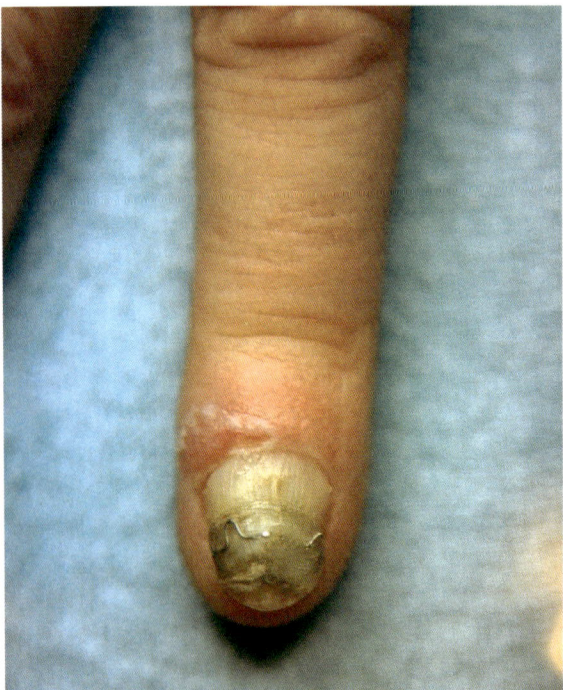

145c Kombination der Korrekturspange mit einem Kunstnagelaufguss, um den dorsalen Druck auf den gespaltenen Nagel zu verstärken. Hautmykose an der Nagelbasis.

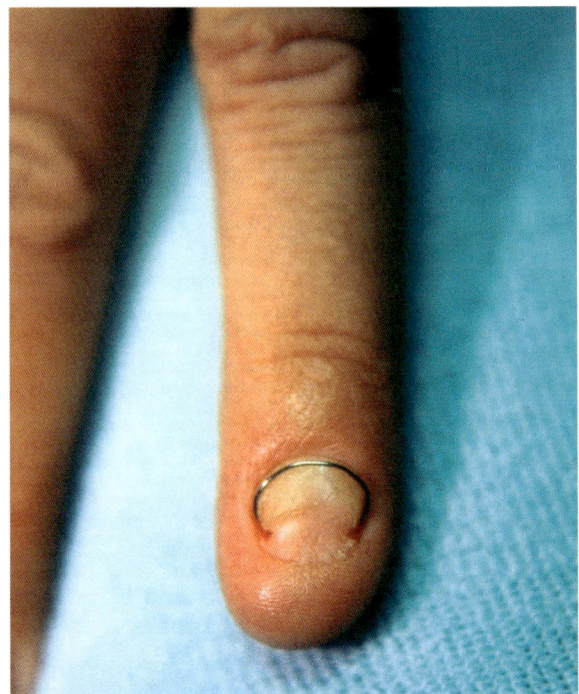

145d Die antimykotische Behandlung ist abgeschlossen, der Nagel komplett gereinigt. Eine einteilige Drahtspange unterstützt den Nagel beim Herauswachsen.

146a 52-jähriger Patient mit Beschwerden in den Nagelfalzen beider Großzehen. In diesem Fall wurde die Guttapercha-Technik kombiniert mit einer Ross-Fracer-Spange. Deutlich sieht man die ursprüngliche Nagelform an der rechten Großzehe im Gegensatz zur behandelten linken Großzehe. Beide Nagelränder der linken Großzehe wurden deutlich angehoben. Der durch den Zug der Spange gewonnene Freiraum unter den seitlichen Nagelrändern wurde sofort mit Guttapercha-Schienchen ausgefüllt, um den Erfolg zu erhalten.

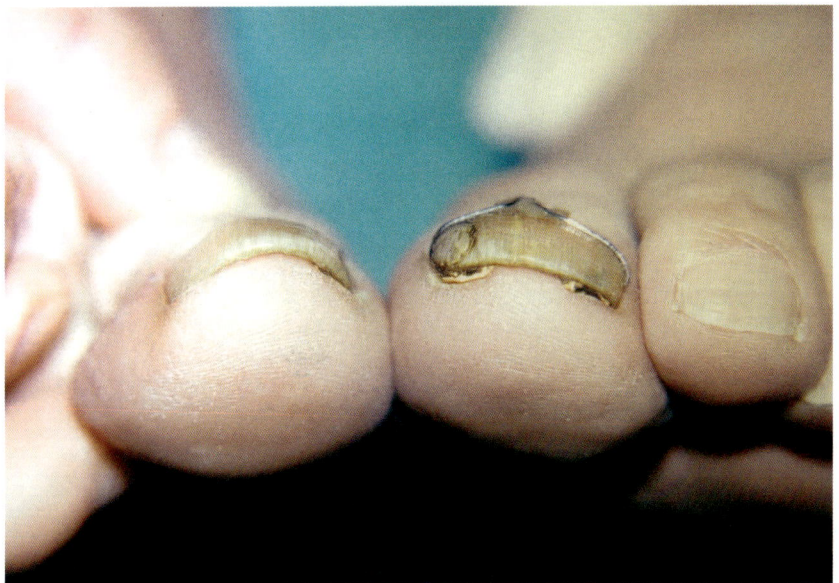

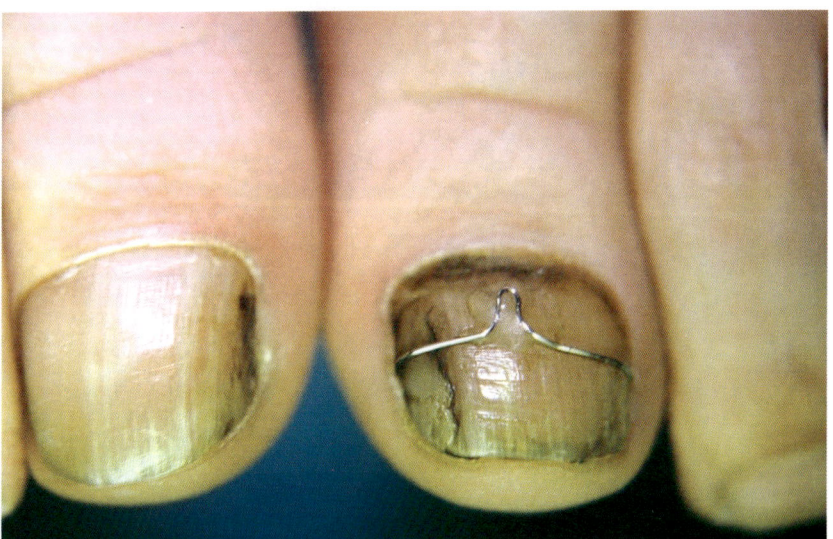

146b Dorsale Ansicht mit bereits seitlich aufgerichteter Nagelplatte.

147 Die Spangenbehandlung kommt nicht nur an der Großzehe in Frage. Hier ein 14-jähriger Patient, bei dem die 2. und 3. Zehe miteinander verwachsen sind. An der 3. Zehe hat sich eine Entzündung entwickelt. Behandlung mit einer einteiligen Nagelspange.

148 Aufgesetzter Onyclip (ERKODENT). Diese Spange, die in 2 Stärken lieferbar ist, besteht aus beschichtetem Metall. Sie wird mit Sekundenkleber auf dem Nagel befestigt. Das Wirkprinzip ähnelt demjenigen der Goldstadt-Spange (Ruck) und der B/S-Spange (Stolz), die aus Kunststoff besteht.

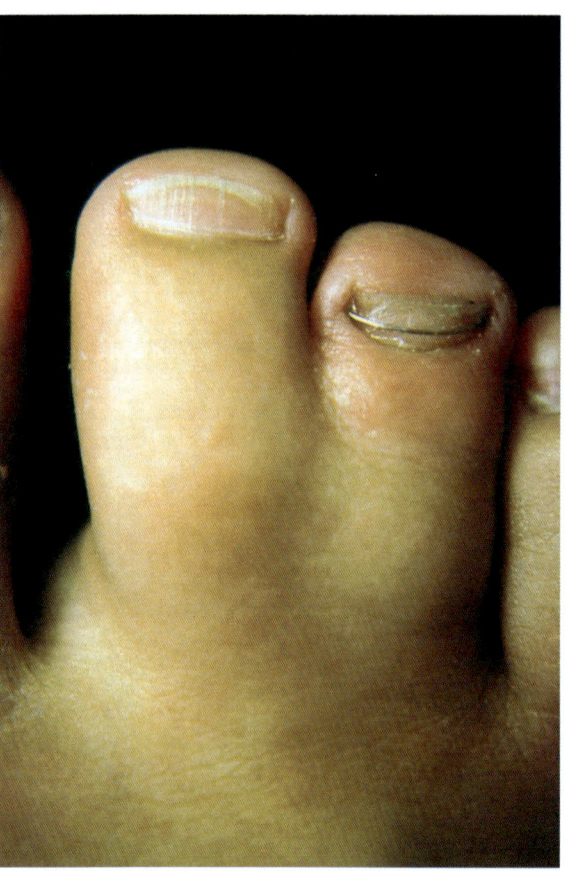

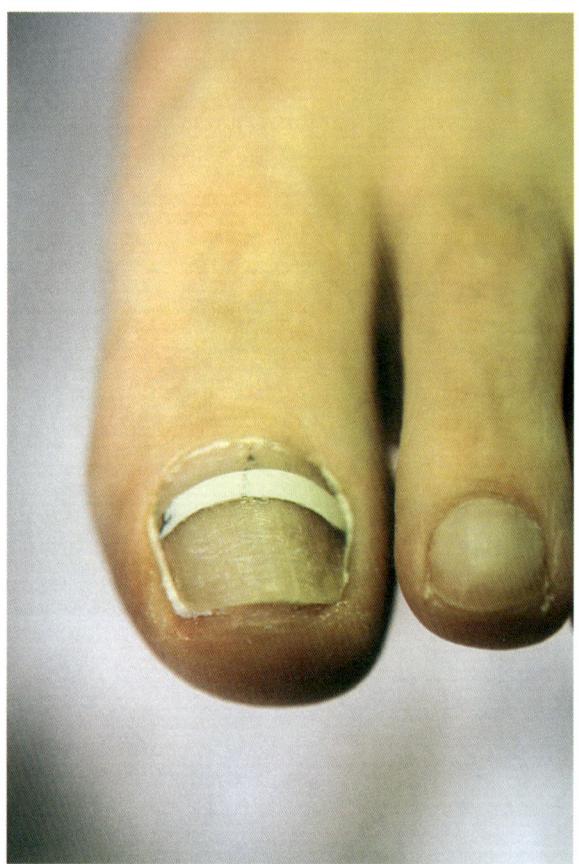

149 Dieses Bild demonstriert, dass verschiedene Spangensysteme gut miteinander zu kombinieren sind. In diesem Fall wurde proximal ein Onyclip aufgeklebt, weil selbst der dünne Draht (0,4 mm) der VHO-Osthold- bzw. jetzt 3TO-Spange hier nicht einsetzbar war. Wenn der Nagel mit dem seitlichen Nagelhäutchen bzw. Gewebe so stark verwachsen ist, »pikst« der Draht in die Haut und bewirkt keine therapeutische Spannung auf den Nagelrand. Etwas weiter distal konnte die Drahtspange mühelos appliziert werden.

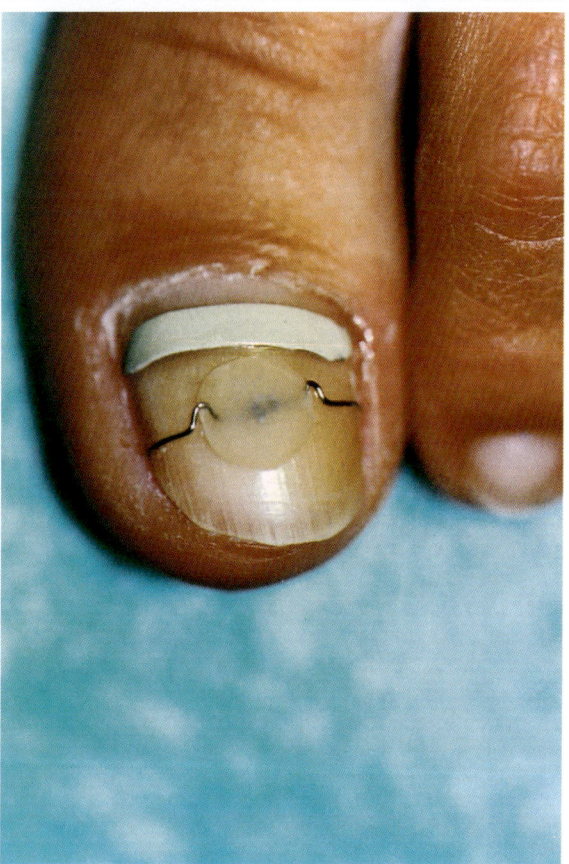

150a Eine weitere bewährte Nagelkorrektur-spange ist die Goldstadt-Spange (Fa. Hellmut Ruck), eine flache Federspange, die bei fast allen Nagelproblemen bis hin zum Rollnagel erfolgreich eingesetzt werden kann. Die Goldstadt-Spange gibt es in verschiedenen Varianten: Als Spange mit 2 Endschlaufen, als Spange mit einer Endschlaufe (Halbspange) oder als Klebespange ohne Schlaufen. Goldstadt-Spangen können sehr gut mit Voll-nagelprothesen kombiniert werden, die notwendige Behandlungszeit verkürzt sich dadurch spürbar.

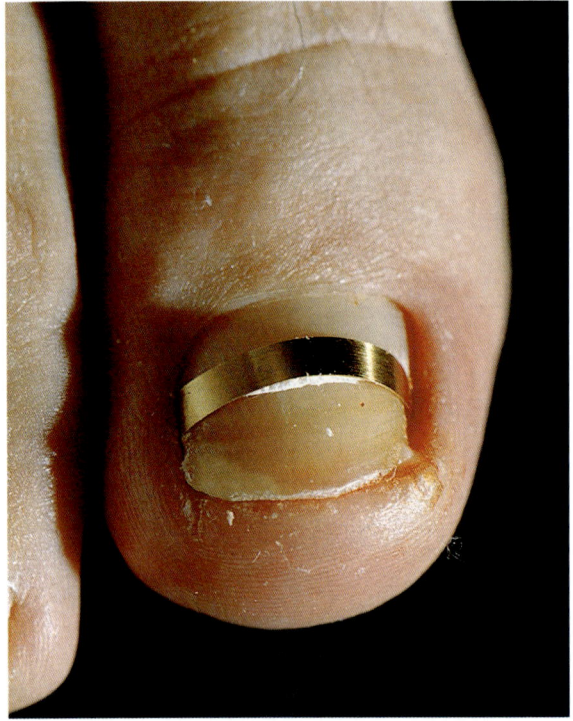

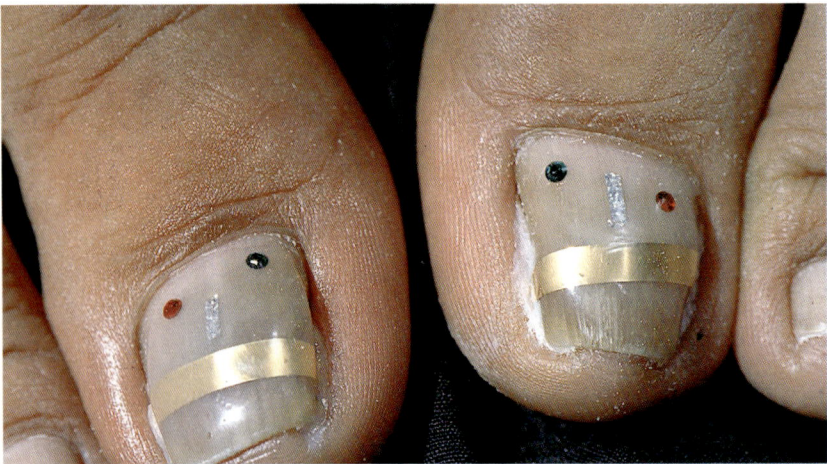

150b Goldstadt-Spangen sind aus vergoldetem Edelstahl gefertigt. Auf dem Nagel sehen sie wie ein kleines Schmuckstück aus – was von Patienten sehr geschätzt wird, die auf ein ästhetisches Erscheinungsbild besonderen Wert legen.

151a Patientin mit eitrig eingewachsenem Großzehennagel und B/S-Spangentechnik (Stolz).

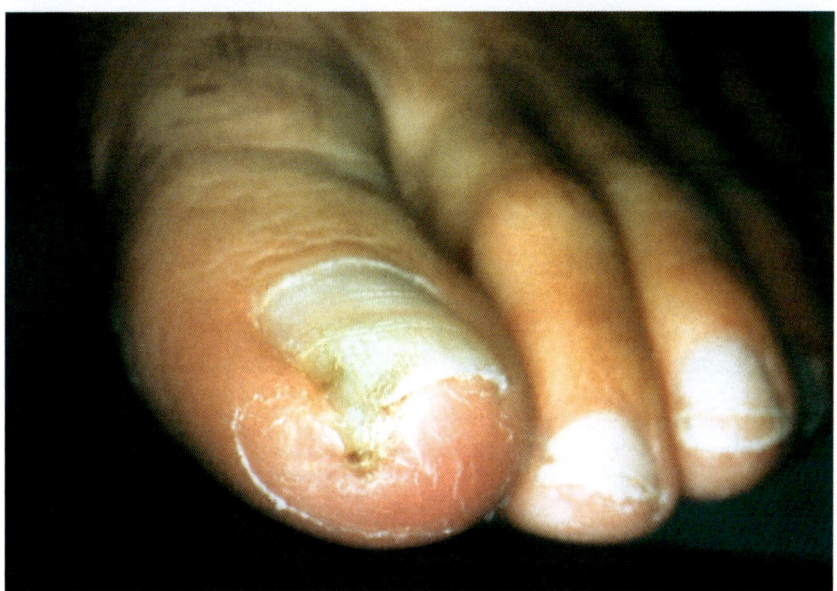

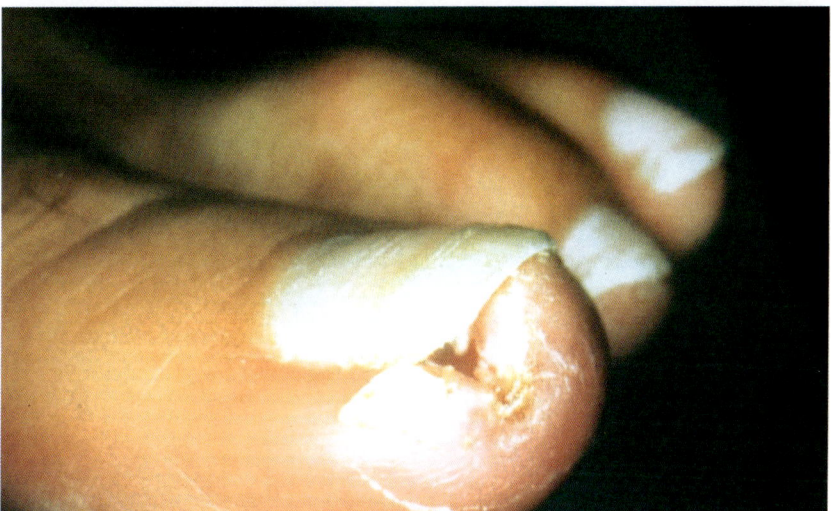

151b Die eingewachsene Nagelecke wurde großzügig entfernt, anschließend die eiternde Höhle desinfiziert.

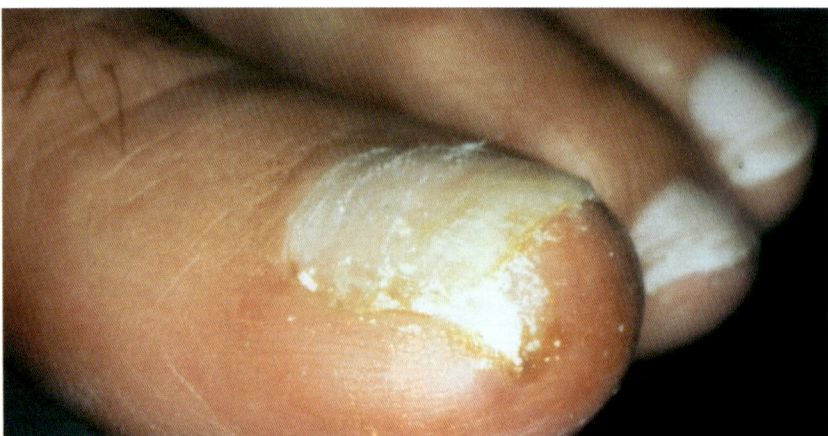

151c Anschließend wurde ca. 2 mm proximal der Problemstelle eine B/S-Spange aufgeklebt und der Nagel tamponiert. Bei der B/S-Spange handelt es sich um eine aus Kunststoff vorgefertigte Blattfeder, die ohne Vorbiegen auf den einwachsenden Nagel über den gesamten sichtbaren Bereich geklebt wird.

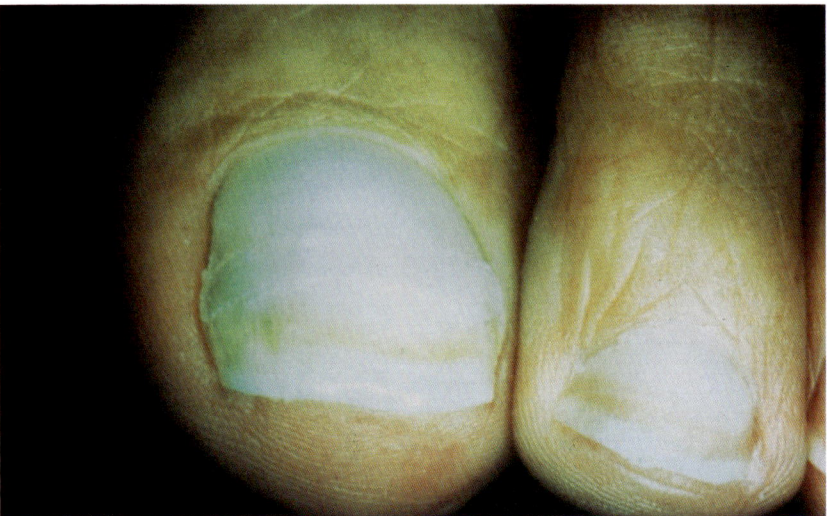

151d Das Ergebnis der Behandlung nach etwa 10 Monaten mit 7 B/S-Spangen.

Orthosen

Druckstellen mit Clavusbildung, die bei Zehendeformierungen und -fehlstellungen besonders häufig entstehen, verursachen oft starke Schmerzen. Mit Hilfe von Orthosen können Zehenfehlstellungen korrigiert und Hühneraugen und Druckstellen entlastet werden.

> *Orthosen entlasten und korrigieren Zehen- und Vorfuß-Deformierungen!*

Orthosen werden aus Silikon-Abformmasse und einer Härterpaste angefertigt, die Abbindezeit beträgt ca. 5 Minuten. Nach dem Mischen von Silikonmasse und Härter wird die Masse am stehenden Patientenfuß anmodelliert. Nach ca. 10 Minuten kann man die Orthose vom Patientenfuß abnehmen und beschneiden oder beschleifen.

Je nach dem geplanten Einsatz der Orthose wird sie in verschiedenen Shore-Härtegraden angefertigt. Wir unterscheiden:

♦ **Korrekturorthosen,** die z.B. bei Hammer- oder Reiterzehen indiziert sind und die in den Shore-Härtegraden 25 bis 40 angefertigt werden (s. S. 180, ☎ 154 b).
♦ **Entlastungsorthosen,** die beispielsweise bei Clavi im Interdigitalraum hilfreich sind und im Shore-Härtegrad 20 verwendet werden (s. S. 178, ☎ 152 e).

Orthosen stellen einen elastischen, hautverträglichen Druckschutz dar, den der Patient selbst waschen und desinfizieren kann. Häufig angefertigte Orthosen sind z.B. die Reiterzehenorthose, der Zwischenzehenkeil, die Steckorthose und die Ballenschale.

Schritt für Schritt: Herstellung einer Orthose

152a Silikonmasse und Härterpaste (ERKODENT) entnehmen. Shore-Härtegrade beachten!

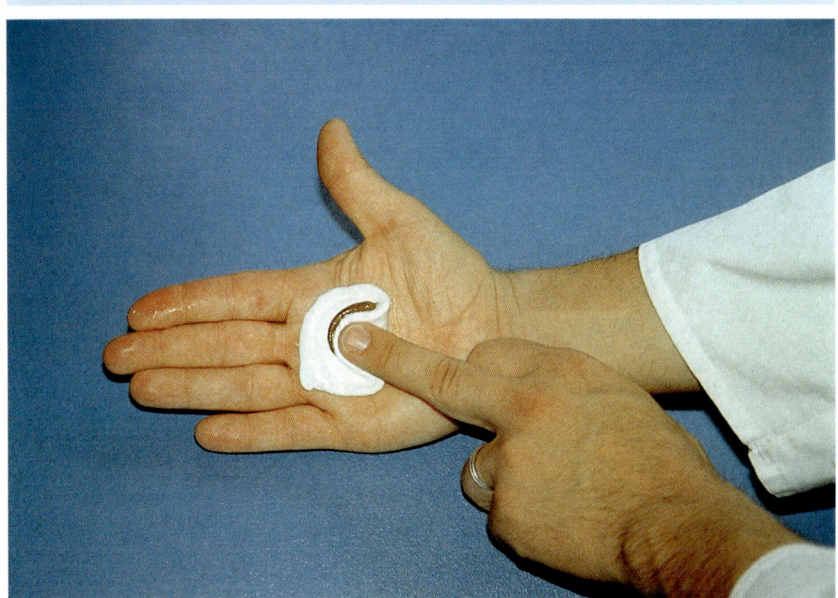

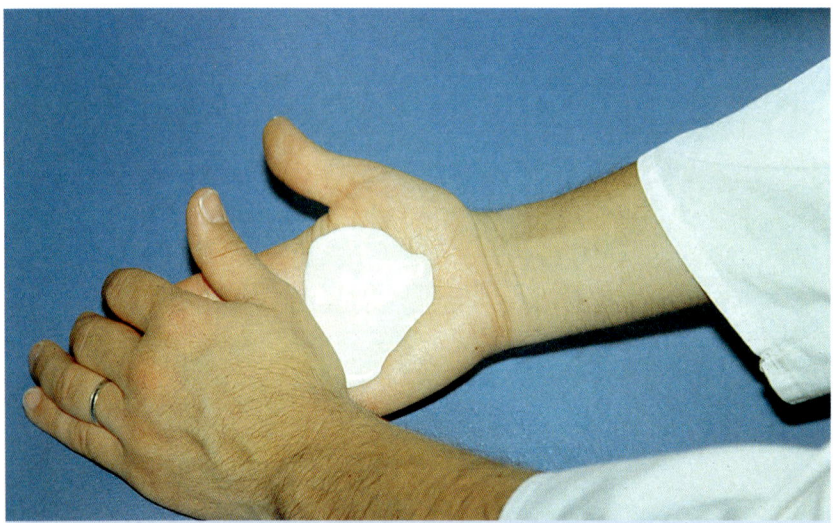

152b Silikonmasse und Härter durchkneten – das Mischen sollte innerhalb von 30 bis 45 Sekunden abgeschlossen sein.

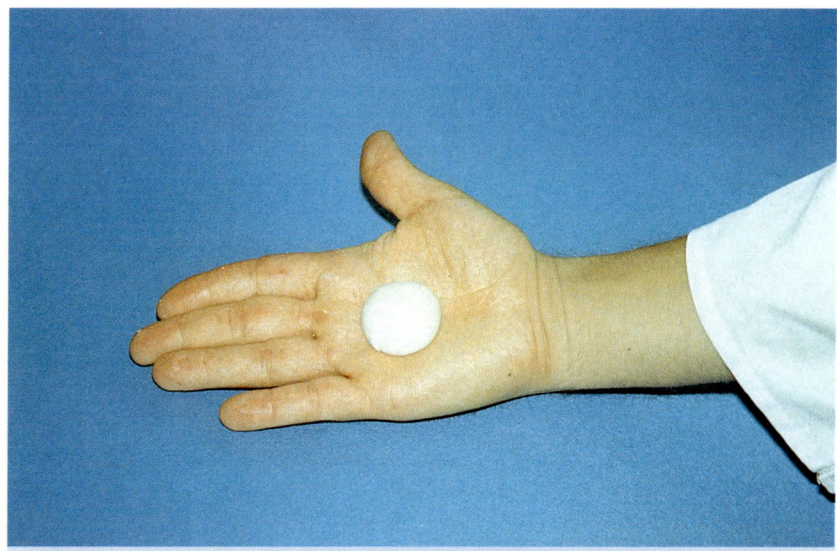

152c Aus der gemischten Masse eine Kugel oder Rolle formen.

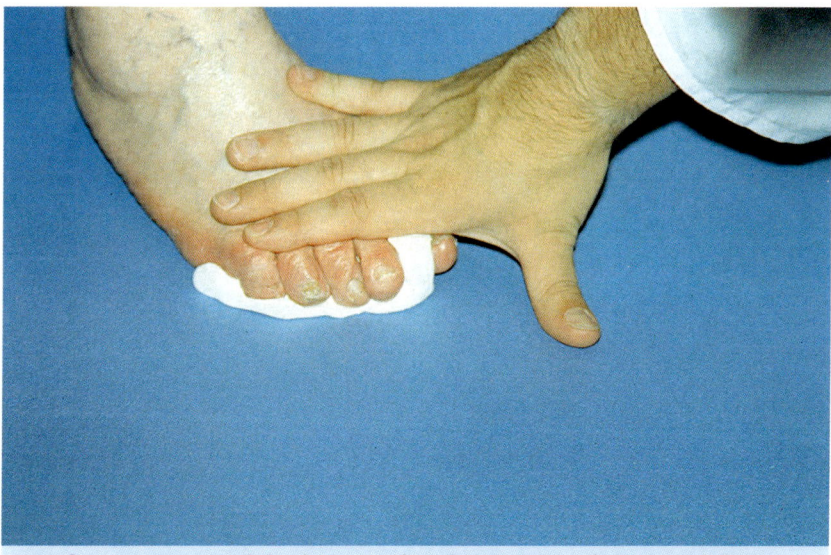

152d Die Masse wird direkt am stehenden Patientenfuß anmodelliert.

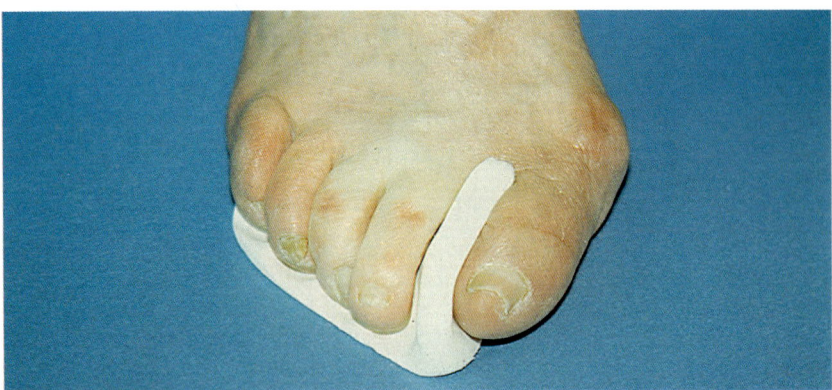

152e Nach 8 bis 10 Minuten kann die Orthose vom Patientenfuß abgenommen und beschliffen werden.

In diesem Fall liegen gleich mehrere pathologische Veränderungen vor: Hallux valgus, Clavus durus interdigitalis sowie eine Hyperflexionsstellung des 2. bis 5. Zehengrundgelenks mit Verhornungen an den Zehenkuppen. Hier ist eine kombinierte Stütz,- Korrektur- und Entlastungsorthose angezeigt.

153a Patientin mit Metapolster, Hallux-valgus-Druckschutz und Reiterzehenorthose mit Korrekturfunktion.

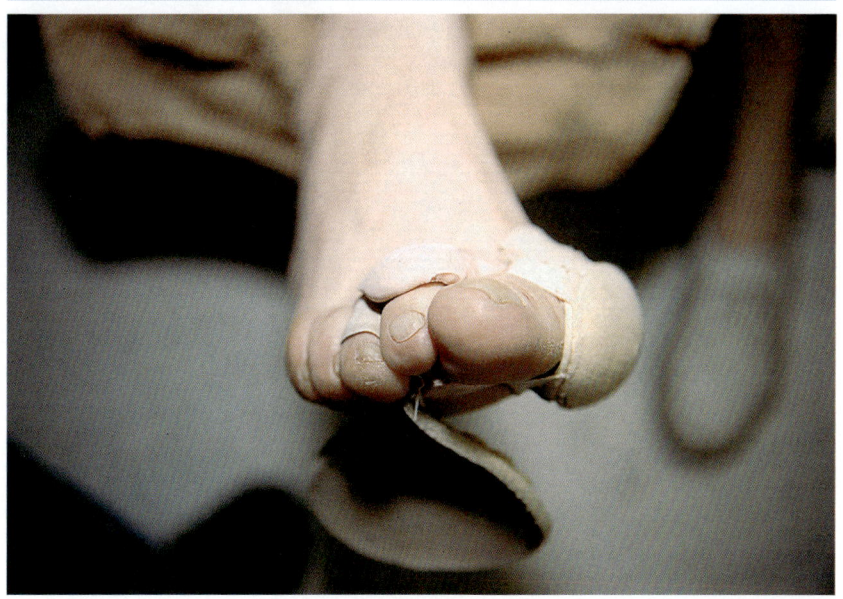

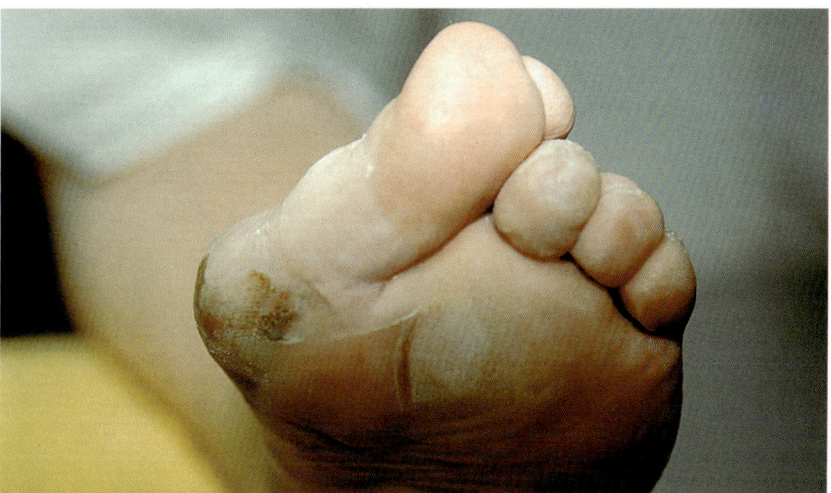

153b Dieselbe Patientin nach Abnahme sämtlicher Orthosen. Da die Patientin noch relativ jung ist, sollte hier eine operative Korrektur in Betracht gezogen werden.

Patientin mit Hammerzehen.

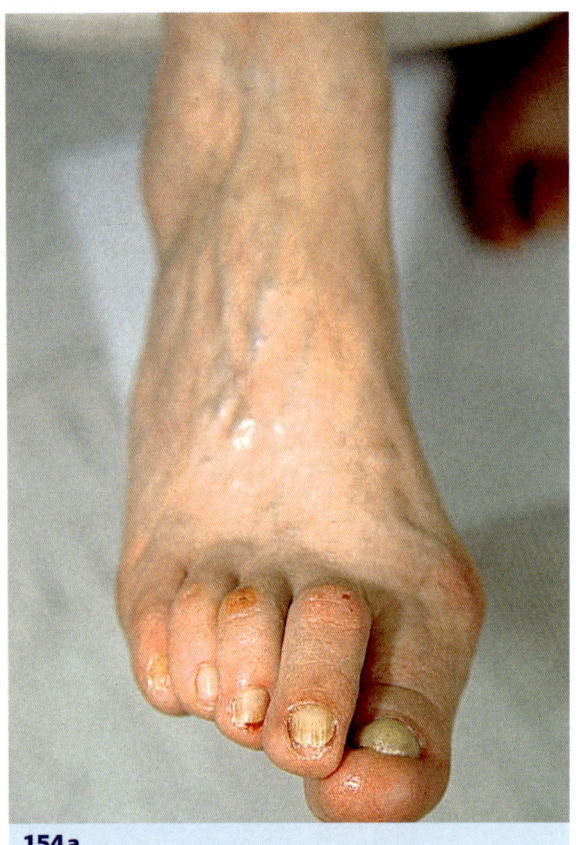

154a

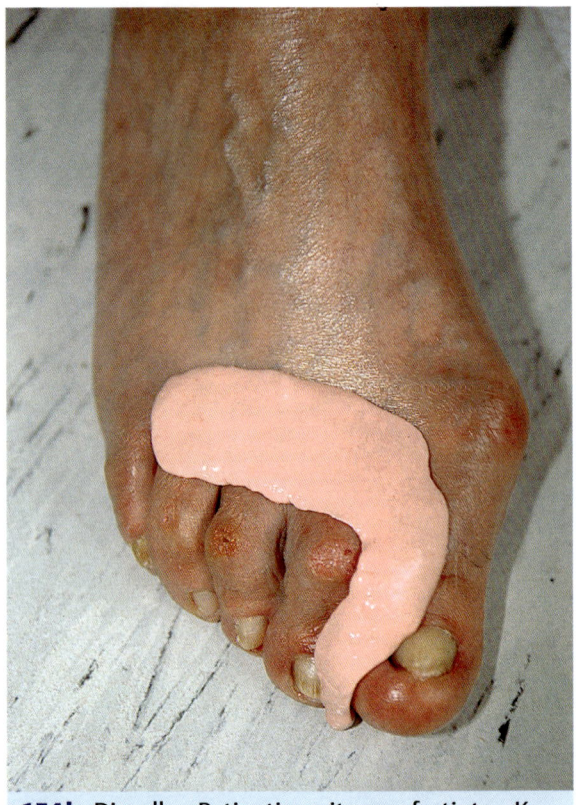

154b Dieselbe Patientin mit angefertigter Korrekturorthose.

Tipp

♦ Alle zu weit überstehenden Silikon- bzw. Kautschukanteile der Orthose müssen mit Schere oder Schleifkörper abgenommen werden. Die gesamte Oberfläche der Orthose muss vollkomen glatt sein. Im proximalen Gelenkbereich darf die Orthose nicht zu dick auftragen, um keinen zusätzlichen Druck zu erzeugen, der die Durchblutung der Zehen behindert.

♦ Ebenfalls darf die Orthose zwischen der 1. und 2. Zehe nicht herausragen, damit kein Duck nach proximal in den Interdigitalraum weitergeleitet wird, der die Entstehung eines Clavus oder einer Mykose begünstigen könnte.

Falschbehandlungen

Häufig kommen schmerzgeplagte Patienten zu uns in die Praxis, deren Fußprobleme auf eine falsche Fußpflegetechnik und/oder mangelnde Hygiene zurückzuführen sind. Viele Patienten wissen nicht, wie man Fußnägel korrekt kürzt und schneiden ihre Nägel viel zu kurz oder verletzen den Nagelfalz. Diese Patienten brauchen unsere Hilfe, damit sie ihre Schmerzen und das akute Problem rasch loswerden. Das allein reicht aber nicht. Sie brauchen auch unsere ausführliche Beratung und Anleitung, damit sie in Zukunft ihre Füße richtig behandeln.

Es gibt aber auch Patienten, die regelmäßig Fußpflege machen lassen – entweder in der Kosmetik- oder in der Fußpflegepraxis – und deren Probleme erst dort entstehen. Wir sehen immer wieder Patienten, deren Füße bzw. Zehennägel von der Kosmetikerin bzw. vom Fußpfleger alles andere als fachgerecht behandelt wurden. Dies ist sicher ein düsteres Kapitel. Aber hüten Sie sich davor, einen Fußpflege-Kollegen vor dem Patienten zu kritisieren – überzeugen Sie den Patienten lieber durch Ihre erstklassige Behandlungstechnik und durch peinlich genaue Einhaltung aller Hygienevorschriften.

> *Bleiben Sie durch ständige Fort- und Weiterbildung fachlich fit!*

Halten Sie sich fachlich immer auf dem neuesten Stand, indem Sie regelmäßig an Fort- und Weiterbildungen teilnehmen. Auch in der Fußpflege gibt es ständig neue Behandlungstechniken und neue Materialien, die unsere tägliche Arbeit erleichtern und dem Patienten zugute kommen – bleiben Sie also »am Ball«.

Gelegentlich behandeln wir Patienten in unserer Fußpflegepraxis, deren Problem vom Arzt nicht adäquat behandelt wurde oder sogar erst durch den ärztlichen Eingriff entstand! Dies gilt besonders für Unguis-incarnatus-Patienten: Helfen Salben und Bäder nicht, entfernen Ärzte oft den Zehennagel oder führen eine Keilexzision durch. Leider ist der Erfolg in vielen Fällen nur von kurzer Dauer und die Rezidivhäufigkeit erschreckend hoch. Vielen dieser Patienten könnte man bei rechtzeitiger Anwendung der Nagelkorrekturspangen-Technik eine Operation ersparen, aber gerade die Korrekturspangen sind bei Ärzten wenig bekannt. Überhaupt haben viele Mediziner während des Studiums und während ihrer Assistenzarztzeit über Fußprobleme und Fußerkrankungen nur wenig gehört und so bleibt es dem Engagement des einzelnen Arztes überlassen, ob er sich auf diesem Gebiet speziell fortbildet oder nicht. Daran können wir als Fußpfleger nichts ändern. Wir können jedoch den Kontakt zu Ärzten suchen und sie durch unsere qualifizierte Arbeit überzeugen. Die Mund-zu-Mund-Propaganda unserer zufriedenen Patienten leistet sicher ein Übriges.

155 62-jähriger Mann, der zum Nägelschneiden keine Zange, sondern eine Schere benutzte und sich damit verletzte. Trotz der Schmerzen kam er erst 3 Tage nach dem Trauma in die Fußpflegepraxis, weil er sich genierte.

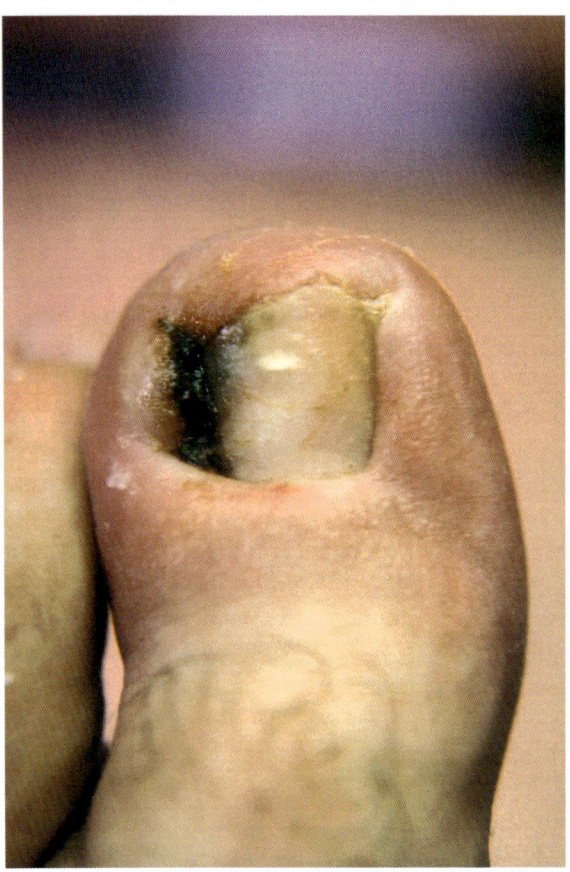

Behandlung zu ⌾ 155

♦ Reinigung und Desinfektion, z. B. mit H_2O_2 oder Octenisept®.

♦ Sondieren der anatomischen Verhältnisse mit einem doppelseitigen Tamponadehäkchen.

♦ Entfernung des Restnagelrudiments mit dem Incarnator (0,5 mm, gerade Klinge nach Bittig).

♦ Wundgebiet mit Ringerlösung spülen, mit Dreiwegespritze trocknen.

♦ Albothyl-Tupfer für 10 Minuten auflegen und einwirken lassen (reduziert die Blutungsneigung).

♦ Heilsalbenverband anlegen

♦ Nach 1 bis 3 Tagen Wiedervorstellung und Anbringen einer Tamponade.

♦ In einer solchen Situation kann bereits im Akutstadium eine 3TO-Spange eingesetzt werden.

24-jähriger Patient, der sich die Nägel immer viel zu kurz schnitt und vor kurzem den Großzehennagel im Falz abgebrochen hat. Es kam zu einer Entzündung im Nagelfalz. Hier ist eine Sorbalgon®-Tamponade günstig.

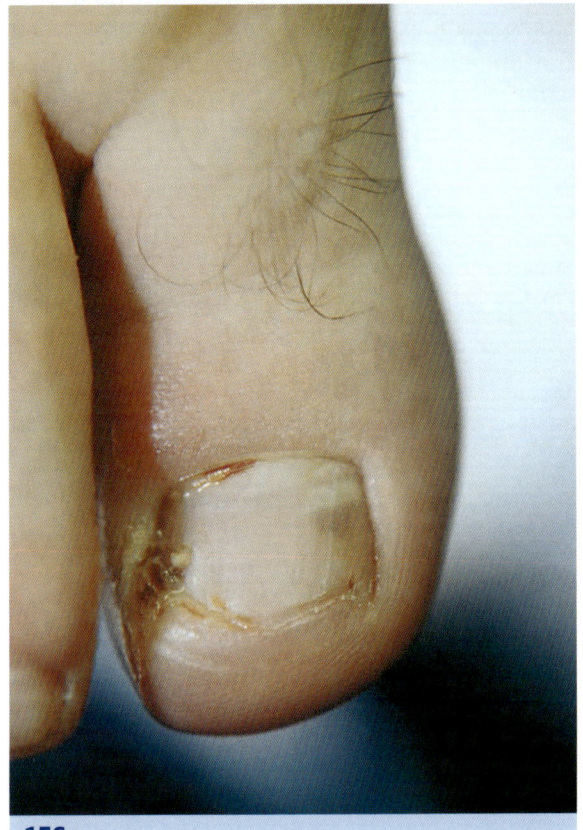

156a

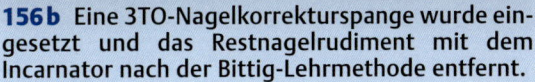

156b Eine 3TO-Nagelkorrekturspange wurde eingesetzt und das Restnagelrudiment mit dem Incarnator nach der Bittig-Lehrmethode entfernt.

157 42-jährige Patientin. Durch Veranlagung und falsche Schneidetechnik verjüngt sich der Nagel nach distal immer mehr (Unguis convolutus).

Behandlung zu ☯ 157

♦ Hier ist über einen längeren Zeitraum eine Spangenbehandlung angezeigt, kombiniert mit Guttapercha-Schienung und Nagelfalztamponade.

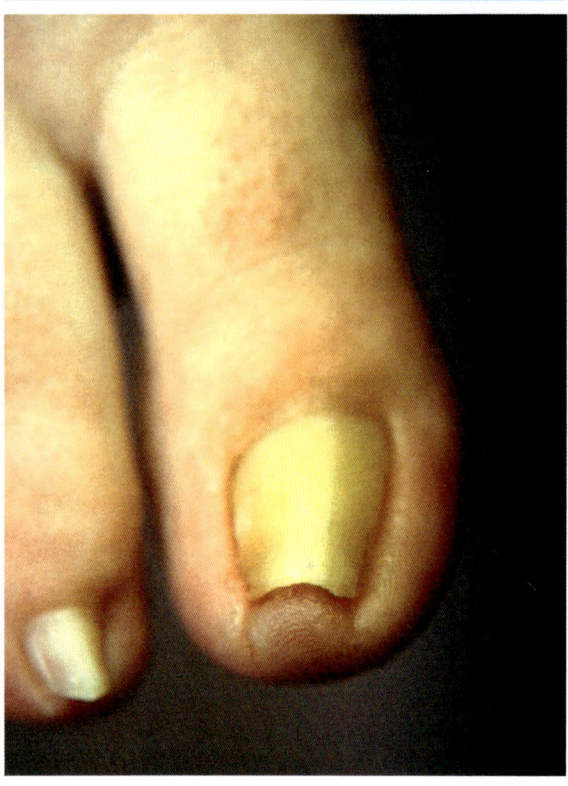

158 28-jähriger Mann. Es hat sich eine einseitige Weichteilkuppe gebildet, da der Nagel immer zu tief aus dem Falz herausgeschnitten wurde.

Behandlung zu ☯ 158

♦ Anleitung zu korrekter Nagelpflege.
♦ Empfehlung einer Nagelkorrekturbehandlung.

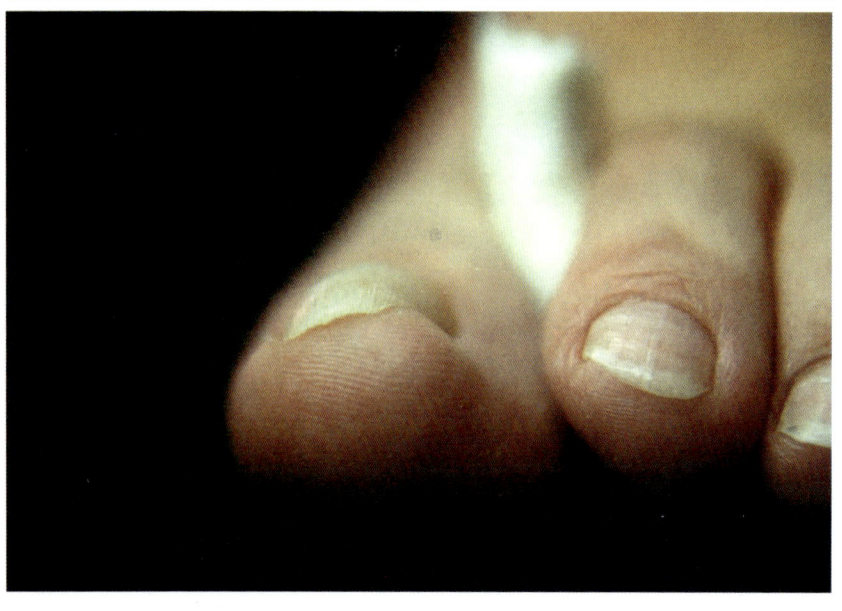

57-jähriger Patient, der seine Füße selbst behandelte. Immer wieder kam es zu Verletzungen am medialen Nagelfalz der rechten Großzehe, bis es blutete.

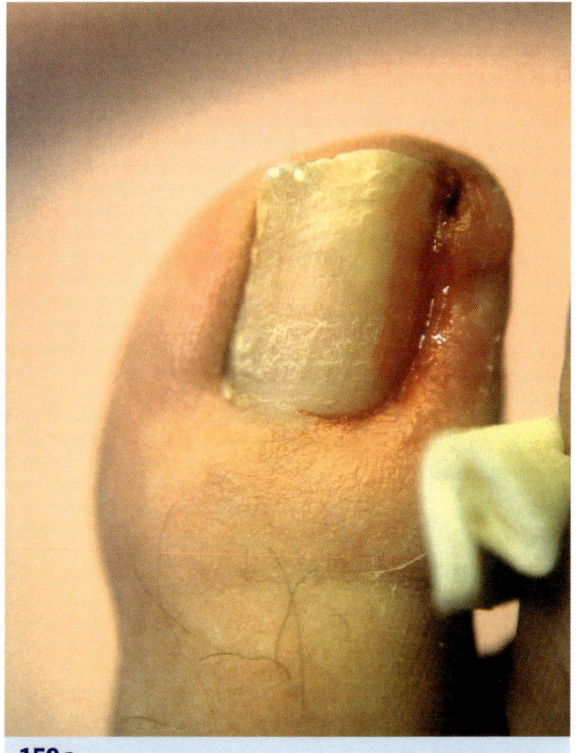

159a

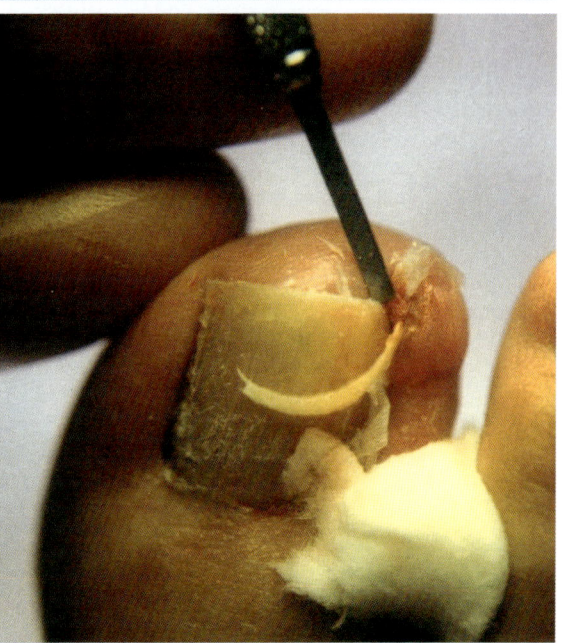

159b Mit der Zange wird der Nagel kuppenbündig gekürzt und mit dem Nagelspalter/Incarnator werden die scharfen Nagelkanten spatenförmig abgerundet. Deutlich sieht man das Nagelrudiment, das den Schmerz erzeugte.

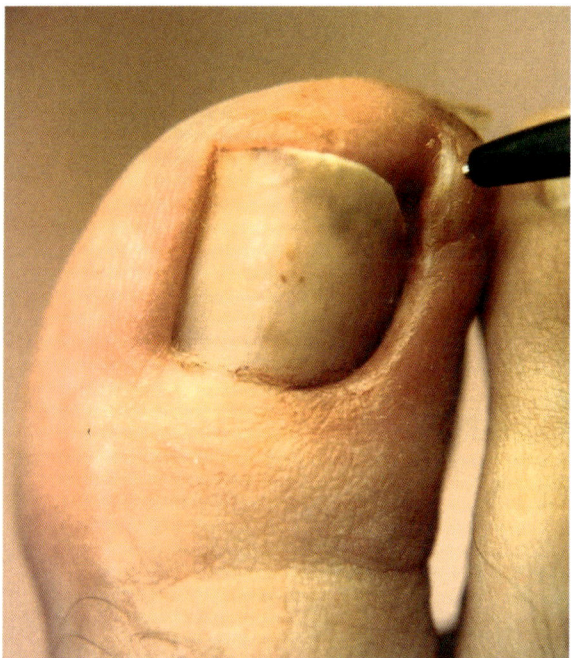

159c Der Nagel wird desinfiziert, mit Druckluft getrocknet und mit einem Salbenverband versorgt. Ein Zwischenzehenpolster verhindert Druck auf die empfindliche Großzehe.

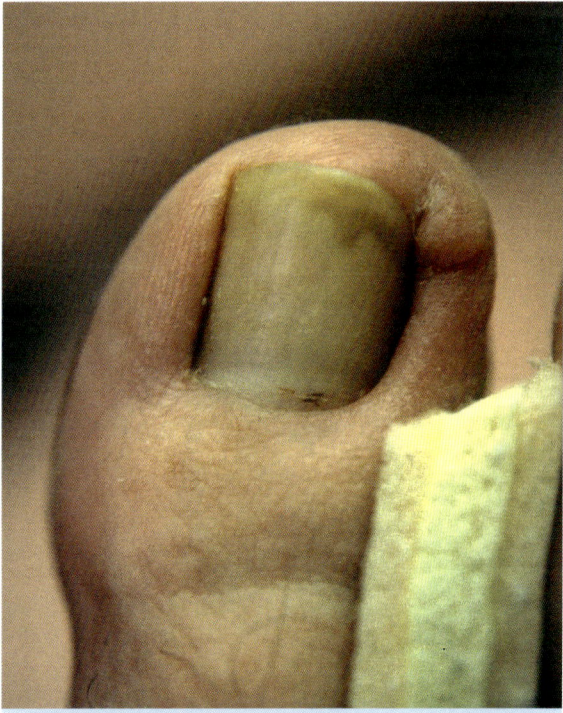

159d Eine Woche später ist der Patient schmerzfrei und die Großzehe reizlos.

160 14-jähriges Mädchen, das von der Mutter immer das schmerzende Nagelstück herausgeschnitten bekam. Meist war sie danach 10 bis 14 Tage schmerzfrei, dann stellten sich erneut Beschwerden ein. Mit Nagelkorrekturspangen und einer Einweisung in die korrekte Schneidetechnik konnte das Problem der jungen Patientin dauerhaft gelöst werden.

161 50-jährige Patientin, die bei der kosmetischen Fußpflege im Falz verletzt wurde. Weil die Patientin während der Falschbehandlung zu starke Schmerzen hatte, wurde das Nagelrudiment nicht mehr entfernt.

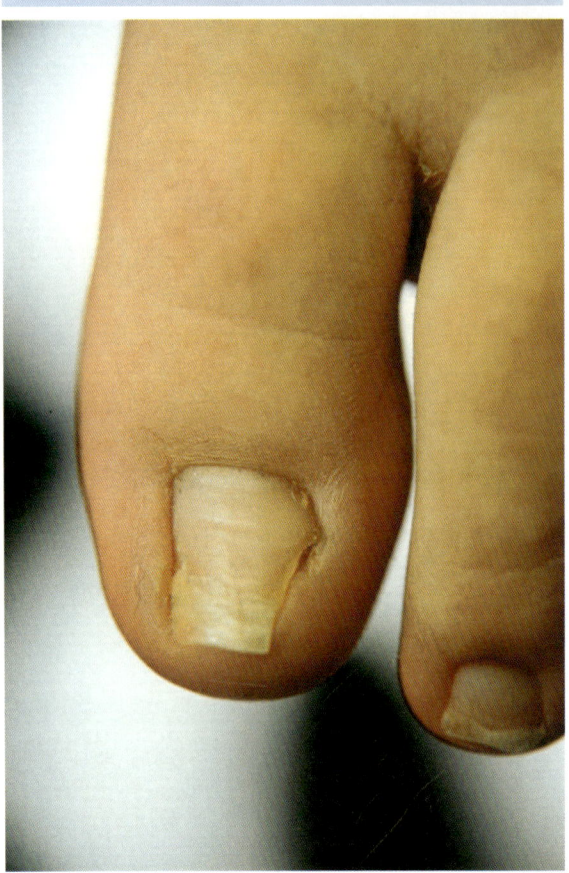

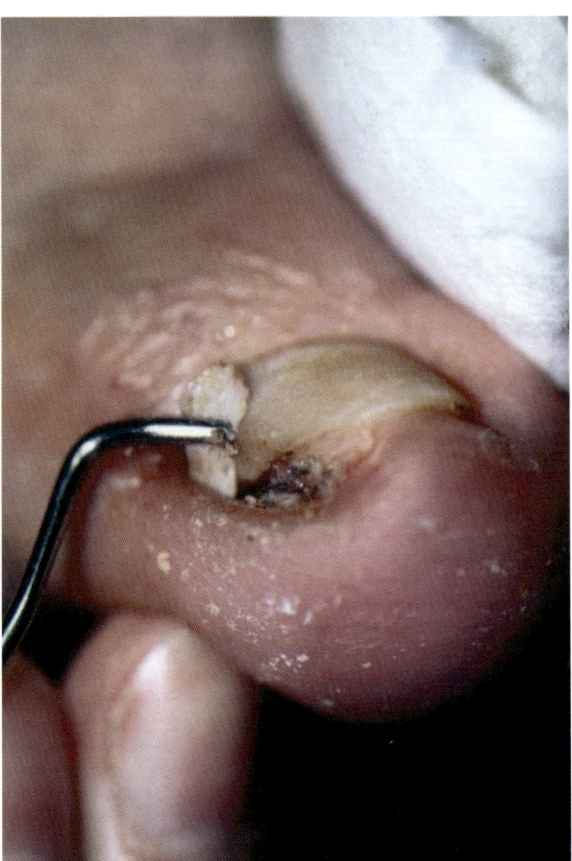

Behandlung zu ☞ 161

♦ Restnagelstück mit der Incarnator-Technik nach Bittig schmerzlos entfernen.
♦ Anschließend Desinfektion und Heilsalbenverband für ca. 3 Tage anlegen.
♦ Danach Wiedervorstellung zum Verbandswechsel.

36-jähriger Patient, dessen Beschwerden auf eine falsche Schneidetechnik der Fußpflegerin zurückzuführen sind: Mit der Nageleckenzange wurde viel zu weit nach proximal geschnitten und der Nagelfalz verletzt.

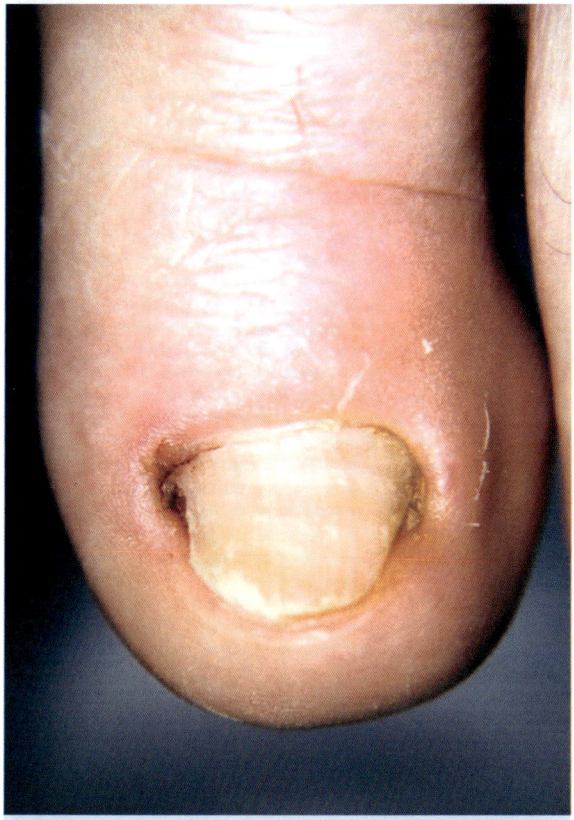

162 a

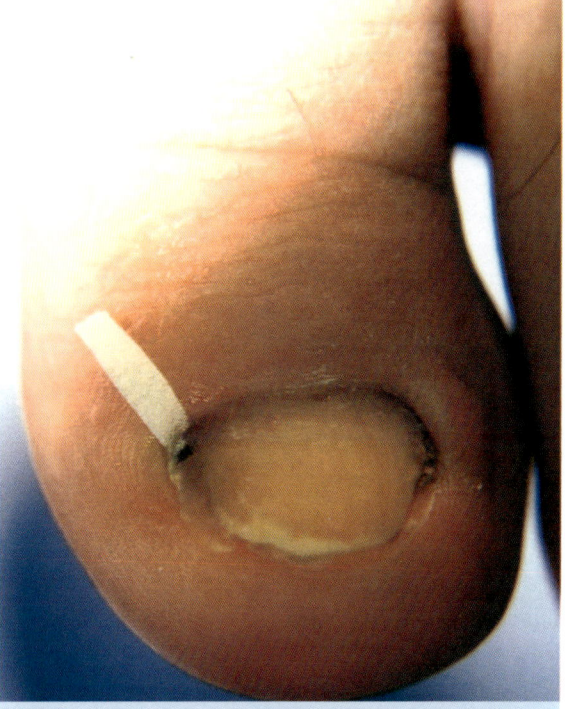

162 b Durch Tamponade und Kunstnagelverbreiterung konnten die Schmerzen in beiden Nagelfalzen bekämpft werden. Die anschließende Nagelkorrekturbehandlung brachte dem Patienten endgültige Schmerzfreiheit.

Anmerkung

Im oben gezeigten Fall wurde praktiziert, was Fußspezialisten und Podologen seit Jahren als »nichtfachmännische« Nagelbehandlung betrachten. Mit äußerst schmerzhaften Konsequenzen für den Patienten! Bei einem Diabetiker oder Bluter kann eine solche falsche Behandlungstechnik zu verheerenden Folgen führen.

Deshalb sei hier noch einmal betont, worauf es bei der Nagelpflege ankommt: Nagel kuppenbündig kürzen und spatenförmig abrunden!

Richtig   Falsch

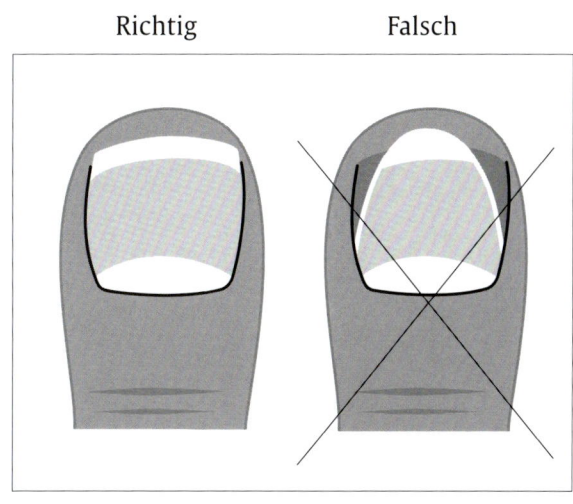

163 48-jährige Patientin, die den Großzehennagel nicht fachgerecht geschnitten bekam. Die stark hervorstehende Nagelspitze bereitet ihr Schmerzen. Die Nagelspitze wird mit dem Nagelspalter entfernt, anschließend wird mit einer Korrekturspange die Spannung vom Nagel genommen.

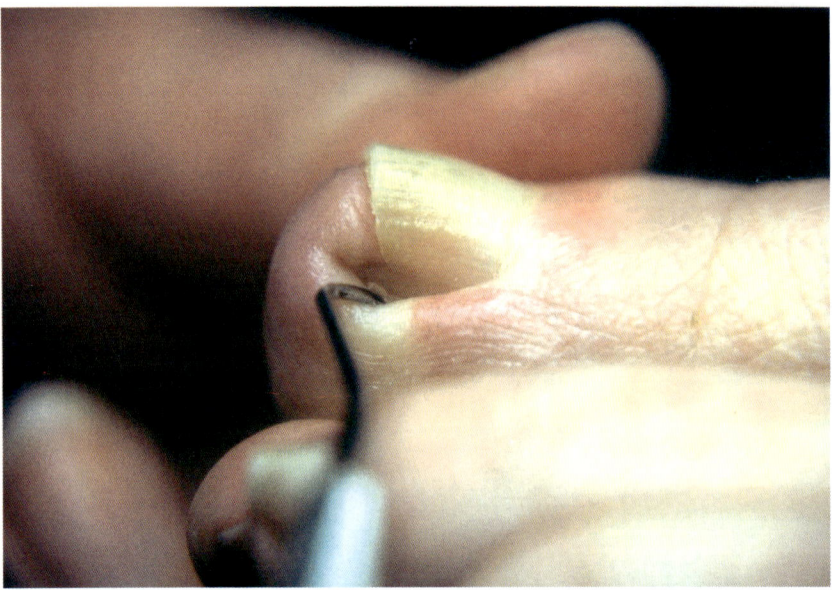

164 56-jährige Patientin, die über Jahre hinweg zur Fußpflege in ein Kosmetikinstitut ging. Die Nägel wurden mit der Nagelzange und dem Fräser immer wieder zu weit herausgenommen, wodurch diese ungünstige Rundnagelform entstand. Diese falsche Schneidetechnik sollte in der Praxis nicht mehr vorkommen! Durch Spangenbehandlung und Tamponadetechnik soll die alte Nagelform wiederhergestellt werden.

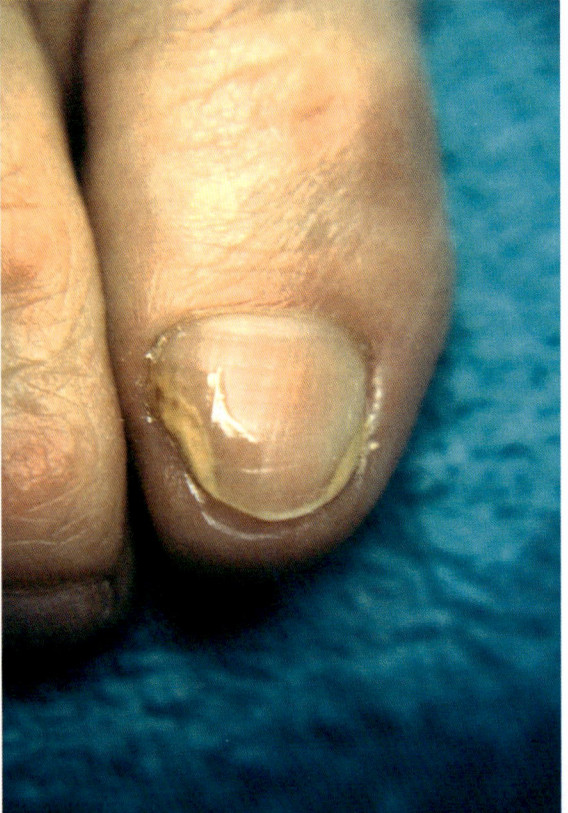

16-jähriger Junge, bei dem der Arzt in Kurzbetäubung mit der Schere 2 Nagelstücke eingeschnitten und entfernt hat. Mit heftigen Schmerzen kam der Patient in die Fußpflegepraxis und wollte »nur geholfen haben, egal, was es kostet«. Das Anlegen einer Ross-Fracer-Spange war wegen Schmerzen im Nagelfalz nicht möglich. Deshalb kam die 3TO-Spangentechnik zum Einsatz!

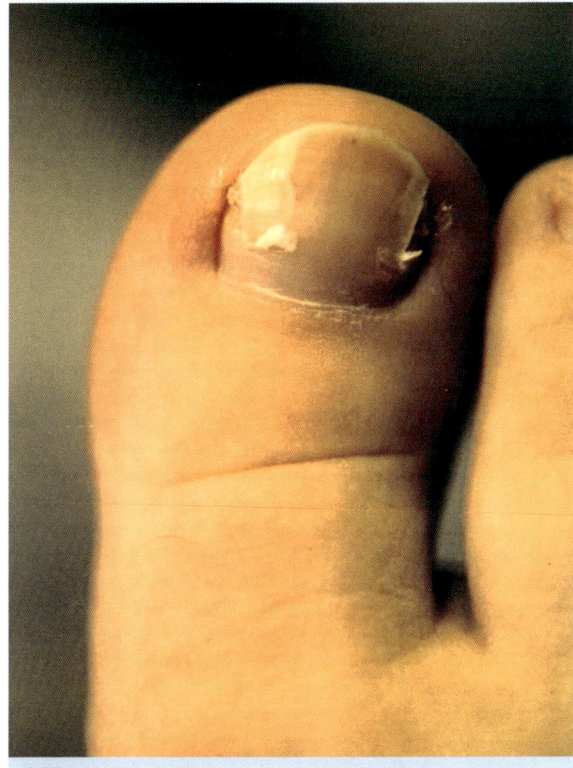

165a

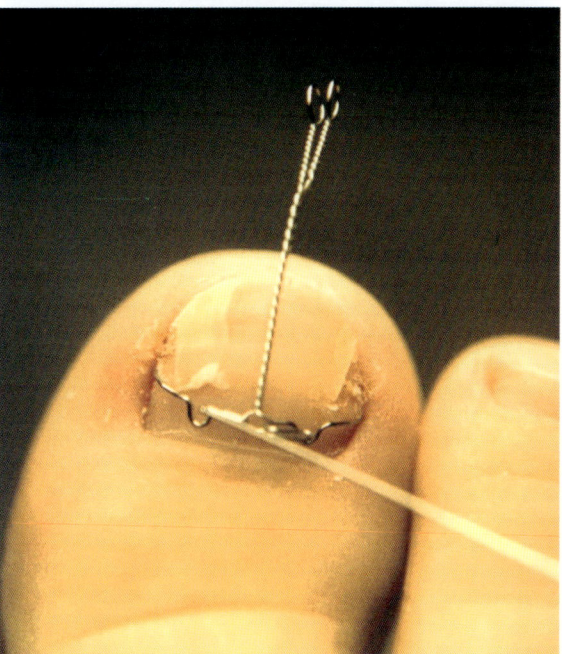

165b Der am weitesten proximal liegende, schmerzende Nagelteil wurde mit einem 0,4 mm dünnen Drahtschenkel angehoben und individuell nach Empfinden das Patienten unter Zug gebracht.

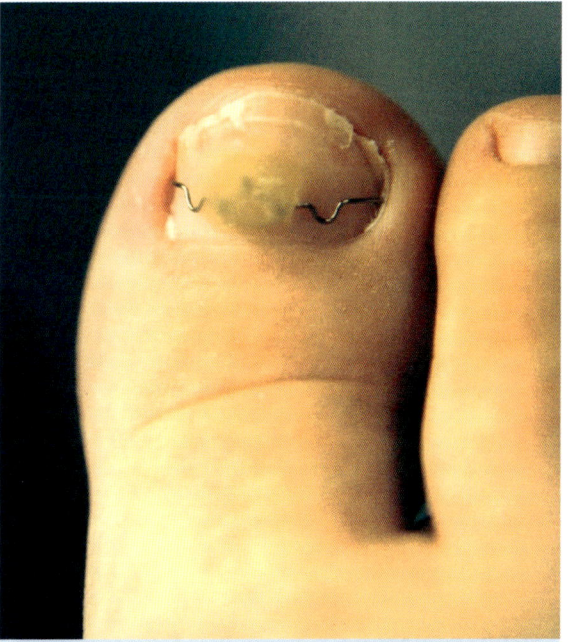

165c Zustand nach 5 Monaten: Der Nagel wächst wieder komplett im Nagelfalz. Inzwischen wurde die 2. Spange aufgesetzt.

Grenzfälle in der Fußpflegepraxis

Selbstverständlich soll und darf der medizinische Fußpfleger nicht im Aufgabengebiet des Arztes »wildern«. Doch obwohl das Arbeitsgebiet des Fußpflegers klar definiert ist, haben wir es in der Praxis dennoch immer wieder mit Grenzfällen zu tun: Da ist der junge, sportliche Patient, dessen Schmerzen möglicherweise durch eine Zehenfraktur ausgelöst sind; oder die ältere Varizen-Patientin, deren Unterschenkel verdächtig geschwollen und schmerzhaft ist. Ob eine Thrombose dahinter steckt? Beiden Patienten legen wir dringend nahe, den Arzt aufzusuchen. Wichtig ist es also, einen Blick für »Verdächtiges« zu entwickeln, das vom Arzt abgeklärt und behandelt werden muss.

> **Arbeiten Sie eng mit den behandelnden Ärzten zusammen!**

Andererseits kommen Patienten zu uns, die zwar in ärztlicher Therapie sind, aber ihre Fußprobleme dennoch von uns behandeln lassen möchten. Sie sind auf der sicheren Seite, wenn Sie Kontakt zum Hausarzt aufnehmen und mit ihm die Behandlung abstimmen.

Schließlich gibt es Patienten, die eine ärztliche Behandlung ablehnen und stattdessen zu uns in die Fußpflegepraxis kommen. Hier ist es wichtig, sich nicht aufs Glatteis zu begeben: Sagen Sie in aller Deutlichkeit, was Sie als Fußpfleger machen können und dürfen und wo Ihre Grenzen sind. Lehnen Sie im Zweifelsfall eine Behandlung lieber ab. Und vergessen Sie nicht, den gesamten Vorgang genau zu dokumentieren.

166 55-jähriger Patient mit stark schmerzhafter und geschwollener 2. Zehe rechts. Nach funktioneller Untersuchung und sorgfältiger Palpation vermuteten wir eine Fraktur und empfahlen dem Patienten dringend, sich dem Hausarzt vorzustellen. Die Röntgenaufnahme zeigte eine Fraktur, die operiert werden musste.

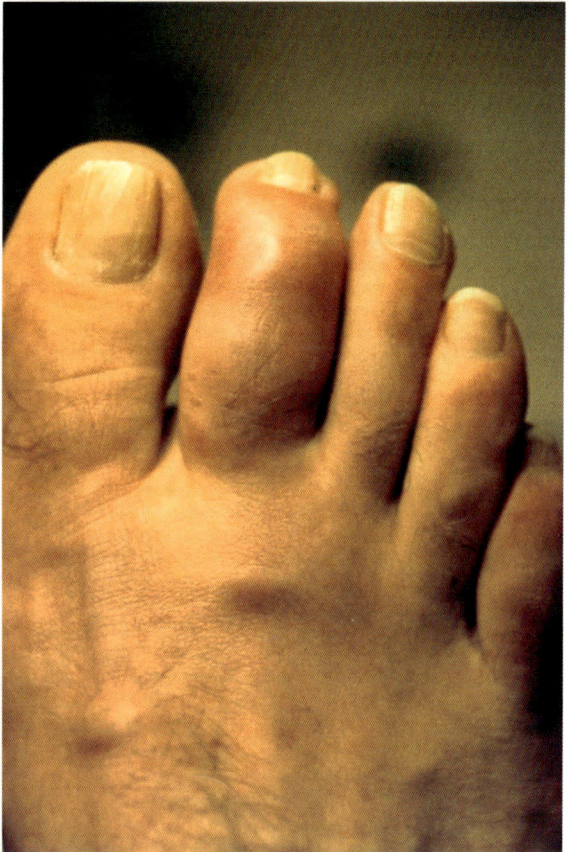

167a 10-jährige Patientin, die sich mit schmerzhaften Plantarwarzen in unserer Praxis vorstellt. Durch die stark in die Tiefe gewachsenen Warzen ist eine podologische Behandlung nicht mehr zufriedenstellend durchzuführen. Deshalb wurde in diesem Fall eine interdisziplinäre Zusammenarbeit zwischen dem medizinischen Fußpfleger und dem Arzt angestrebt.

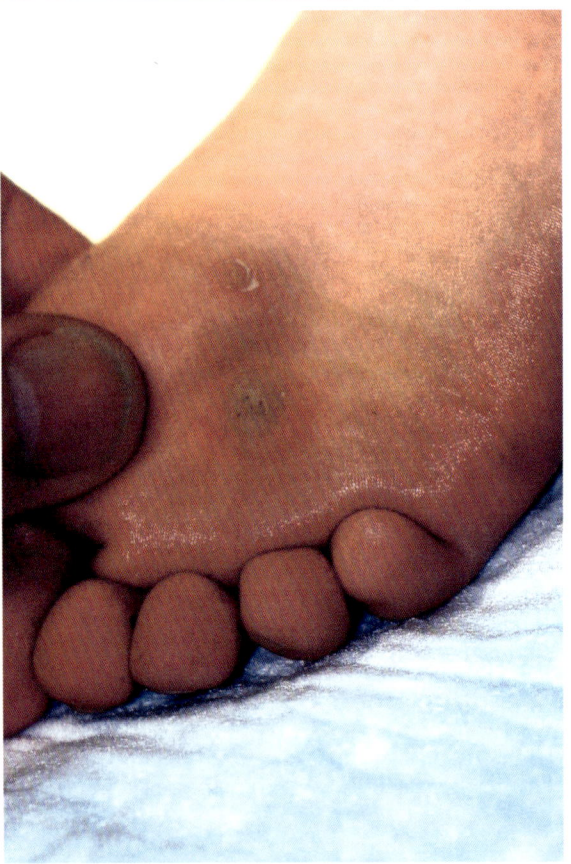

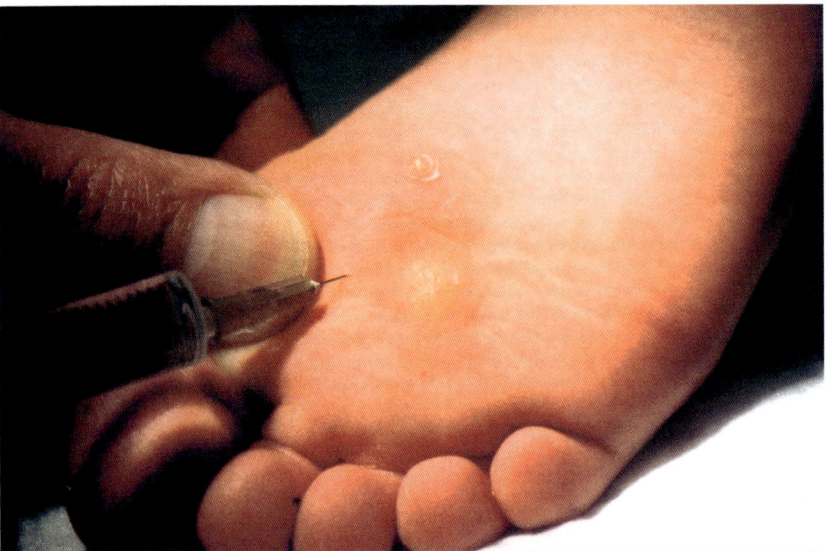

167b Im Laser-Operationsraum wird die größte Warze der jungen Patientin mit einem Lokalanästhetikum betäubt und eine entsprechende Einwirkdauer eingehalten.

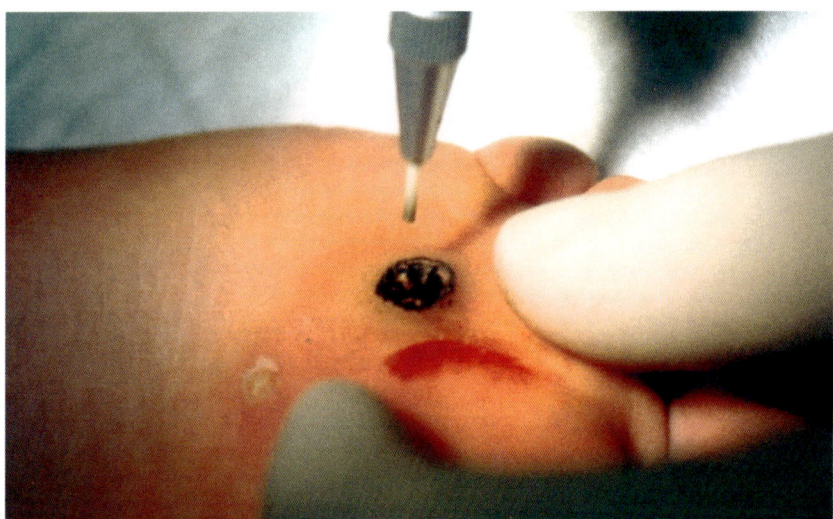

167c Mit dem Laser wird aus etwa 0,5 cm Entfernung die Warze koaguliert. Das »verbrannte« schwarze Gewebe ist deutlich zu sehen.

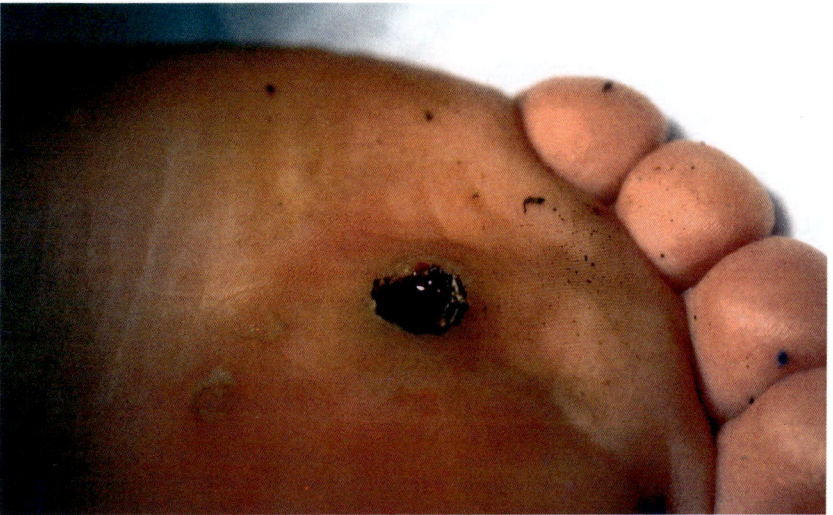

167d Frisches Blut dringt an die Oberfläche. Die tiefe Gewebsschicht (subkutanes Fettgewebe) ist nicht zu sehen.

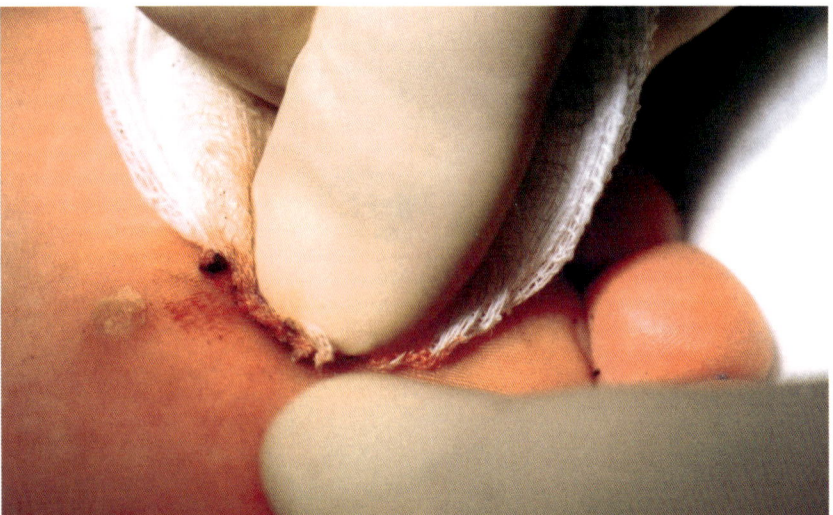

167 e Mit steriler Kompresse wird eine kurze Blutstillung vorgenommen, um die Sicht zur Weiterbehandlung zu erleichtern.

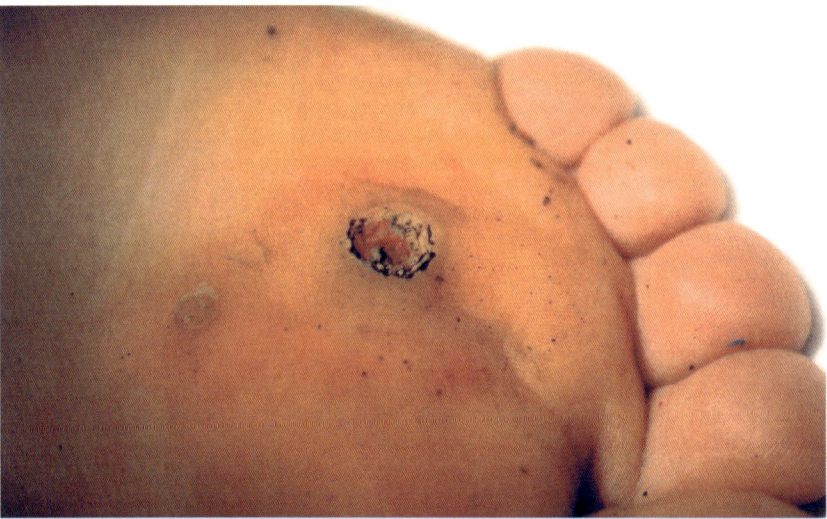

167 f Gute Sicht nach der Blutstillung durch Druck auf das Gewebe mit der Kompresse.

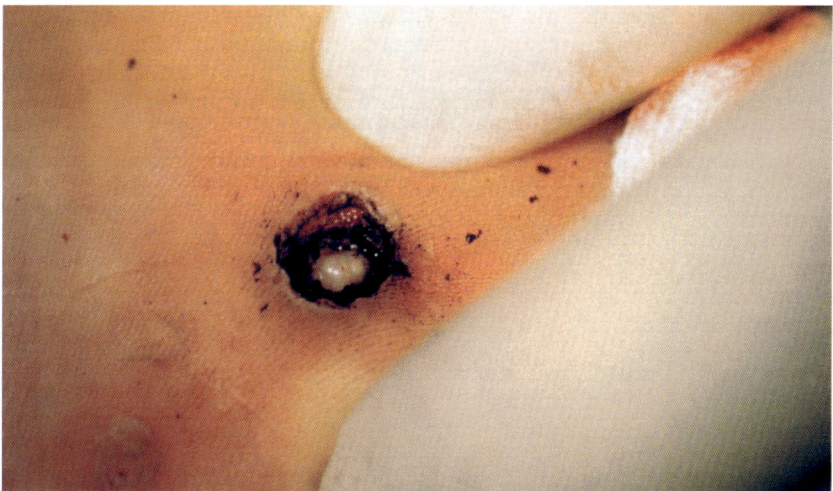

167g Die Fettzellen des Subkutangewebes sind sichtbar: Erst jetzt ist das Warzengewebe vollständig zerstört. Ein steriler Wundverband schließt die Behandlung ab.

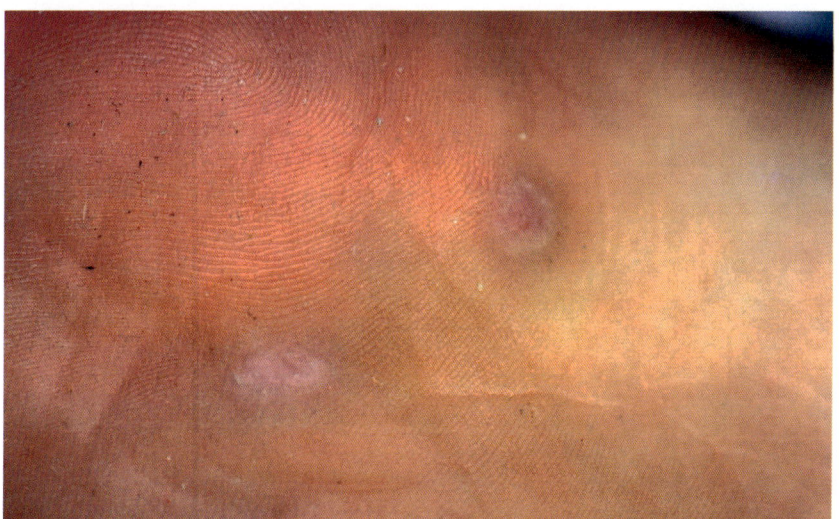

167h Zustand 4 Monate nach der Laser-Behandlung. Die Warze ist gut abgeheilt und die kleine Patientin schmerzfrei.

168 38-jähriger Patient mit starker Rötung und Überwärmung der rechten Großzehe. Die linke Großzehe ist unauffällig. Ein solcher Befund muss umgehend vom Arzt abgeklärt werden, denn es könnte sich um einen akut entzündlichen Prozess oder möglicherweise auch um ein Gefäßleiden handeln.

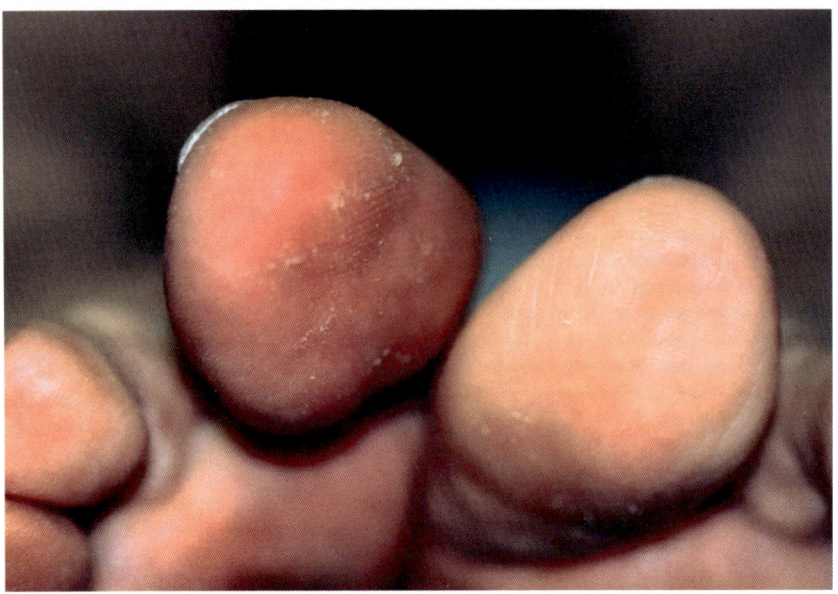

169 Benigner Weichteiltumor an der Großzehenkuppe. Wir empfahlen der Patientin eine Röntgenaufnahme, um eine Exostose auszuschließen.

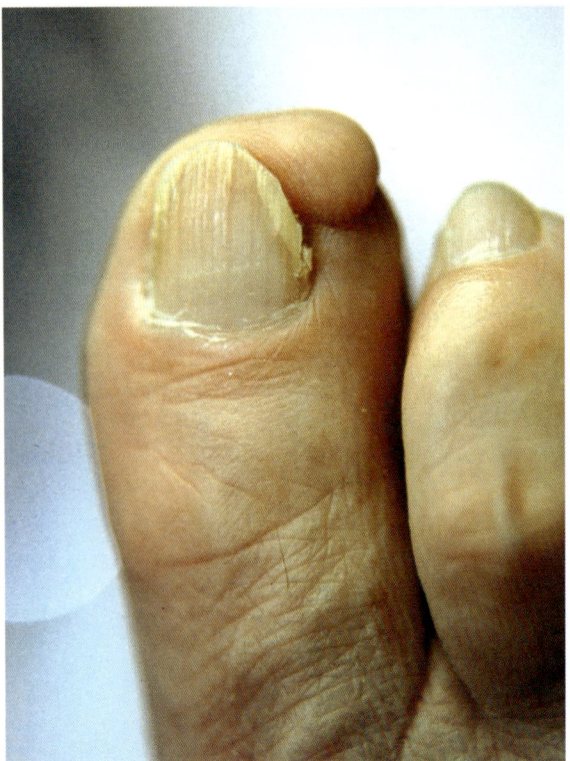

170 Benigner Weichteiltumor zwischen dem proximalen und dem distalen Interphalangealgelenk der 2. Zehe rechts. Die Patientin lehnt eine Operation ab. Hier ist nur eine Druckschutzentlastung möglich.

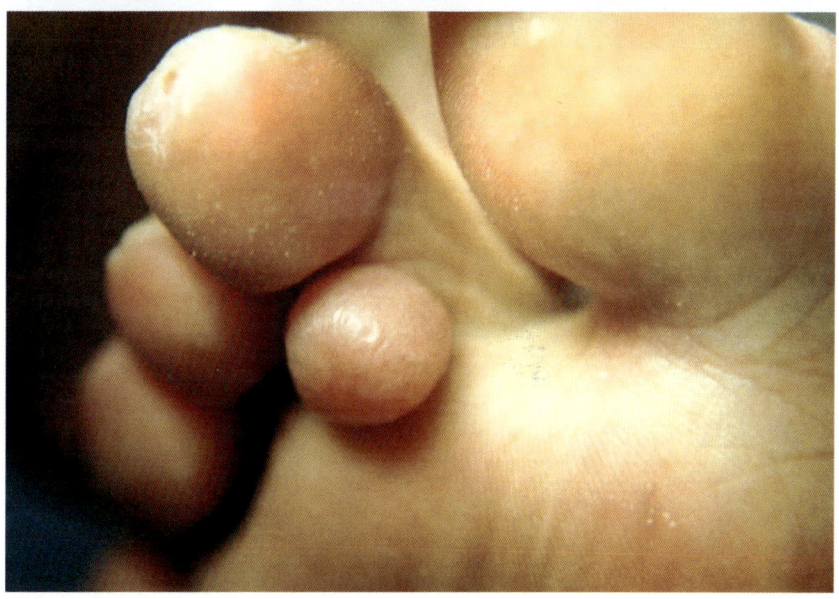

171 65-jährige Patientin mit einem gutartigen, verhornten Weichteiltumor an der Großzehe. Die Patientin gibt an, keine Schmerzen zu haben. Es wurden Druckschutzmaßnahmen eingeleitet.

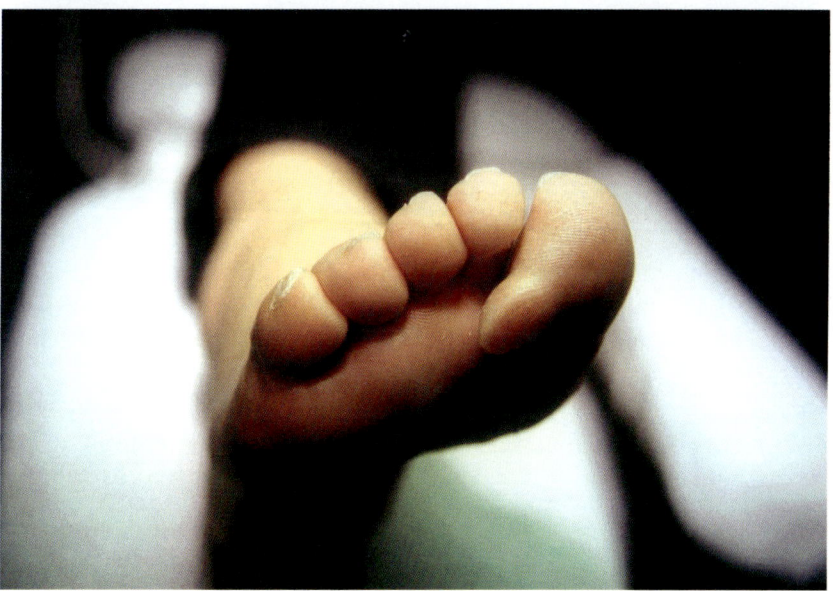

Benigner Weichteiltumor mit stark schmerzhafter Hyperkeratose auf der Fußsohle einer 60-jährigen Patientin.

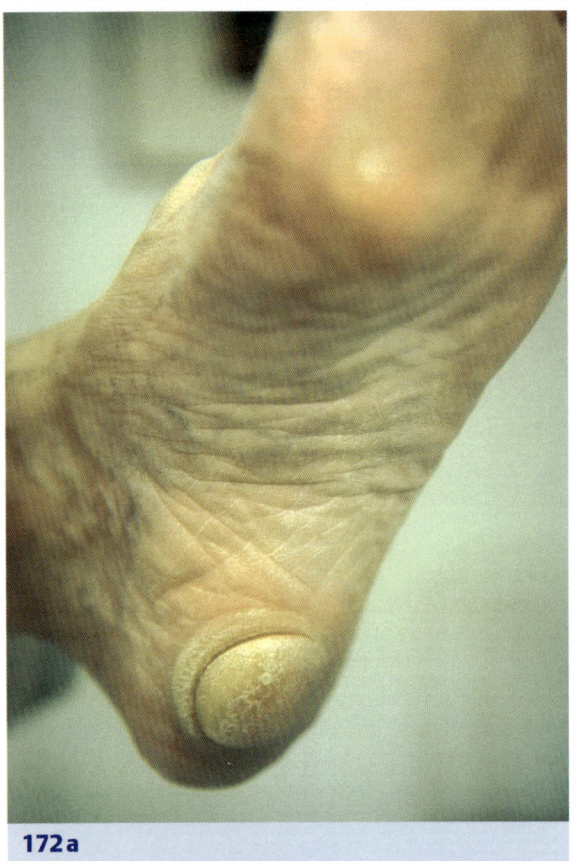

172 a

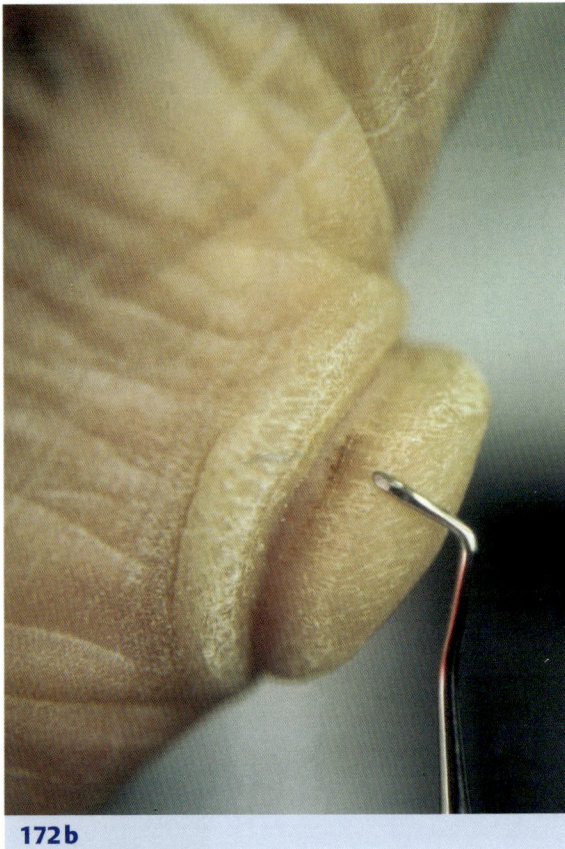

172 b

Behandlung zu ⬡ 172 a und 172 b

♦ Zuerst wird mit dem Dia-Twister die harte Hornschicht grob entfernt.

♦ Dann wird mit einem pappelförmigen Diamantschleifer mit grober und anschließend mittlerer Körnung die verbliebene Hornschicht vorsichtig bis an die Ränder abgetragen. Eine Blutung muss vermieden werden.

♦ Zur weiteren Erweichung bzw. zur Entfernung der Restverhornung kann ein Okklusivverband angelegt werden.

♦ Anschließend wird ein Druckschutzverband angebracht.

♦ In einem solchen Fall ist eine Zusammenarbeit mit dem Orthopäden und dem Orthopädieschuhmacher notwendig.

173a 36-jähriger Poliomyelitis-Patient, der vom Hausarzt »zum Hornhautentfernen« zu uns geschickt wurde. Der Patient humpelte vor Schmerzen. Füße und Schuhe waren zuvor »nicht richtig« inspiziert worden. In der medialen Ansicht erkennt man einen Ballen-Haken-Hohlfuß mit Hyperflexionsstellung sämtlicher Zehen.

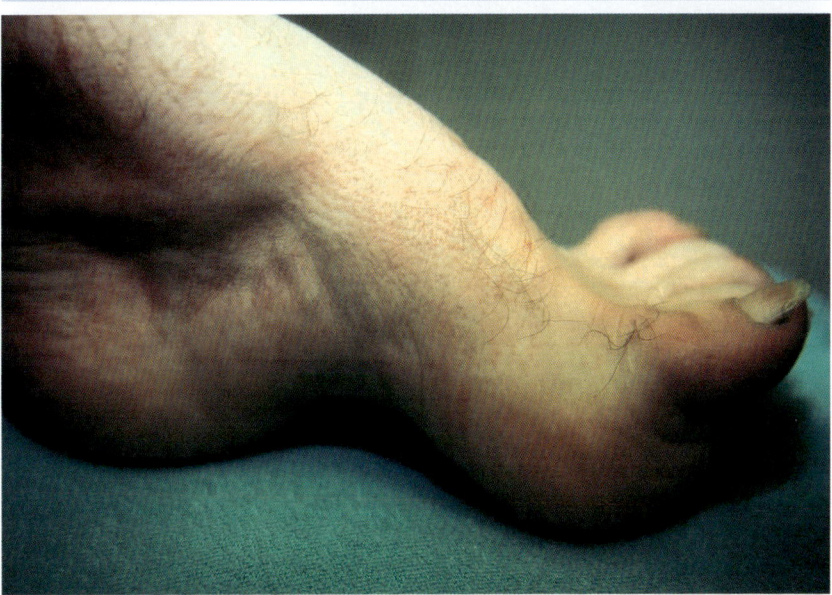

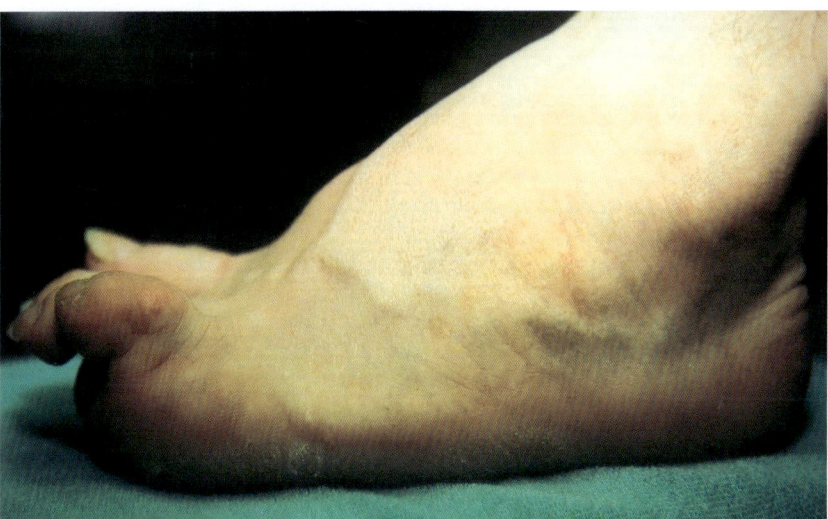

173b In der lateralen Ansicht fällt das deutlich abgeflachte Längsgewölbe des Fußes auf.

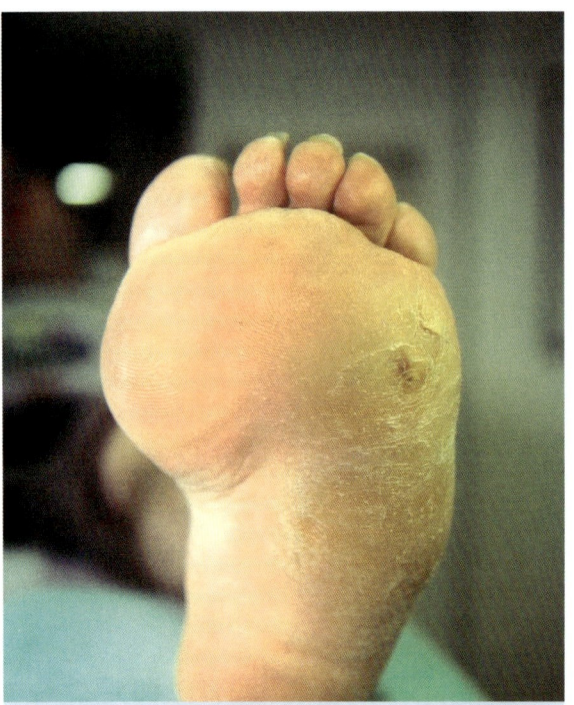

173c Der plantare Befund zeigt eine ausgeprägte Hyperkeratose auf der Kleinzehenseite mit Absenkung des Quergewölbes. Mit dem Dia-Twister wird die obere Hornhautschicht abgetragen.

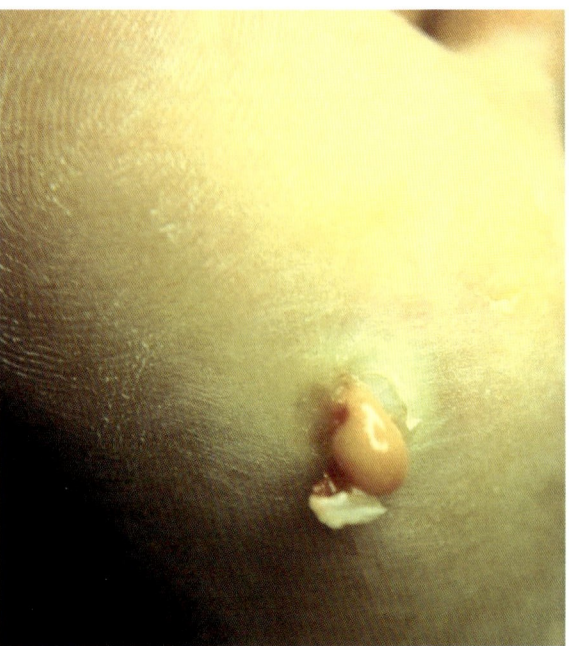

173d Unter der Hornhaut fällt eine Farbveränderung auf und beim vorsichtigen Betasten gibt der Patient starke Druckschmerzen an. Die Vermutung, dass es sich um eine Entzündung unter der Hornhaut handelt, bestätigt sich: Nach vorsichtigem Abtragen entleert sich eitriges Sekret.

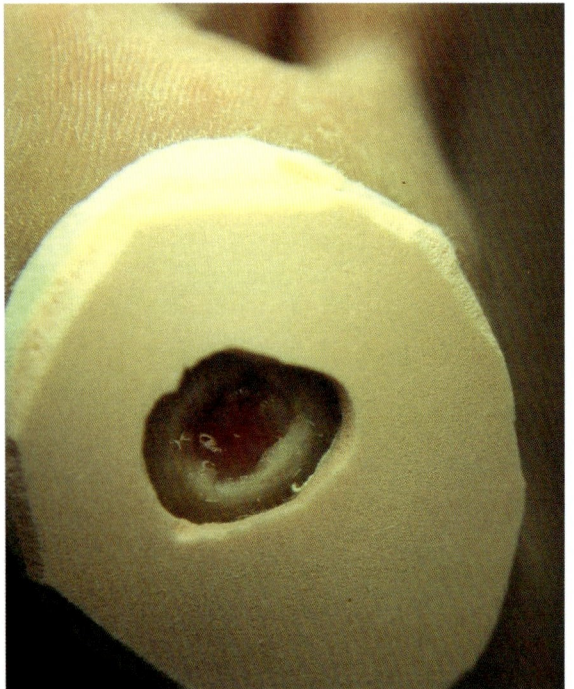

173e Nach Entfernen der Hornhaut und Reinigen der Wunde wird zum Druckschutz Foam-o-felt 5 mm mit einer zentralen Aussparung zugeschnitten.

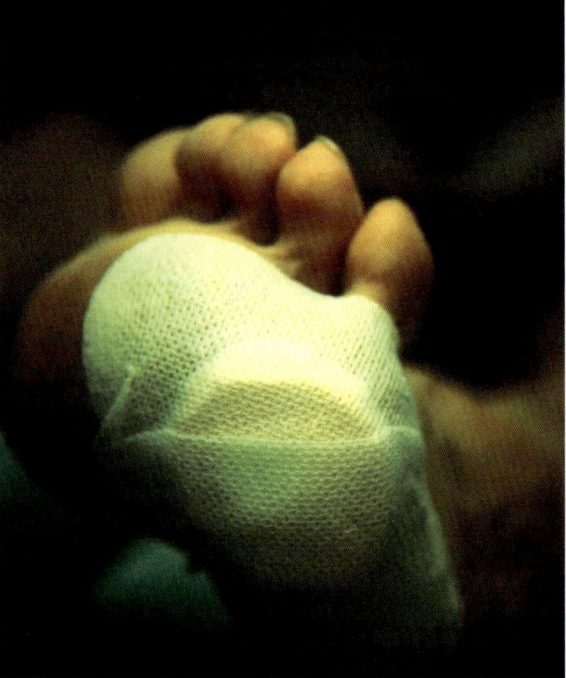

173f In die Aussparung wird auf die Wunde eine antiseptische Salbe gegeben, ein steriler Tupfer aufgelegt und der Verband mit Fixomull stretch auf der Haut fixiert.

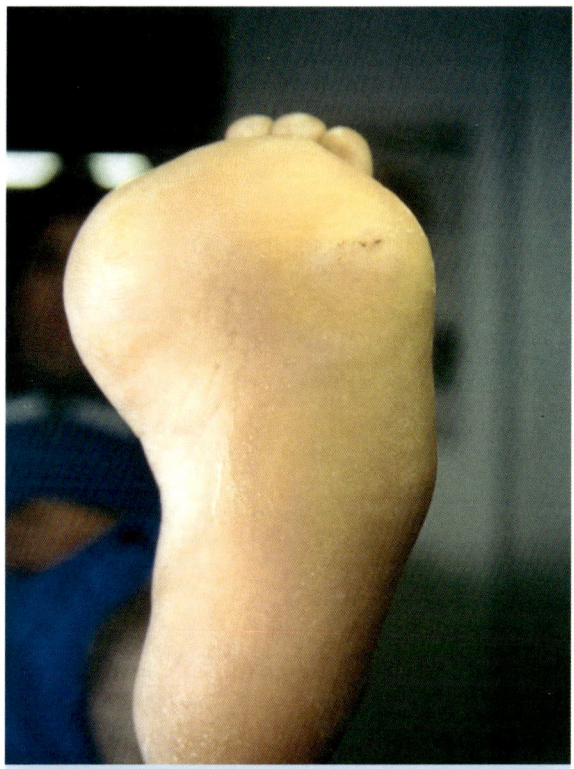

173 g 13 Tage nach Beginn der Behandlung hat sich der Entzündungsherd sehr gut zurückgebildet.

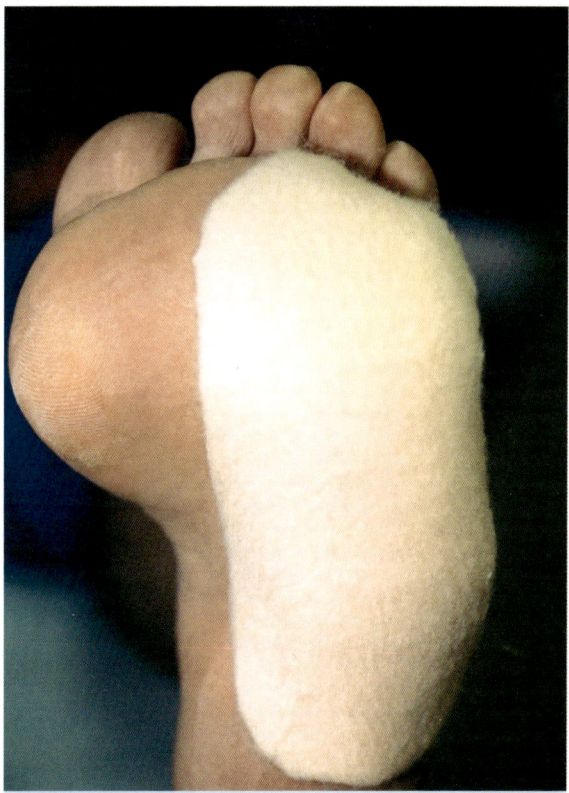

173 h Nun wird zur weiteren Druckentlastung Fleecy web extra verwendet.

Patientin mit extremen Fehlstellungen: Subluxationsstellung der 1. Zehe im Grundgelenk im Sinne eines endgradigen Hallux valgus mit Hyperadduktion der 2. bis 5 Zehe. Die 5. Zehe liegt unter, die 4. Zehe über der 3. Zehe.

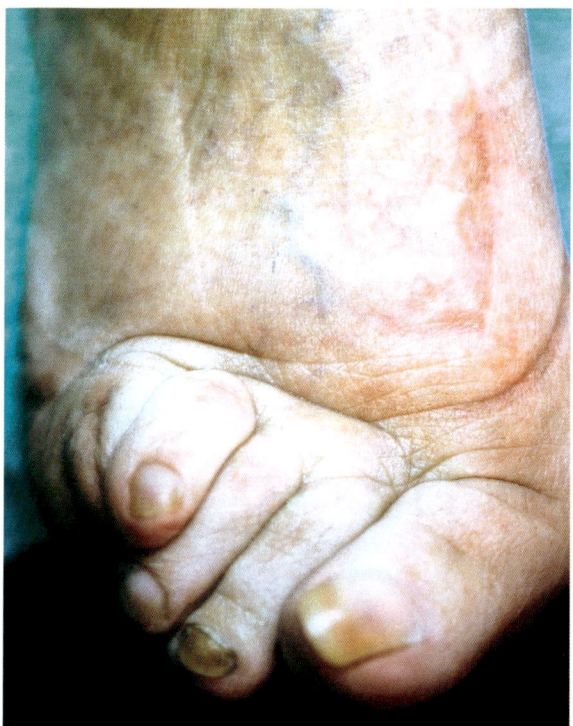

174 a

174 b Nach plantar durchgedrückte Ossa metatarsalia 2 bis 5 mit Entzündung der Gelenke und Schwellung der Haut. Die Patientin wird zum Orthopäden und zum Schuhtechniker überwiesen, sie benötigt dringend eine Druckentlastung. Wir führen eine kurzfristige Druckentlastung durch: Metatarsalentlastung durch Foam-o-felt 5 mm mit Lochung.

75-jährige Patientin, die vor Jahren einen schweren Unfall erlitten hat: Sie kam mit dem Fuß in Straßenbahnschienen und blieb stecken. Durch mehrere Operationen konnte der hier dargestellte Befund erreicht werden. Ansicht von dorsal.

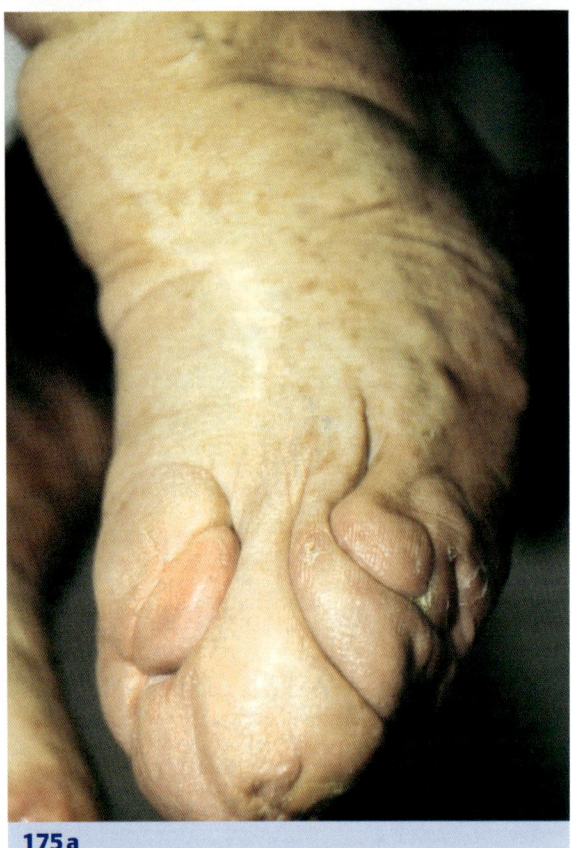

175 a

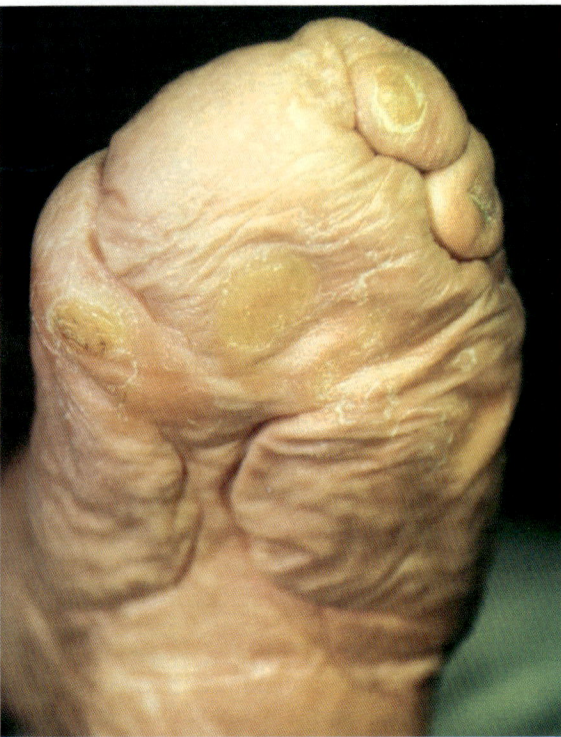

175 b Ansicht von plantar: Es haben sich starke Verhornungen und tiefe Hautfalten gebildet, die ideale Schlupfwinkel für Mikroorganismen (Pilze etc.) darstellen.

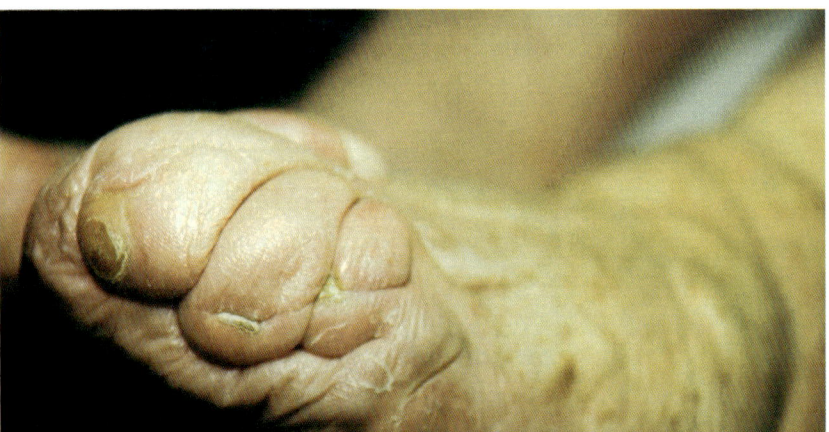

175 c Ansicht von frontal. Durch die Engstellung der verbliebenen Zehen kann die Patientin die Zwischenzehenräume nicht mehr hygienisch pflegen und ist auf fußpflegerische Hilfe angewiesen. Föhnen ist hier besser als Abtrocknen! Ideal: Kodan®-Tücher von oben nach unten durch die Zwischenräume ziehen.

176a Diese 65-jährige Diabetikerin und Rheumatikerin, die seit vielen Jahren intensiv ärztlich betreut wird, litt an akuten Schmerzen im gesamten Vorfuß. Plantar findet sich ein stark verhornter Eiterherd.

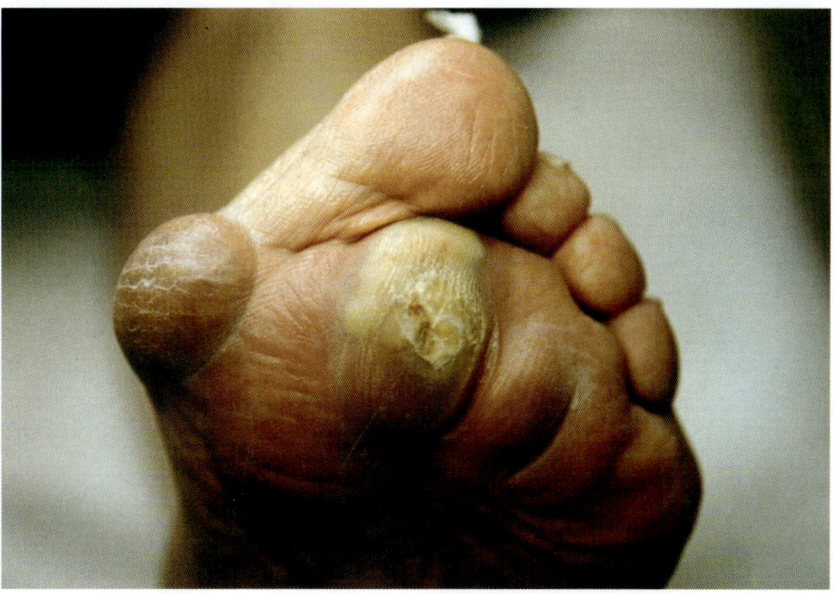

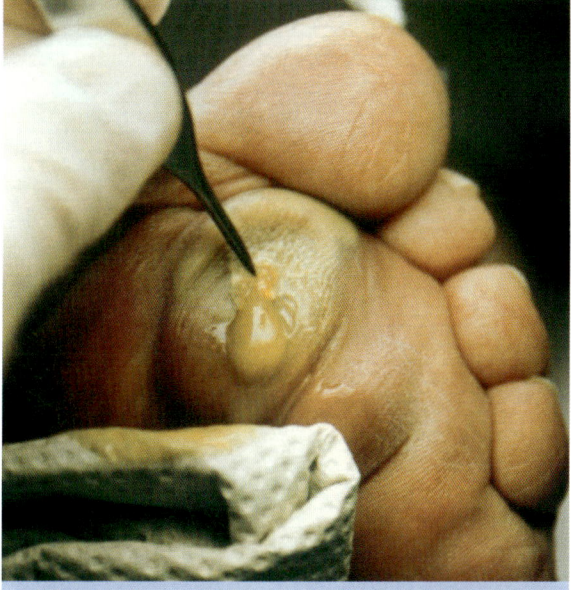

176b Nach ausgiebiger Desinfektion Eröffnen des Eiterherds, was der Patientin sofort Erleichterung bringt.

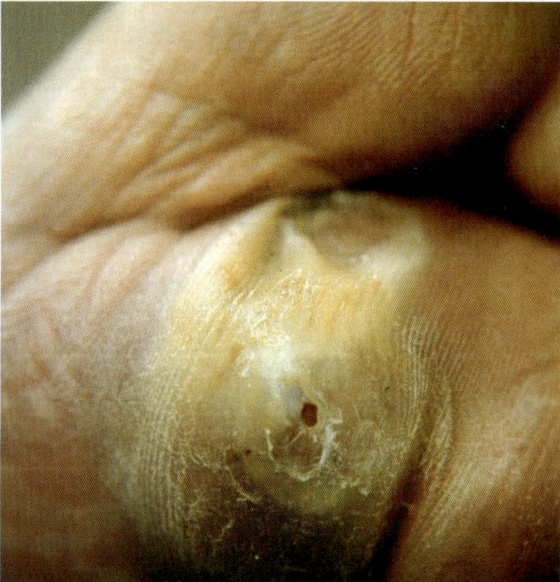

176c Der Eiterherd, der bis in den 1. und 2. Interdigitalraum reicht, kann mit leichtem Druck entleert werden. Anschließend Reinigung mit Ringerlösung und Wasserstoffsuperoxid (2%).

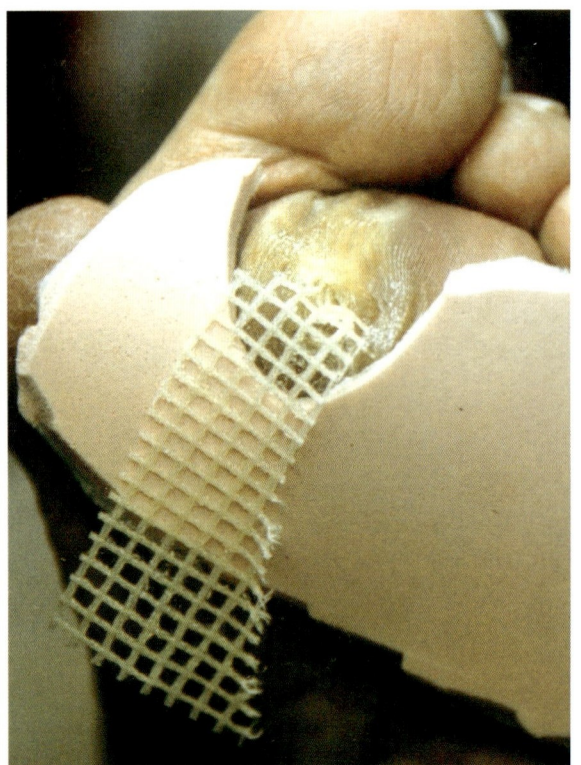

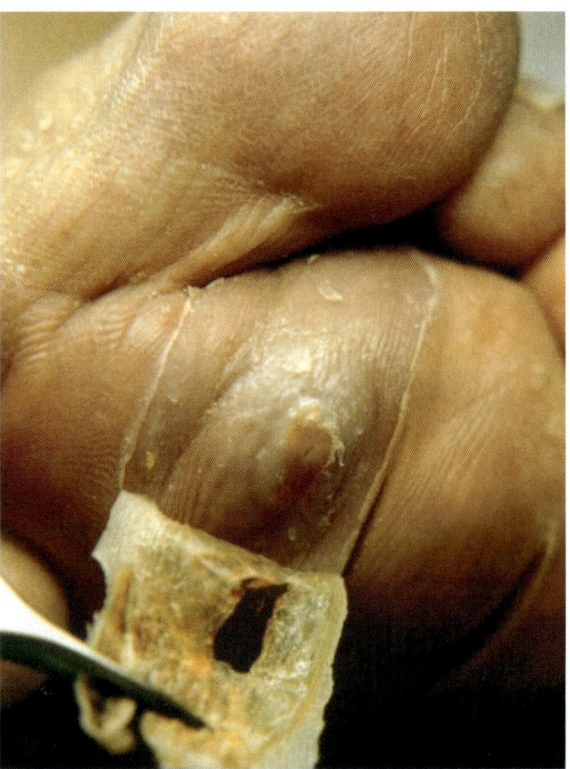

176d Das Wundgebiet wird mit einem antibiotikahaltigen Puder bestreut und mit einem granulationsfördernden Wundnetz (Branulind N, Hartmann) austamponiert. Ein Druckschutz, der mit einer längs- und querelastischen Binde fixiert wird, entlastet den Metatarsalbereich.

176e 10 Tage nach Beginn der Behandlung lässt sich die Hornhaut schmerzfrei ablösen. Die Wundöffnung ist bereits geschlossen.

177 Dieser 53-jährigen Patientin hat der Arzt 2 Clavi papillares aus der Fußsohle herausoperiert (»Fußpflege müssen Sie selbst bezahlen, die Operation zahlt die Kasse«).
Inzwischen ist die Patientin »Dauerkundin« in unserer Fußpflegepraxis, weil sich im Narbengewebe immer wieder Hornhaut eingelagert hat und der Druck beim Gehen immer noch unangenehm ist.

178 36-jähriger Patient, der bereits 3 Emmert-Plastiken hinter sich hat. Unbefriedigendes Ergebnis mit starker Vernarbung und bleibenden Beschwerden im medialen Nagelfalz.

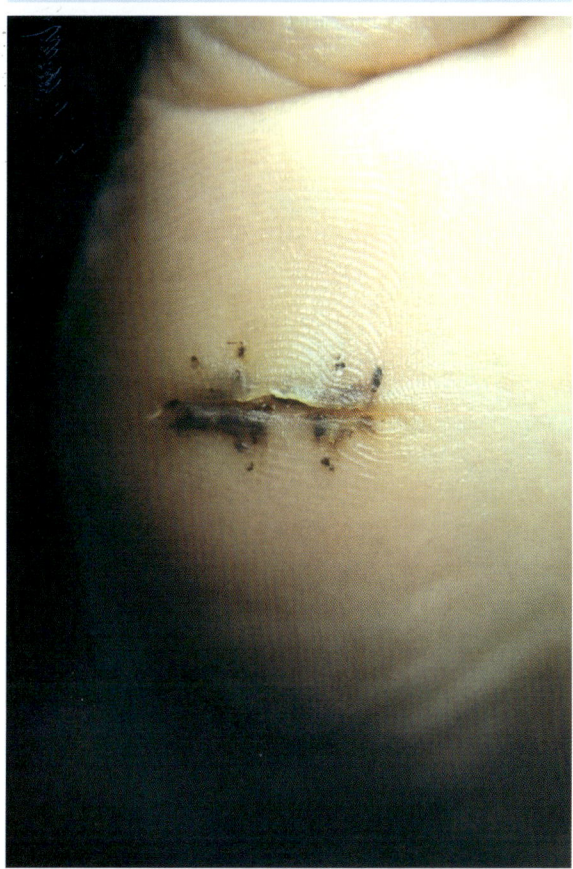

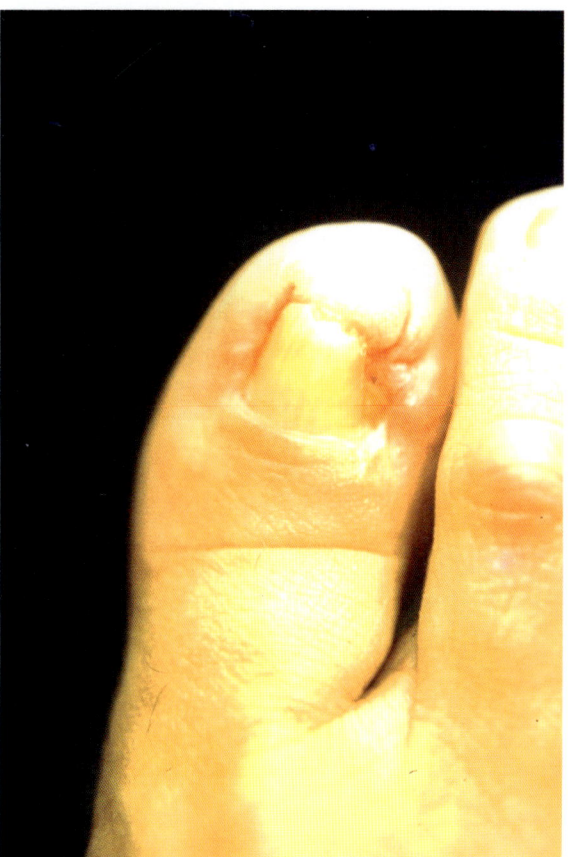

179 75-jährige Patientin, Zustand nach misslungener Zehenoperation. Die Patientin klagt über Hühneraugen auf der 4. und 5. Zehe und über Narbenschmerzen auf der Plantarseite des Vorfußes.

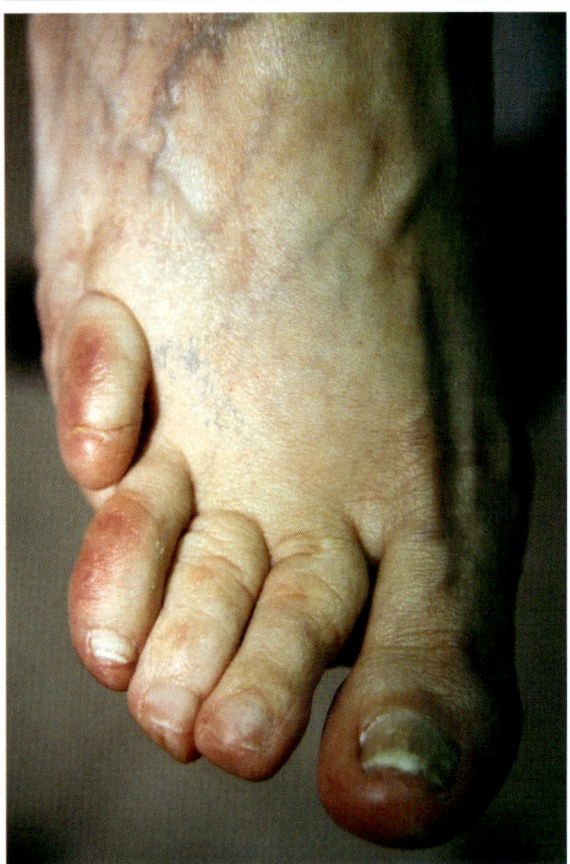

180 38-jähriger Mann, Zustand nach Emmert-Plastik. Ein »Nagelstachel« wächst seitlich im Nagelfalz heraus und löst bei Druck von oben Schmerzen aus. Nach Angaben des Arztes ist eine gründliche Ausräumung bis zur Matrix mit dem scharfen Löffel erforderlich. Der Patient lehnt jedoch eine weitere Operation ab.

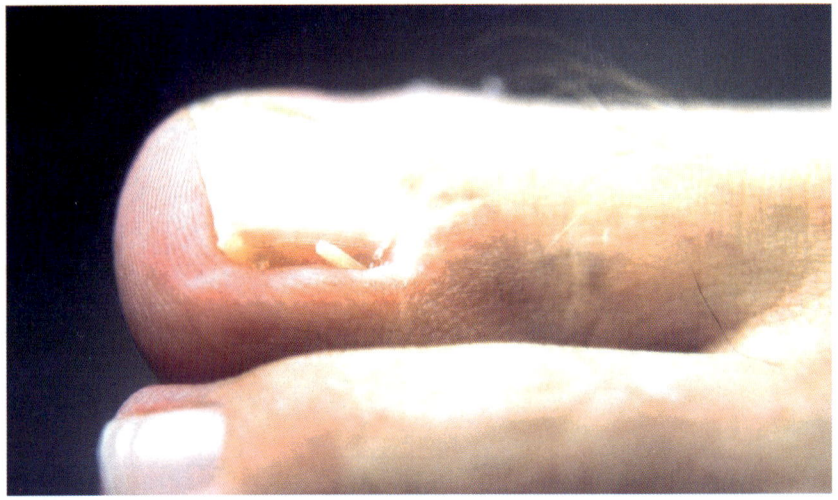

Zum Nachschlagen

Präparate, Verbandsmaterial, Instrumente (Auswahl)

Praxishygiene

Octenisept® Wunddesinfektion: Farbloses Desinfektionsmittel, brennt nicht auf der Haut, wundheilungsfördernd (Schülke & Mayr)

Kodan®-Tücher: Zur Desinfektion von Haut und Oberflächen zugelassen (Schülke & Mayr)

Grotanat® Bohrerbad: Zur Reinigung und Desinfektion von rotierenden Bohrern und Fräsern (Schülke & Mayr)

Lysetol® Med: Zur Reinigung und Desinfektion von kontaminierten Instrumenten (Schülke & Mayr)

Desmanol®: Zur Händedesinfektion (Schülke & Mayr)

Primasept Med: Desinfizierende Händewaschung (Schülke & Mayr)

Yavatop-Desinfekter Lösung: Zur Desinfektion von Haut und Nägeln; mit antimykotischer und antibakterieller Wirkung (Sabona)

Yavatop-Plus Desinfekter Spray: Zur raschen Desinfektion vor der Fußpflege (Sabona)

Yavatop-Desinfekter Creme: Fördert die Durchblutung der Haut und wirkt desinfizierend und juckreizstillend (Sabona)

Yavatop Puder und Puderspray: Schweißhemmend (Sabona)

Naturprodukte

Propolis Balsam: Salbe für Haut und Körper (Remmele)

Propolis Spray: Desinfizierend, desodorierend, juckreizstillend und hornhauterweichend (Remmele)

Propolis Lösung: Zur Haut- und Wundbehandlung (Remmele)

Melaleuka alternifolia, Tea-Tree-Öl (Ruck)

Weitere Präparate

Allpresan®-Cremeschaum mit 5% Urea für die trockene Haut bzw. mit 10% Urea für die sehr trockene Haut. Besonders auch für Diabetiker und Neurodermitiker geeignet (Allpresan)

Allpresan®-Pumpspray zur Hornhauterweichung

Arendt: Keratolytische Salbe, bei starker Verhornung und für Okklusivverbände (Ruck)

Pedilen: Stillt den Wundschmerz (Ruck)

Cutoline-Blutstillstift: Bei kleineren Verletzungen (Ruck)

Betaisodona®-Salbe: Anwendung auf Haut und Wunden bei Infektionen. Apothekenpflichtig (Mundipharma)

Vitawund-Salbe: Wundheilungsfördernd (Zyma-Gebro)

Mercurochrom®: Wundbehandlung und Desinfektion bei Infektionen (Krewel Meuselbach)

Daktar®: Breitspektrum-Antimykotikum (Janssen-Cilag)

Wobe-Mugos® E: Bei Erkrankungen der Haut, schlecht heilenden Wunden, Nagelbettentzündungen (Mucos Pharma)

Fibrolan® Salbe: Zur enzymatischen Wundreinigung (Parke-Davis)

Albothyl® Konzentrat: Für Spülungen und Touchierungen (Byk Gulden)

Bepanthen® Roche: Wund- und Heilsalbe (Hoffmann-La Roche)

Mirfulan®: Vitaminreiche Wund- und Heilsalbe, zur Behandlung von nicht infizierten Hautschäden (Merckle)

Grassolind neutral: Wirkstofffreie Salbenkompresse zur Wundbehandlung (Hartmann)

Branulind: Granulationsfördernde Salbenkompressen (Hartmann)

Verbandsmittel, Pflaster, Polstermaterialien

Spezialkompressen

Hydrosorb®: Saugfähiger, hydrozellulärer Gel-Verband mit semipermeabler, keimdichter Deckschicht. Zur feuchten Wundbehandlung (Hartmann)

Hydrosorb® comfort: Saugfähiger, hydrozellulärer Gel-Verband wie Hydrosorb®, jedoch zusätzlich mit einer umlaufenden, hypoallergenen Fixierfolie ausgestattet. Zur feuchten Wundbehandlung (Hartmann)

Hydrocoll®: Saugender, selbsthaftender Hydrokolloid-Verband mit semipermeabler, keimdichter Deckschicht. Zur feuchten Wundbehandlung (v. a. bei klinisch nicht infizierten Wunden mit schlechter Heilungstendenz) (Hartmann)

Syspur-derm®: Weichschaum-Kompressen aus zweischichtigem Polyurethan-Schaumstoff. Zur Reinigung und Konditionierung von Wunden und Ulzerationen und zur temporären Deckung großflächiger Hautdefekte (Hartmann)

Sorbalgon®: Tamponierbare, wirkstofffreie Kompressen und Tamponadestreifen aus Calcium-Alginat-Fasern. Zur Versorgung aller äußerlichen Wunden, v. a. aber bei blutenden und sezernierenden Wunden geeignet (Hartmann)

Tender Wet®: Superabsorbierendes Wundkissen, das durch Aktivierung mit Tender Wet® Solution für ca. 24 Stunden ein feuchtes Wundmilieu schafft. Zur interaktiven Nasstherapie, insbesondere zur Wundreinigung und Unterstützung der Wundkonditionierung, z. B. bei schlecht heilenden Wunden mit starker Exsudation, bei klinisch manifest infizierten Wunden oder bei chronischen Wunden wie diabetische Gangrän, Dekubitalulkus oder Ulcus cruris (Hartmann)

Tender Wet® Duo: Set mit Tender-Wet®-24-Wundkissen und entsprechend portionierten Tender-Wet®-Solution-Ampullen. Anwendungsgebiete wie bei Tender Wet® 24 (Hartmann)

Tender Wet®: Superabsorbierendes Wundkissen, das durch Aktivierung mit Tender Wet® Solution für ca. 12 Stunden ein feuchtes Wundmilieu schafft. Anwendungsgebiete wie bei Tender Wet® 24; speziell zum Austamponieren tiefer Wunden (Hartmann)

Tender Wet® Solution: Isotone Lösung, pyrogenfrei; Zusammensetzung wie Ringer-Spüllösung. Zur Aktivierung der Kompressen Tender Wet® 24 und Tender Wet®; zum Spülen von Wunden (Hartmann)

Fixationspflaster

Fixomull stretch: Elastisches Pflaster (Beiersdorf oder über Fa. Ruck)

Hapla-Band (über Fa. Ruck)

Chirofix (über Fa. Ruck)

Fixationsbinden

Snögg Bind (über Fa. Ruck)

Coheban Binde (über Fa. Ruck)

Ringelast oder **Peclavus Rinki** (über Fa. Ruck)

Wundpflaster

Hansaplast Elast (über Fa. Ruck)

Hansamed Soft (über Fa. Ruck)

Cosmopor Steril (über Fa. Ruck)

Wasser- und luftundurchlässige Pflaster

EFFO-Plast: Hautfarben (EFFO)

Como-Plast (über Fa. Ruck)

Leukoplast wasserfest (Beiersdorf)

Polster, Druckschutzmaterialien

Fleecy web: Dünner, selbstklebender Polsterstoff für die Fußpflege zur Druckentlastung (EFFO über Fa. Ruck)

Fleecy web extra: Dicker, selbstklebender Polsterstoff für die Fußpflege zur Druckentlastung (EFFO über Fa. Ruck)

Foam-o-felt: Zusammengesetzter Polsterstoff für die Fußpflege (EFFO über Fa. Ruck)

Artiflex: Gipspolsterwatte (Beiersdorf)

Silopad Gel: Verschiedene Artikel und Formen zum Druckschutz für verschiedene Körperstellen (Ruck)

Verbandsmaterial

Tubegaze Schlauch (z.B. Lohmann oder Ruck)

Pur Zellin: Zellstoff-Kompressen (Hartmann oder Ruck)

Clauden Watte: Watte für medizinische Zwecke, zur Wundversorgung und zum Tamponieren (Lohmann oder Ruck)

Sonstiges

Acryl Liquid und Pulver: Zur Nagelergänzung (American Nails)

Biokry-Methode: Vereisungsverfahren für Warzen etc. (Ruck)

Solco-Derman: Lösung zur Behandlung von Warzen (Galderma)

Metapolster: Schaumgummipolster (Ruck)

Guttapercha Kautschuk (Greppmayr, Ruck)

Nagelflickset (Stolz, Ruck)

Nagelvollprothese nach Eckle (ERKODENT und über Fa. Ruck)

Solutio Castellani cum fixum (Apotheke)

Physiologische Kochsalzlösung (Apotheke)

Ringerlösung (Apotheke)

Wasserstoffsuperoxid 2% (Apotheke)

Spezialinstrumente

Medihalter: Individueller Klingenhalter (MFF-Lehrinstitut)

Incarnator (MFF-Lehrinstitut)

Orthonyxie-Spezialwerkzeug (MFF-Lehrinstitut)

Applikator für Schlauchverbände (MFF-Lehrinstitut)

Universal-Schleifset (nach Bittig)

Angesichts der zahlreichen angebotenen Bohrer, Fräser und Schleifkörperformen aus den unterschiedlichsten Materialien ist es schwierig, einen Überblick über das Angebot zu behalten. Nicht selten erweisen sich neu erworbene Instrumente als überflüssig - sie bleiben unbenutzt in der Schublade liegen.

Um dies zu vermeiden, möchte ich Ihnen ein Universalset an Diamantschleifern mit mittlerer und supergrober Diamantkörnung vorstellen, die sowohl in der Trocken- als auch in der Nasstechnik Anwendung finden.

Mit diesem effektiven Basis-Instrumentarium, das mit allen Desinfektions- und Sterilisationsmethoden aufbereitet werden kann, ist sowohl der Berufsanfänger als auch der erfahrene Fußpfleger in der Lage, alle Indikationen zu behandeln.

Zum guten Werkzeug gehört allerdings auch eine geübte Hand, d.h. der Behandler muss in der Kunst der Schleifens oder Fräsens eingearbeitet werden und über Motoren mit entsprechender Drehzahl und Absaugung verfügen.

1. Dia-Twister

Der Dia-Twister ersetzt aus hygienischen Gründen den herkömmlichen Kappenschleifer. Zusätzlich bietet der Dia-Twister eine Reihe von Vorteilen: Keine Unwuchten bei höherer Drehzahl im Handstück, kein lästiges Wechseln der Schleifkappe, geeignet für Trocken- und Nasstechnik. Die seitlichen Öffnungsschlitze reduzieren die Hitzeentwicklung und bei der Nasstechnik kühlt das seitlich aus dem Fräser austretende Wasser die Haut. Seine Einsatzgebiete:
♦ Bearbeitung sehr rauer und harter Verhornungen
♦ Bearbeitung von durch Schwielen verursachten Druckstellen im Gelenkbereich des Mittelfußes
♦ Glättung abgetragener Hornhautflächen
♦ Bearbeitung von Schrunden und Rhagaden an der Ferse

2. Pappelförmige Diamantschleifer

Je nach Befund sind pappelförmige Diamantfräser unterschiedlicher Größe individuell einzu-

Universal Schleifset
Inhalt:

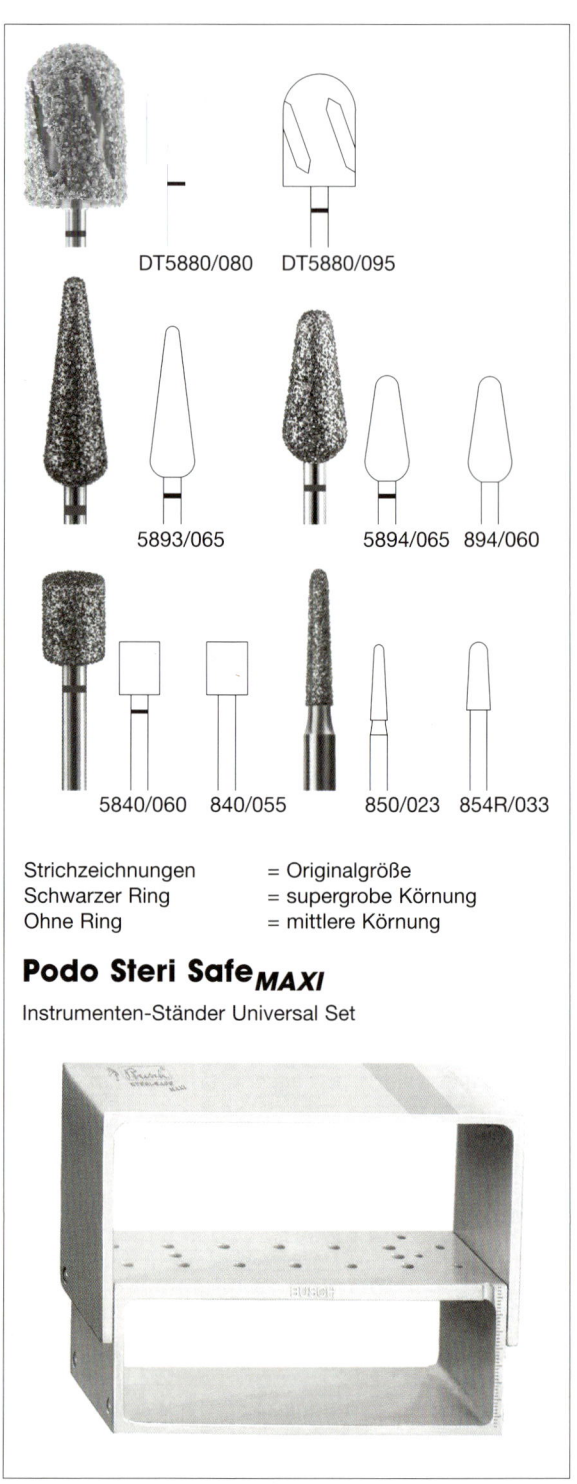

DT5880/080   DT5880/095

5893/065   5894/065   894/060

5840/060   840/055   850/023   854R/033

Strichzeichnungen	= Originalgröße
Schwarzer Ring	= supergrobe Körnung
Ohne Ring	= mittlere Körnung

Podo Steri Safe _MAXI_

Instrumenten-Ständer Universal Set

setzen. Diese Fräserform ist diejenige mit dem breitesten Einsatzspektrum in der podologischen Praxis. Die Effektivität lässt sich durch verschieden starke Körnungen erhöhen. Mögliche Einsatzgebiete sind:

♦ Verdünnen der Nagelplatte

♦ Ausfräsen mykotischer Nagelteile

♦ Entfernung periungualer Verhornungen des Nagels

♦ Bearbeitung und Entfernung verschiedener Clavi-Arten

♦ Entferung interdigitaler Verhornungen

♦ Ausfräsen und Bearbeiten von Schrunden und Rhagaden im Bereich der Ferse

3. Zylindrischer Diamantschleifer

♦ Verdünnen bzw. Abschleifen der Nagelplatte

♦ Glätten von Gratstellen am distalen Nagelrand (Gratstellen entstehen beim »Zwicken« mit der Nagelzange am distalen Nagelrand)

♦ Glätten von Haut- und Hornhautresten

♦ Nagelformgestaltung

♦ Bearbeitung von Clavi

4. Konischer Diamantschleifer

♦ Entfernung von eingewachsenen Nagelteilen

♦ Entfernung von periungualen Verhornungen

♦ Ausfräsen mykotischer Nagelteile

♦ Entlastungsbohrloch bei subungualem Hämatom

Ausgewählte Adressen

MFF-Lehrinstitut Fritz Bittig
Bergwerkstr. 22
83471 Berchtesgaden
Tel. (08652) 61359
Fax (08652) 66584
e-mail: info@fritz-bittig.de

♦ bietet dem interessierten Kollegen aktuelle, fachliche Intensivweiterbildung

♦ verdeutlicht den Unterschied zwischen Pflicht (Grundausbildung) und Kür (Fachfortbildung) durch praxisgerechte Einzelschulung am Patienten

♦ unterrichtet nach den neuesten hygienischen Bestimmungen in entsprechend gestalteten Schulungsräumen mit den modernsten Geräten.

♦ bietet Fortbildung in Theorie & Praxis, unterstützt durch modernste Kommunikationsmittel (Dia, Film ...)

♦ bietet harmonische, kollegiale, stressfreie Schulung und Atmosphäre

♦ ermöglicht Wiedereinsteigern sowie Berufsneulingen, Fachwissen zu vertiefen und praktische Sicherheit zu erlangen, die in der Schule zu kurz gekommen ist

♦ stellt sich individuell auf Ihren Wissensstand ein

♦ vereinbart mit Ihnen Schulungstermine nach Ihren Wünschen

Allpresan GmbH
Rheiner Str. 125
48282 Emsdetten
Tel. (02572) 96050-6
Fax (02572) 96050-80

Gustav Baehr GmbH
Max-Eyth-Str. 39
71332 Waiblingen
Tel. (07151) 95902–12
Fax (07151) 18444

Busch & Co. GmbH & Co.
Unterkaltenbach 17–27
51766 Engelskirchen
Tel. (02263) 86-0
Fax (02263) 20741

Compressana GmbH
Pommernstr. 1a
93073 Neutraubling
Tel. (09401) 9226-0
Fax (09401) 9226–20

ESTA
Ernst Stamm Stahlwaren GmbH
Tannenstraße 8
42653 Solingen
Tel. (0212) 54442
Fax (0212) 57932

Adam Fetzer
Chirurgische Instrumente
Karlstr. 7–9
78532 Tuttlingen
Tel. (07461) 4320
Fax (07461) 4123

Paul Hartmann AG
Paul-Hartmann-Str. 12
89522 Heidenheim
Tel. (07321) 36–0
Fax (07321) 36–3636

**Remmele Fischer
Propolis-Produkte GmbH**
Leopoldstr. 1
94032 Passau
Tel. (0851) 7880
Fax (0851) 72800

Hellmut Ruck GmbH
Daimlerstr. 23
75305 Neuenbürg
Tel. (07082) 9442-0
Fax (07082) 9442-222

Sabona GmbH
Frühlingstr. 7
83618 Feldkirchen-Westerham
Tel. (08063) 9701-0
Fax (08063) 9701–11

Schülke & Mayr GmbH
Robert-Koch-Str. 2
22851 Norderstedt
Tel. (040) 52100–0
Fax (040) 52100–108

Bernd Stolz GmbH
Krumbacher Str. 1
92224 Amberg
Tel. (09621) 22188
Fax (09621) 21048

SÜDA
Fischer & Windbiel GmbH & Co.
Westring 14
75180 Pforzheim
Tel. (07231) 9747-0
Fax (07231) 9747-11

3TO GmbH
Birkenstr. 8
82041 Deisenhofen
Tel. (089) 6133308
Fax (089) 6135634

Venafit
Hans Baierl
Ungerstr. 11
85051 Ingolstadt
Tel. (08450) 8448
Fax (08450) 8448

Literatur

Beaven, D.W., Brooks, S. E.: Der Nagel in der klinischen Diagnostik. Schattauer, Stuttgart 1985

Eckle, G.: Theorie und Praxis der medizinischen Fußpflege. 3. Aufl. Verlag Elmar Bähr, Waiblingen 1997

Fleischner, G.: Spezielle Anatomie des Beines für den medizinischen Fußpfleger. Kompendium der medizinischen Fußpflege Band I. Verlag Neuer Merkur, München 1987

Fleischner, G.: Der schmerzende Fuß. Kompendium der medizinischen Fußpflege Band II. Verlag Neuer Merkur, München 1991

Fleischner, G.: Podologische Dermatologie. Band III. Verlag Neuer Merkur, München 1998

Fresenius, W., Niklas, H., Schilcher, H.: Frei verkäufliche Arzneimittel. 3. Aufl. Wissenschaftliche Verlagsgesellschaft, Stuttgart 1991

Grünewald, K.: Theorie der medizinischen Fußbehandlung. Ein Leitfaden für die Praxis Band I. Verlag Neuer Merkur, München 1994

Jung, E.G. (Hrsg.): Dermatologie. 3. Aufl. Hippokrates, Stuttgart 1995

Riedel, E., Triebsch, W., Skolarik, K.M.: Verbandstoff Fibel. Herstellung, Beschaffenheit und Anwendung der Verbandstoffe. 5. Aufl. Wissenschaftliche Verlagsgesellschaft, Stuttgart 1995

Ruck, H.: Das Buch der Fußpflege. 10. Aufl. Ruck Verlag, Schömberg 1990

Scholz, N.: Die konservative Behandlung des eingewachsenen Fußnagels durch Nagelkorrekturspangen. Ärztezeitschrift für Naturheilverfahren 40, 2 (1999), S. 85–91

Zaun, H.: Krankhafte Veränderungen des Nagels. 2. Aufl. perimed, Erlangen 1987

Bildquellennachweis

Der Autor dankt folgenden Personen bzw. Firmen für die Überlassung von Foto- und Abbildungsmaterial:

Dr. Birgit Kunze: ☎ 82–92.
Fa. Remmele: ☎ 106 a–106 c.
Bernd Stolz GmbH: ☎ 114 a–114 c, 151 a– 151 d.

Fa. Hellmut Ruck: ☎ 150 a–150 b.
Fa. ERKODENT Erich Kopp GmbH: ☎ 152 a–152 e.
Fa. Busch: ☎ S. 210 (Universal-Schleifset)

Stichwortverzeichnis

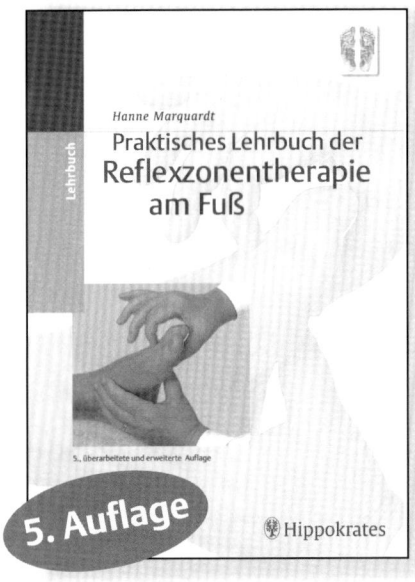
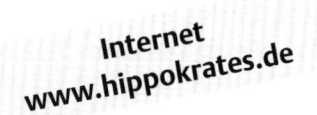
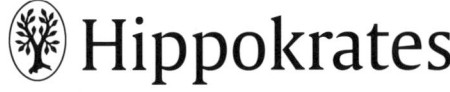
Preisänderungen und Irrtum vorbehalten.

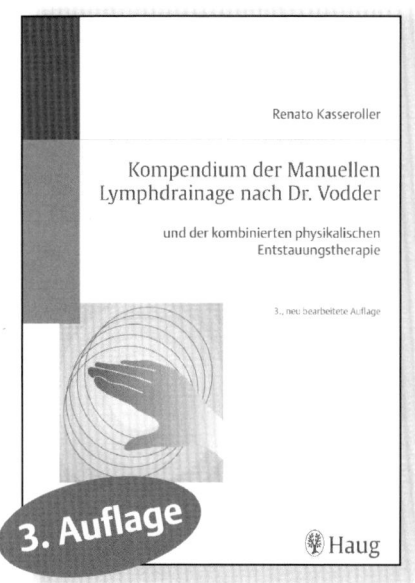
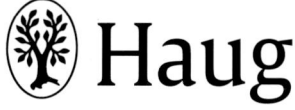